脳をみる心、心をみる脳：マインドサイトによる新しいサイコセラピー

—自分を変える脳と心のサイエンス—

著

ダニエル・J・シーゲル

訳

山藤奈穂子

小島美夏

星　和　書　店

Seiwa Shoten Publishers

2-5 Kamitakaido 1-Chome
Suginamiku Tokyo 168-0074, Japan

Mindsight

The new science of personal transformation

by
Daniel J. Siegel, M.D.

Translated from English
by
Naoko Yamafuji
and
Minatsu Kojima

はじめに——心の海のなかへ飛びこもう

　だれもが心のなかに広がる豊かな世界をもっています。思考、感情、記憶、夢、希望、願いに満ちたその世界は、まるで深い海のようです。ときには海が荒れ狂い、恐怖、悲しみ、恐れ、後悔、悪夢といった暗い思いが満ちることもあります。深い海の底へ引きずりこまれ、溺れそうになることもあるでしょう。心のなかの闇の渦に引きこまれそうになったことが一度もないという人はいないはずです。そんな恐ろしい瞬間がすぐに過ぎ去ってしまう場合もあります。職場でちょっと嫌なことがあったとか、大切な人とけんかしたとか、テストや発表の前にドキドキして苦しくなったとき、もしくはなんとなく数日間落ちこんだとき。でも、その暗い渦があまりにも激しくうねり、終わりが見えないほど長く続くと、「これが自分の性格なのではないか、変えられないものなのではないか」と感じてしまうかもしれません。そんなとき「マインドサイト」のスキルが役に立ちます。このスキルは自分を変えるための道具です。「マインドサイト」を身につければ、幸せを妨げる脳と心の働きのパターンを変え、人生を楽しみ、幸せに生きることができるのです。

マインドサイトとは?

マインドサイトとは、自分の心と脳の動きを意識することができる注意集中のかたちです。マインドサイトをもつことによって、心のなかの暗く激しい渦に巻き込まれるのではなく、「いま自分はどんな気持ちでどんな状態にあるか、これからどうなりそうか」に気づくことができます。すると、これまでの決まりきったパターンから抜け出します。なにも気づかないまま、いつもと同じような気持ちになり、感情に押し流されていつもと同じ行動をとるという悪循環から抜け出すことができるのです。マインドサイトによって、自分のそのときの感情に「名前をつけて、手なずける」ことができるようになります。「わたしは悲しい」というのと、「わたしはいま、悲しい気持ちを感じている」というのは、よく似ていますが、大きな違いがあります。「わたしは悲しい」というのは、自分の状態を表現していますが、生の感情とともにあります。「わたしはいま、悲しい気持ちを感じている」というのは、自分がそのとき感じている感情にのみこまれずに、その感情がどのようなものかに気づき、認める力があることを示しています。この力はフォーカシング(自分の心の状態に注意を向ける)というスキルで、マインドサイトのひとつです。フォーカシングができれば、心のなかにあるものに気づき、受け入れ、手放し、変容させることができるようになります。

マインドサイトは特別なレンズのようなものです。これまでにないほどはっきりくっきりと心の状態を見るためのレンズです。訓練すればだれでもこのレンズを手に入れることができます。これがあれば、自分と他者の心の世界を探索し、そのなかにある深く広がる海に潜り込むことができます。マインドサイトは人間にしかない能力です。それによって、わたしたちは感情、思考、行動の過程をくっきりと詳細に、深く掘り下げて見つめなおすことができます。心のなかで起こっていることを把握し、とらえなおし、新しい方向に向けることができれば、より柔軟に、よりよいものを選びとり、自らの手で自分の人生を描くことができます。別の言い方をすれば、「社会的知性が高い、情緒的知性（ＥＱ）が高い(1)」というとき、その前提となる力としてマインドサイトが存在するのです。

とても興味深いことに、マインドサイトのスキルが上達して精神状態と感情の変化が起こるとき、実際に脳のなかで生理学的な変化が起こることが神経科学の研究からわかっています。心のなかに注意を向けるスキルが上達するのは、神経伝達のネットワークをつなぎなおす「メス」を手に入れるようなものです。そのつなぎなおしの作業によって、心の健康を保つために欠かせない脳の部位の成長が促されるのです。このあたりについては本書の後半でさらに詳しく述べたいと思います。なぜなら、脳がどのようにして機能するのかを理解すればするほど、脳が変化の可能性に満ちた柔軟なシステムであることがわかるからです。

しかし、変化は自然には起こりません。変化は自らの手で起こすものです。マインドサイト、つまり、心のなかの海を探索するためのナビゲーション・システムは、だれもが生まれながらにもっているものです。なかには生まれつき優れたマインドサイトをもっている人もいます（後に詳しく述べます）。それでも、マインドサイトは練習も訓練もなく上達するものではありません。筋肉をもって生まれたからといって、なにもしなくてもオリンピック選手になれるわけではないのといっしょです。人間にとって必要不可欠なマインドサイトの能力を発達させるためには、次のような経験が必要だと科学的なデータは示しています。幼少期のうちに幸運にも保護者が心を育てるための絆となる関係を子どもと結び、心のなかの海を泳ぐための最初のレッスンをしてくれれば、マインドサイトの基礎となる力が育ちます。しかし、発達初期に保護者が愛情深くかかわってくれなかったとしても、一生涯を通じてマインドサイトを育むことができます[2]。この本を読み進むにつれ、だんだんおわかりになると思うのですが、マインドサイトとは幼少期の経験がどのようなものであったとしても、自分の力で磨き上げることのできるスキルなのです。

わたしがこのような心のありようについて研究をはじめたころは、マインドサイトを言いあらわす用語はありませんでした。自らの思考、感情、記憶、信念、態度、希望、夢、ファンタジーをどのようにとらえるかということを指す言葉がなかったのです。もちろん特別なスキルがなくても、わたしたちは日々そういったことを考え、感じ、思っています。しかし、自分の思考を意識するだけでなく、その思考に支配されないように「自分はいまこういうことを考えていて、こういう状態になっているんだ」と客観的にとらえる力は、どうやったら獲得できるのでしょうか？　心の豊かな動きを自由に感じながらも、反射的に行動して傷つく結果にならないようにするためには、どうしたらよいのでしょうか？　思考や感情に押し流されることなくコントロールするためにはどうしたらよいでしょうか？　「こういう背景があってこういう気持ちになったのではないか」と他者の心を思いやり、よりよく共感するためにはどうしたらよいのでしょうか？わたしが精神科医になりたてのころは、こういった能力をひとつのまとまりとして言いあらわすような、わかりやすい科学的な専門用語も臨床用語もありませんでした。そこで、患者さんとともに心のなかで起こっていることを見つめ、とらえなおすために、「マインドサイト」という言葉を新しくつくったのです。[3]

生まれながらにもっている五感は外界を知覚するためのものです。鳥のさえずりやガラガラヘビの威嚇《いかく》音を聞く、人ごみの多い道をかきわけて進む、春の訪れを告げる温かな土のにおいをかぐ、というように。第六感とよばれる感覚[4]は、内臓感覚ともいえるようなもので、恐怖や興奮を示すドキドキという速い鼓動、胃の辺りがざわざわする感じ、注意をひきつける痛みなどを知覚します。心の状態を知覚し、それを新たな目でとらえなおすマインドサイトは五感、第六感に引けをとらない大切なもの、豊かに健康に生きるためになくてはならないものです。第七感といってもいいかもしれません。

この本のなかでお伝えしていくつもりですが、マインドサイトを獲得し、それをうまく使いこなすことによって、社会的知能と情緒的知能（ＥＱ）が高まります。その結果、精神疾患が癒され、満たされた豊かな生活を送り、大切な人とのあいだに思いやりに満ちた絆を形成することができます。ビジネスリーダーやトップの政治家は、集団の心の動きを理解することによって、効果的なリーダーシップをとることができ、生産性が高まったと話してくれました。精神科医をはじめとする臨床医たちもまた、マインドサイトを念頭において患者と接することによって、新しい介入ができるようになり、治療効果があがったと報告してくれました。教育の分野においても、教員がマインドサイトを知り、「脳と心の働きをイメージしながら教える」ことによって、教えたことが生徒の心に深く残るようになったことが報告されています。

個人レベルにおいては、マインドサイトをもつことによって、ありのままの自分とはどのような存在であるのかを知る手がかりが得られます。そして、それを生かすことによって、自らの心のありようをしっかりとつかみながら、生き生きとした充実感のある人生を送ることができます。マインドサイトをもつことで、よりうまく感情のバランスをとることができるようになり、それによって心が穏やかに保たれ、ささいなストレスだけでなく強いストレスも乗り越えることができるのです。心のなかの状態や動きに注意を向けることによって、脳と体のホメオスタシス（恒常性）を保つことができます。ホメオスタシスとは健康の鍵となるもので、脳と身体のバランスが保たれ、それぞれが協調してうまく働き、環境に適応できる状態をさします。さらには、マインドサイトをもつことで、友人、同僚、配偶者（妻や夫）、子どもとの関係、また自分自身との関係もよりよいものへと発展させることができるのです。

幸せをつかむための新しいアプローチ

本書の内容は三つの原則にしたがっています。第一の原則は、「マインドサイトはしっかりとした手順にしたがって練習すれば獲得することができる」というものです。これはつまり、心のなかを穏やかで幸せな気分で満たしたり、大切な人と幸せな関係を築いたり、身体の健康を保つことは、練習によって身につけることのできるスキルなのだということです。この本では第1章から順番に、簡単なスキルからだんだんと難しいスキルへと進みます。この本を、心のなかの海を航海するためのナビゲーション・システムとして使ってください。

第二の原則は、「マインドサイトのスキルを獲得すると、脳が変わる」というものです。心の状態をくっきりと見るためのレンズとなるマインドサイトを手に入れると、脳が刺激を受け、新しい重要なネットワークが形成されます。この驚くべき新事実は、過去二十年の科学の進歩によって発見されました。つまり、わたしたちがどんなものにどれだけ注意を向けるかが脳の構造そのものを変えてしまうのです[5]。神経科学の新しい知見からも、マインドサイトが獲得されることによって、レジリエンス（回復力）と幸福感に関する脳の回路が活性化され、その結果、思いやりや共感力も高まるということが明らかになっています。同じく、こういった脳のなかの連結は幼少時の経験によって決まってしまうのではなく、一生涯を通じて新しく獲得されるということもはっきりとデータによって示されています。第I部の章末にたびたび登場する「脳の働きを心にとめよう」のコーナーは、脳という新しい土地の旅行ガイドとなるようにつくりました。

第三の原則は、心理療法家、教育者、そして科学者としてのわたしの仕事の核となる部分です。それは、「毎日の生活のなかで**つながり**をつくりだしたときに、人は幸せを感じる」という考え方です。つまり、マインドサイトを活用して脳が「統合」をつくりだし、維持するとき、わたしたちは幸せを感じるのです。(6) 統合とは、バラバラになっているものを一つのまとまりをもったものとしてつなぎ合わせるプロセスをさします。抽象的であまり聞きなじみのない言い方になってしまいますが、本書を読み進むにつれて、この考えが自然なものであり、とても役立つものだということがおわかりになるでしょう。たとえば、人と人とがあたたかい関係をもつとき、互いの違いを尊重しながらも心を開いて分かち合うという矛盾したことを脳は行っているのですが、その鍵となるのが「統合」という機能です。また、右脳と左脳が「統合」して共に働くときにこそ、創造性が生まれるのです。

統合という機能がうまく働くことによって、わたしたちは自由になり、柔軟に思考し、行動することができます。統合がうまくいかなければ、ガチガチにかたまった、活力のない状態になるか、あるいは逆にひどく混乱し、いつ爆発するかわからない状態になってしまいます。その場に応じて自由につながり合い協調し合う統合機能があるからこそ、わたしたちは生き生きとした豊かな幸せとやすらぎを感じることができるのです。統合が起こらなければ、不安やうつになったり、欲望のままに行動したり、強迫観念にとらわれたり、アルコールや薬物などに依存してしまったりします。ひとつの行動パターンにはまりこんで、動けなくなってしまうのです。

マインドサイトのスキルを上達させることによって、心の働き、そして脳の機能を変化させ、混乱もしくは硬直した状態から抜け出し、統合された状態へと向かうことができます。マインドサイトを使って意識を集中させると、文字通り脳が一つになり、健康へと向かうレジリエンス（回復力）を手に入れることができるのです。

マインドサイトについての誤解

「ものの見方や考え方が一八〇度変わりました！」と、講演を聞いてくださった方や患者さんに言われるのはとてもうれしいものです。ですが、マインドサイトの話を聞いたすべての方が一回で十分に理解してくださるわけではありません。なかには、「マインドサイトって、自分のことについて考え過ぎて頭がいっぱいになるってことじゃないの？　生き生きするどころか、逆に視野が狭くなってしまうんじゃないの？」と誤解する人もいます。「思考にとらわれず、自分を忘れる」ことができなければ、幸福感は得られないという最近の知見（もしくは古くからの言い伝え）を耳にした人もいるかもしれません。マインドサイトを使うことによって、幸福に背を向けることになる……などということがあるでしょうか？　自己没入（自分の考えにとらわれる、自分の状態についてばかり考える）は確かに幸福を遠ざけてしまいますが、マインドサイトは自己没入を増やすのではなく、減らすものであり、自己没入の状態から自由にしてくれるものなのです。自分の考えや気持ちにとらわれた状態から解放されれば、心の状態がより客観的にクリアに見えるようになりますし、他のことも受け入れられるようになります。科学的なエビデンスによっても、マインドサイト・スキルの高い人ほど他者により関心をもち、共感できるということが示されています。(7) また、個人内および個人間だけではなく、学校や職場においてもマインドサイトを学ぶことによって生産性や効率が高まるということがはっきりとエビデンスによって裏づけられています。(8)

教員とマインドサイトについて話していたとき、非常に興味深い意見がありました。「子どもたちに自分の心の状態について考えさせたりしていいんでしょうか？　パンドラの箱を開けるようなものではありませんか？　気づかなかったらそれで済んでいたようなドロドロとした悲しみや怒りの感情がどんどん出てきたらどうするんですか？」という悲観的なものです。ギリシャ神話では、パンドラが箱を開けたとき、疾病、悲嘆、欠乏、犯罪など、およそ人の心の陰のすべてともいえるものが飛び出しました。わたしたちの心のなかも、子どもたちの心のなかもこういったものでいっぱいなのでしょうか？　わたしの経験では、すばらしい変化が起こるときというのは、自分の心の状態を恐れ、目をそらしたときではありません。大切なものとして扱い、好奇心をもって知ろうとしたときです。自分自身の思考や気持ちをしっかりと意識することによって、無意識に翻弄されることなく、そこから学び、新しい行動を選びとることができるのです。見ないふり、気づかないふりをせずとも、トゲトゲした思考や気持ちをなだめることができます。強く激しい思いであっても、脅えることなく、そこから学びとり、よりよい自分になるために活用することができるのです。これから本書のなかでいくつか事例をみていきます。小さな子どもでも、自分のなかにある強い衝動について十分に自覚することができれば、いったん立ち止まって、よりよい行動を選ぶことができるようになるのです。

マインドサイトの育て方

マインドサイトの能力というのは、「ある人」と「ない人」に分けられるものではありません。マインドサイトは、努力し、時間をかけて練習すれば少しずつ上達するスキルなのです。ほとんどの人は、マインドサイトを伸ばす力のある脳をもって生まれます。ですが、マインドサイトのための神経回路をしっかりと発達させるためには経験が必要です。自閉症のような神経系の障害がある場合は、愛情豊かな環境で育てられたとしても、マインドサイトに必要な神経回路が形成されません[9]。しかしそれ以外の場合では、子どものマインドサイト能力は、人とかかわるなかで発達します。とくに、愛情あふれる保護者との毎日のやりとりのなかで発達していきます。大人が子どもの気持ちに波長を合わせて共感し、「こういう気持ちなんだね」「こう思ったんだね」と正しく子どもの気持ちを読みとって、代弁して伝え返すなかで、子どもは少しずつ自分の心の状態を感じとることができるようになります。このやりとりが、マインドサイトの基礎になるのです。神経科学の研究者は、現在この親子の「心と心の通い合いのダンス（intimate dance）」にかかわる神経回路をつきとめつつあります。[10] また、親が子どもの心の動きに情動調律を行う（こういう気持ちなんだねと波長を合わせて読みとる）とき、どのような神経回路の発達が起こるのかということについても研究が進められています。

もし親が子どもに対して無反応、無関心だった場合、もしくは一貫性のないやり方で反応している場合は、情動調律が行われていないということになります。[11] これでは、子どもの心の状態は正しく受け止められず、「あなたはいまこういう気持ちなんだね」ということが正しく子どもにフィードバックされません。研究データによれば、このようなケースでは子どもが自分の心の状態を見るためのマインドサイト・レンズが曇《くも》り、歪《ゆが》んでしまうことが示されています。そうなると、自分の心の状態が部分的にしか見えなくなる、もしくはぼんやりとしかわからなくなります。あるいは、正しく見えたとしても、ストレスを受け、強い感情にとらわれるとすぐに壊れてしまうようなレンズになるのです。

しかし幸いなことに、人生初期の経験がどのようなものであっても、もはや手遅れということはありません。[12] 人生のどの段階においても、適切な訓練を受ければ脳の神経は成長し、マインドサイトの力が身につきます。本書のなかでは、九十二歳の男性が幼少期の苦痛と痛みに満ちた経験を克服し、マインドサイトの達人となったケースも紹介しています。生きて、経験を重ねる限り、脳は成長をやめない……わたしたちはこのすばらしい脳神経科学における新事実の生きた証拠を目にすることになります。[13] もちろんこのことは、幼少期が幸せで満ち足りたものであったとしても、あてはまります。子どものころに両親もしくはそれに代わる保護者と愛情にあふれた関係をもっていた人も、もちろんマインドサイトについて本を書いている専門家であっても、生きている限り、必要不可欠な第七感であるマインドサイトを向上させていくことができるのです。そして、統合を高め、絆を深め、幸せを築くことができるのです。

さて、マインドサイトを学ぶためのわたしたちの旅は、第Ⅰ部、マインドサイトがなかったらどうなるかというところからはじまります。こういったケースをみていくなかで、「自分の心の状態をしっかりと自覚し、その働きを変化させることができる」というマインドサイトの能力が、幸福で豊かな人生を送るためにいかに欠かせないものかということがおわかりになるはずです。第Ⅰ部は理論を中心として、マインドサイトの基本的な概念と、マインドサイトにかかわる脳科学の基礎知識についてお伝えし、毎日の生活に活用するための、心の状態とその健康の定義をご紹介します。こういった領域に関する知識をすでにもっている方は、第Ⅰ部をざっと読みとばして第Ⅱ部に進んでください。第Ⅱ部では、わたしの臨床をご紹介し、マインドサイトのスキルを上達させるためのステップを詳しくみていきます。第Ⅱ部こそが本書の目玉で、どのような仕組みで、どのような訓練を行って、心の状態を自分で把握し、コントロールして、健康な状態に近づけていくのかということをお伝えしています。巻末には、基本的な概念を説明した付録を載せました（なお、その理論を裏づける文献について記載のある箇所には本文中に注番号をふってあります。文献についての注釈をお読みになりたい方は、星和書店のホームページをご参照ください）。

マインドサイトについて学ぶ本書の旅は、わたしの生き方、そして心理療法家としてのありかたを一八〇度変えてくれたある家族の話をスタート地点としています。マインドサイトを失ってしまったとき、人はどうなってしまうのか……その問いの答えが見えず苦しむ家族の力になりたくて、わたしは新しい方法を探しはじめました。そうするなかで、どうすればマインドサイトを再び獲得し、向上させることができるのかという訓練方法についても考えるようになりました。個人のマインドサイト、子どものマインドサイト、グループのマインドサイトをどうすれば高めることができるのか……。読者のみなさんも、心のなかに広がる深い海へと航海する船に乗りこみ、わたしといっしょに船出してください。さあ、広い海原でわたしたちを待つ広大な可能性の世界に出かけましょう！

もくじ

第8章　過去の囚われ人——記憶、トラウマ、そして回復　237

第Ⅰ部

幸せと心の健康への道しるべ

――マインドサイトとは

第1章 壊れた脳、失われた心――幸せをかたちづくる三角形

もしも七歳のリアンが学校で一言も口をきかなくなるという事態が起こらなかったら、バーバラの家族がわたしのところにセラピーを受けに来ることは決してなかったでしょう。バーバラには三人の子どもがいました。十四歳の長女エイミー、七歳のリアン、三歳の息子トミーです。母親であるバーバラは交通事故で瀕死の重症を負ったことがあり、そのとき子どもたちはとても恐ろしい思いをしました。しかし、リアンが「選択性緘黙《かんもく》」となったのは事故直後ではなく、バーバラが病院を退院し、リハビリテーションセンターでのリハビリも終えて自宅にもどってきたあとでした。そのころリアンは家族以外のだれとも話そうとはしませんでした。もちろん治療者であるわたしとも。

わたしとリアンは週一回のセラピーをはじめました。初回はお互い無言のままゲームをしまし

た。そのあとのセラピーでも、黙ったまま指人形遊びをしたり、絵を描いたり、ただいっしょに時間を過ごしたりするだけでした。リアンは黒に近い髪を無造作にひとつにまとめていて、目が合うたび悲しげな茶色い瞳をぱっとそらします。セラピーの回数を重ねても効果はなにも感じられません。リアンの悲しそうな様子はまったく変わらず、同じ遊びがくりかえされるだけでした。転機が訪れたのはキャッチボールをしているときです。ソファーのうしろまでボールを追いかけていったリアンは、ビデオデッキを見つけたのです。リアンはなにも言いませんでしたが、表情がぱっと変化したので、リアンの脳がなにかにしっかりと反応したのがわかりました。

その次の週、リアンは一本のビデオテープをもってきました。ビデオデッキに歩み寄り、テープを入れました。スイッチを入れるとビデオの再生がはじまり、リアンの顔は喜びに輝きました。テープにはバーバラとリアンが映っていました。バーバラが幼いリアンを何度も何度も優しく「高い高い」をして持ち上げ、そのあとぎゅっとリアンを包み込むように抱きしめ、ふたりいっしょに全身で笑い転げています。父親のベンは、親子の愛情表現そのもののコミュニケーション・ダンスをビデオテープに記録していたのです。人は表情や言動といったシグナルをやりとりすることによって、心の深いところから他者とつながり合い、絆を結びます。このようにして、幸せに満ちたやり方で、他者と心を共有するのです。

ビデオテープには、そのあと鮮やかな黄色と濃いオレンジに色づいた秋の葉を蹴りながら、手をつないで芝生の上をぐるぐるまわるふたりが映っていました。ふたりはチュッチュッとカメラに向かってキスをするしぐさをしながら近づいてきたかと思うと、また大きな声で笑い出します。五歳のリアンが力いっぱいの大声で「誕生日おめでとう、パパ!!」と叫ぶと、ビデオカメラをもっていたベンもいっしょに笑い出し、カメラがそれにつられてゆらゆらと揺れます。そのうしろでは小さな赤ちゃんのトミーがぬいぐるみと毛布に包まれてベビーカーのなかで心地よさそうに眠っています。長女のエイミーは画面の端のほうで夢中になって本を読んでいます。

「ボストンにいたとき、ママはいつもこうだった」と、リアンがいきなりしゃべりました。笑顔はもう消えていました。リアンが口をきいたのは初めてでしたが、どちらかというと独り言に近い感じです。いったいなにがあってリアンは話すことをやめてしまったのでしょう?

このビデオに映っているベンの誕生日はいまから二年前です。家族がボストンからロサンゼルスに引っ越したのは十八カ月前、バーバラが交通事故で脳に重度の外傷を負ったのが十二カ月前です。古いマスタング車を運転して近所の店に子どもたちのための牛乳を買いに行ったときに事故に遭ったのです。シートベルトはつけていませんでした。酔っ払い運転の車が正面から突っ込み、バーバラは額を激しくハンドルに打ちつけました。何週間ものあいだ、意識不明の重体となったのです。

意識をとりもどしたときには、まったく別人のようになっていました。ビデオテープの映像からわかるように、バーバラはかつてあたたかく思いやりがあり、子どもを心から愛する女性でした。しかし事故のあと、ベンいわく「バーバラはもう昔のバーバラではなくなった」のです。

バーバラの肉体は家にもどってきましたが、みんなの愛したバーバラの心はどこかに消えてしまったのです。

　次の回のセラピーでは子ども抜きでバーバラとベンと話し合う時間をとりました。仲のよかったふたりが、いまではすっかり他人行儀になっています。ベンはバーバラに対して辛抱強くやさしく接しており、バーバラのことを心から心配しているようでしたが、あきらめの気持ちも感じているように見えました。バーバラはわたしとベンの会話の様子をただ見つめるだけで、どちらとも視線を合わすことなく、会話に対してなんの興味ももっていないようでした。額の傷は形成手術によってきれいに治っており、動作はいくらかぎこちなくなっているものの、外見上はビデオテープのなかのバーバラとまったく変わりません。しかし、バーバラの内側で、なにかとてつもなく大きな変化が起こってしまったのです。

　バーバラ自身はこのことをどんなふうに感じているのでしょうか？　バーバラに自分の変化についてどう思うか尋ねてみました。その答えは次のようなものでした。この言葉は決して忘れられません。「そうですね、あえて言葉にするのなら、心がなくなった……という感じです」

　ベンとわたしは驚きのあまり言葉を失いました。しばらくしてから、わたしはなんとか気持ちを立て直し、バーバラに、心がなくなったというのはどんな感じなのかを尋ねました。

「これ以上どう言っていいのかわかりません。すべてがそのまま、なにも起こらず、なにも感じません。これでいいんです」とバーバラは感情のこもらない声で言いました。

わたしはテーマを替えて、子どもの世話についての具体的なことをいくつか話し合い、セッションを終えました。

傷ついた脳

バーバラにはどのくらい回復する見込みがあるのか、そもそも回復が可能かということは、その時点ではまだなんともいえませんでした。事故から一年しかたっていないことを考えると、脳神経細胞の修復はまだ可能です。一般に、外傷を受けても脳の機能は回復する可能性があります[1]。新しい神経細胞が生まれ、新しいネットワークが形成される場合もあります。しかし、損傷が広範囲に及ぶ場合は、その神経部位に依存していた複雑な機能やパーソナリティ特性がもとどおりになることは難しいかもしれません。

経験や学習によって新しい神経細胞が育ち、神経ネットワークができることを**神経可塑性**《かそせい》**(Neuroplasticity)** といいます[2]。これは幼少期だけのものではありません。現在では一生涯を通じて神経可塑性があることがわかっています。バーバラのリハビリテーションでは、この神経可塑性の力を使います。新しい神経のネットワークをつくり、以前もっていた脳の機能を再び獲得できるようにリハビリを行うのです。しかし、もう少し時間がたってみないことにはリハビリの効果もあらわれてこないので、バーバラの脳の神経がどのくらい修復可能なのかはわかりません。

さしあたってのわたしの課題は、リアンと家族のみんながバーバラのことを理解できるように手助けすることでした。生きていて、外見もまったく変わっていないのに脳の働き方がすっかり変わってしまったのかということをどう考えたらいいのでしょう。ベンはこれまでにも、バーバラの変化に混乱する子どもたちになにをしてやったらいいのかわからないと話していました。そもそも自分だってどうしていいかわからないのにと。バーバラができなくなってしまったことを補うために、ベンは仕事と育児の両方をこなしていました。以前のバーバラは、ほんとうにうれしそうに、子どもたちのハロウィーンの衣装を手づくりしたり、バレンタインデーにケーキを焼いたりする母親でした。いまでは一日中テレビの前に座って過ごしたり、近所をうろうろと歩きまわったりしています。スーパーマーケットまで歩いていくことはできるのですが、買い物リストをつくっていったとしても、なにも買わずに帰ってきてしまいます。エイミーとリアンは、母親がいつも同じような料理ばかりつくることについては、それほど気にしていませんでした。しかし、「絶対にこうしてね」「学校でどうしてもこれがいるからお願いね」と伝えたものを忘れてしまったときには、悲しくなりました。自分たちの言葉が母親にまったく届かなくなったと感じられたのです。

セラピーの回数を重ねても、バーバラはいつも静かに座っているだけでした。発話能力にはなんの障害も残っていないのですが、わたしとふたりきりのときでさえも、なにも話そうとしませんでした。ときおり、ベンの何気ない一言で急に興奮したり、トミーの落ちつかない様子やリアンが束ねた髪を指で弄《もてあそ》ぶのを見て怒鳴りつけたりしました。なにかがバーバラの心のなかで起こっていて、それに駆り立てられたかのように、いきなり怒り出すこともありました。そのほかは、ほとんどいつも凍りついたような無表情でした。落ち込むでもなく、悲しむでもなく、空っぽでなにもないという印象です。終始よそよそしく無関心な様子で、夫や子どもに自分から触れようとすることは一切ありませんでした。三歳の息子のトミーがバーバラの膝《ひざ》にのぼろうとしたときに一度だけ手を添えたのですが、それは過去に何度もしたことのある動作を無意識にくりかえしただけという感じで、母親としてのあたたかな情愛がこもっているようには見えませんでした。

母親抜きの面接で子どもたちの気持ちを聞くと、リアンは「ママは昔と違う。わたしたちのこと、どうでもよくなったの」と言いました。エイミーは悲しみといらだちをこめて、「それに、わたしたちのことをなにも聞いてこない。自分のことしか考えてないって感じ。もうだれとも話したくないみたい」と言いました。トミーはずっと黙っていました。引きつったような表情を浮かべて父親のそばにぴったりとくっついています。

愛するものを失った悲しみというのは決して言葉では言いあらわせません。喪失、分離、絶望のなかでもがき、なんとかそれを乗り越えようとするプロセスには強い苦しみと痛みがともないます。実際に、脳のなかでは人間関係における不和や拒絶を処理する部位と身体の痛みを処理する部位は重なり合っています。喪失は文字通りわたしたちを引き裂くのです。

　愛するものを失った悲しみが癒えるのは、失われた空間を埋める新しいものを受け入れたときです。脳というのは、「こうあるはずだ」という期待通りの慣れ親しんだものを求めます。そのため、それが失われてしまうと失望、混乱、怒りが引き起こされ、結果として苦痛が生まれるのです。しかし、ベンと子どもたちが失ったものとは実際なんなのでしょう？　バーバラは昔のように家族との心の絆をとりもどせるのでしょうか？　身体的には生きていて昔のままなのに、パーソナリティと「心」――少なくとも家族が知っていたかつてのバーバラの心――が失われてしまったいま、家族が共に生活するには、いったいどうしたらいいのでしょうか？

「あなたマップ（you-maps）」と「わたしマップ（me-maps）」

　医学部での訓練、小児科と精神科での研修経験も、この家族のセラピーにおいてなんの役にも立ちません。もちろん脳の解剖学を学び、脳の仕組みと行動についても学んできましたが、バーバラの家族と出会った一九九〇年代前半には、脳神経学を臨床の実践にとり入れる方法はほとんど知られていませんでした。バーバラの状態をなんとか家族に説明しようとして、わたしは医学部の図書館に通いつめて文献をあさり、最新の臨床的知見や研究のなかからバーバラと同じような脳の損傷について扱ったものを探しました。

バーバラの脳のＣＴスキャンは、ちょうど額のうしろにあたる脳の部位に重度の損傷があることを示していました。車のハンドル上部のカーブに一致するかたちの損傷です。調べたところ、この部位はパーソナリティの重要な機能をとりまとめていることがわかりました。そして脳のなかの遠く離れている部分を互いにつないで統合するための重要な場所でした。

額のうしろにある脳の部位は、脳のいちばん外側である大脳皮質の前頭葉の一部です。前頭葉は複雑な思考と計画を主につかさどっています。この部位が使われると、神経細胞があるパターンで発火し、神経による表象、つまり外界のさまざまな側面をあらわす認知的な「地図」をかたちづくるのです。つまりニューロン群があるパターンを形成し、地図をつくることによって表象がつくられ、わたしたちは心のなかでイメージを思い浮かべることができるのです。たとえば、木の枝にとまっている鳥の反射光が網膜に映ったとき、網膜から脳へと信号が送られ、脳内で神経細胞が発火して、あるパターンを形成し、その結果としてわたしたちは鳥の姿を見るのです。

まだはっきりと明らかになったわけではありませんが、ニューロンの発火の物理的な属性がなんらかの方法で主観的な体験――思考、感情、鳥を見たことによって起こる連想など――をつくりだしていると考えられています。鳥を見ることによって、わたしたちはさまざまな感情を感じ、鳥の鳴き声を思い浮かべ、自然や希望、自由、平和といった観念を連想することさえあります。表象が抽象的、象徴的なものであるほど、神経システムの活動は高次のものとなり、大脳皮質のより前の部分が使われます。

前頭前野、バーバラの脳の最も損傷した前頭葉の一部分は複雑な表象をつかさどる部分であり、それがあるからこそわたしたちは現在という概念をとらえることができ、過去の経験を参照し、未来をイメージして計画を立てることができるのです。さらに、前頭前野は心そのもののイメージをつくるための神経表象機能をもっています。このような心の表象をわたしは「マインドサイト・マップ」と名づけました。脳にはこのようなマインドサイト・マップが何種類か存在します。

自分自身の心のイメージをつくる「わたしマップ（me-maps）」、他者の心についてイメージする「あなたマップ（you-maps）」、わたしとあなたという関係性をあらわす「わたしたちマップ（we-maps）」というマインドサイト・マップがわたしたちの脳に存在します。これらがなければ、自分自身の気持ちや他者の気持ちを感じとることはできません。たとえば、もし「わたしマップ」がなかったとしたら、ある感情を感じたときにそれに圧倒され、押し流されてしまうことでしょう。「あなたマップ」がなければ、他者の実際の行動しか見えなくなります。その陰にどんな気持ちがあったのかを推測することはできません。「あなたマップ」があるからこそ、わたしたちは他者に共感することができるのです。つまり、バーバラは脳を損傷することによってマインドサイトのない世界で生きることになったのです。感情もあり思考もできるのですが、それを自分自身の脳の活動として意味づけることができません。「心をなくした」とバーバラは表現しましたが、そのときも自分のアイデンティティが失われたことを深く悲しむ表現ではなく、むしろ客観的な科学的事実を淡々と述べているだけでした（実際にわたしはバーバラの感情が観察と完全に切り離されていることにとても驚き、不思議に思いました。でも研究を重ねたのち、マインドサイトをつくる脳の部位と、自己の性格特性、たとえば恥や不安、バーバラのケースでは「心をなくした」状態について観察し分析するための部位が、脳のなかで離れて存在していることがわかりました）。

バーバラの脳のＣＴスキャンを片手に図書館に通いつめたころに比べると、前頭前野が脳のさまざまな部分と双方向に連絡をとりあっていることについて、かなり多くのことが明らかになりました。たとえば、前頭前野の側部はものごとに注意を向けるときに必要不可欠なところです。ある物事を「心のいちばん前において」、注意を持続させる機能をもっています。バーバラのケースで損傷が起こった、前頭前野のまんなかの部分は、身体機能をコントロールし、他者に調子を合わせ、感情のバランスを保ち、柔軟な反応をつくり、恐怖をやわらげ、共感し、洞察し、倫理観をつくり、直感を生みだすといった膨大な数の重要なスキルをつなぎ合わせて調節していきます。これらのスキルこそが、バーバラが家族とのつながりのなかで失ってしまったものなのです。

これらの前頭前野の中心部がつかさどる九つの機能については、マインドサイトについて述べるにあたってさらに詳しく説明していくつもりです。いまざっとこの九つをならべただけでも、心臓の機能の調節といった身体機能から共感や倫理的推論などの社会的機能に至るまで幅広いことがわかります。これらのスキルはまさに人がその人らしく、幸せに生きるために欠くことのできないものなのです。

バーバラが昏睡からさめたとき、脳の損傷は新しいパーソナリティというかたちをとって落ち着いたかのようにみえました。好きな食べ物や歯の磨き方といった習慣は同じように保たれています。基本的な機能についての脳のマップは大きく変化しませんでした。しかし、考え、感じ、行動し、人とかかわり合うときに脳に描かれるマップはかなり大きく変化してしまったのです。このことが、結果として日常生活のほんのささいなことにも影響を及ぼしています。リアンのポニーテールのしばり方すら変わってしまいました。バーバラの体は娘の髪をしばるという動作をこなすことはできるのですが、その動作とセットになっていたはずの娘を気遣う気持ちは失われてしまったのです。

つまりバーバラは、まさに自分と相手の心の動きを尊重し、大切に思うための脳内のマップ形成能力を失ってしまったのです。マインドサイト・マップがつくられていた前頭前野の中央部の回路がぐちゃぐちゃになってしまったために、バーバラはマインドサイトをつくることができなくなりました。この前頭前野の中央部の損傷がバーバラとその家族の心の絆を引き裂いたのです。愛する人の気持ちを察し、共感するためのシグナルを送ることも受けとることもできなくなってしまったのです。

ベンはバーバラの変化について次のように言いました。「バーバラはいなくなったんです。いまいっしょに住んでいる女性は、もうバーバラではないんです」

幸せの三要素：心、脳、人との絆

ベンの誕生日に撮影されたビデオテープには、バーバラとリアンの生き生きとしたコミュニケーション・ダンスが映っていました。しかしいま、ふたりのあいだには「わたしたち（we）」という言葉に値するような、ふたりを結びつけるための心の動きも流れもありません。「わたしたち」という、ふたりの人間のあいだでの気持ちのつながりが起こるのは、一方が相手の気持ちにチューニングを合わせ、相手もまたこちらの気持ちにチューニングを合わせ、お互いの気持ちが同じところでひとつになったときです。録画してスロー再生しなければわからないくらい細かな表情や声のトーン、ジェスチャーや姿勢の変化を通じて、わたしたちは相手と「共鳴」し合います。そのようにして相手と共につくりあげたものは個人のアイデンティティを大きく凌駕するものとなります。わたしたちはこのような共鳴をはっきりとした手ごたえとともに、相手とつながり合う生き生きとした感覚としてとらえることができます。自分と相手の心がつながりあったときに、このような現象が起こるのです。

ある患者さんはこの生き生きとしたつながりを「相手に思われていると思う」と説明してくれました。心と心がつながり合い、自分の心が相手の心のなかに入ったかのように感じるのです。

しかし、リアンはもう母親に「思われている」ようには思えないのです。

バーバラの家族に対する態度をみていると、親子の愛着とコミュニケーションパターンを研究するための古典的な設定を思い出します。それは「無反応」実験とよばれるもので、参加する親子にとっても研究者にとってもつらい実験です。

四カ月の赤ちゃんとその母親が対象となり、母親は子どもと向かい合って座り、合図があったら赤ちゃんへの反応や語りかけを一切やめるように指示されます。この「無反応」の時間内は、赤ちゃんと言葉のやりとりもなければ言葉以外の非言語的なやりとりもありません。これはかなり大きな苦痛をともなうものです。最初の三分間は、赤ちゃんは無反応となった親からなんとかして反応を引き出そうと試みます。まず、微笑やアイコンタクトを増やしたり、バブバブと声を出すというシグナルを増やすのです。しかし、親がしばらく反応せずにいると、赤ちゃんは親とつながろうとする努力をやめ、苦痛や怒りを表現しはじめます。自分の気持ちをしずめようと指をしゃぶったり洋服をひっぱったりする場合もあります。この時点で実験が終了する場合もあるのですが、さらに実験を続けた場合は、赤ちゃんはある種のあきらめによる虚脱状態に陥ります。その様はあたかも抑うつ状態になったかのようです。このように、親の無反応に対して抗議し、自分をなぐさめ、落ち込むという赤ちゃんの反応を見ていると、親が子どもの気持ちにぴったりと寄り添った反応を行うことが、子どもの心が平和であるためにどれだけ大切かということがわかります。

人間社会は、人と人とがつながり合うことで成り立っており、つながりがなくては生きていけません。そのため、わたしたちの脳は、乳幼児期に身近な大人と親密なコミュニケーションのやりとりを行うことによって主要な神経形成を行い、それがまさに「自分とはこういうものだ」というアイデンティティの感覚の基礎となります。乳幼児期にはこのような他者との心のこもったやりとりは生きるために必要不可欠なものですが、一生涯を通じていえば、生きがいや幸福感を感じるためにも欠かせないものです。

リアンにも以前は心を通わせられる母親がいました。バーバラとのやりとりが、文字通りリアンのマインドサイト・マップを形成する脳の構造のなかに組み込まれています。しかし、バーバラの脳はもはやリアンの気持ちを汲みとるためのマップを描くことはできません。自分のことのように子どもの気持ちを思いやることもできず、子どもたちが「思ってもらった」と感じることもありません。子どもたちに気持ちが向かなくなったこと、子どもたちの気持ちや求めに明らかに無関心になったこと、これまで愛情として感じられた絆を失ってしまったこと、これらは脳のなかで起こっている悲劇が目に見えるかたちとなってあらわれたものです。

バーバラの家族の治療を行っていると、心と脳と人との絆とは切り離すことのできない人生の重要な要素なのだということを強く感じます。この三つは、幸せと心の健康を構成する三角形のなかの、切り離すことのできない三つの点なのです。七歳という年齢で、リアンは母親との絆が失われたことに対して黙り込むというやり方で反応しました。三角形が壊れてしまったのです。

ものごとを正しく見つめ、失われたものを手放し、新しい状況を受け入れる

幸せと心の健康の三角形

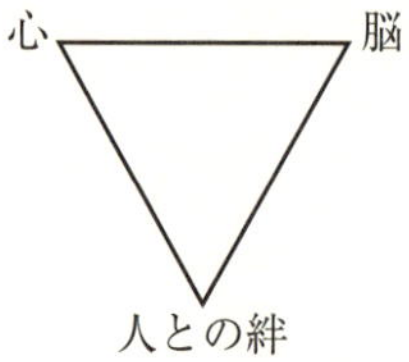

わたしは、リアン、エイミー、トミー、ベンと何度も面接を重ね、バーバラの事故が起こってから日々の生活がどんなふうに変わってしまったかについて、心を開いて言葉にし、互いに話し合うことができるようにサポートしました。ある回では、バーバラの脳のCTスキャン画像を四人に見せ、損傷を受けた部位を教えました。ホワイトボードに簡単な絵を描いて、バーバラの前頭前野と他の脳の部位の連結がどのように変化したかを説明しました。そして、この大切な部位における脳損傷のせいでバーバラのほぼすべての変化が起こっていることを話しました。この説明はとくに重要です。なぜかというと、子どもは家族の問題を自分のせいだと考える傾向があるからです。このように動かぬ証拠を示すことによって、母親の怒りの発作や冷たい態度は子どもたちのせいではなく、「いい子」にすれば治るものでもないことがはっきりします。このように子どもたちにもわかるように説明することによって、自己嫌悪や混乱のなかに置き去りにされるのではなく、なぜこうなってしまったのかを理解し、失われたものについてありのままに悲しむことができるようにしてあげた

かったのです。

子どもたちはみな、ベンと同じくらい熱心に説明に聞き入ってくれました。いちばん末っ子のトミーでさえ、母親の脳が「どこか壊れている」ことを理解したようでした。このころにはリアンはすでによくしゃべるようになり、なぜ脳が壊れていると母親の愛情がなくなってしまうのかということについて何度も質問をしました。「好きっていう気持ちは心臓から来るんだって思ってた」というリアンの言葉は実は正しいのです。心臓周辺と全身の神経細胞のネットワークは直接社会性をつかさどる脳の部位とつながっています。心臓周辺で感じた（深くハートで感じた）感覚は直接、前頭前野の中心に送られます。わたしはリアンに「お母さんはいまも胸のあたりでリアンへの気持ちを感じているのだと思うけど、脳が正しく動かないせいで、そのシグナルをきちんとキャッチできないんだよ」と説明しました。この言葉がリアンの心をほっとさせたようで、この後もリアンは何度もこのことを聞きたがりました。この話をしてから、リアンはバーバラが冷たく怒りっぽい母親になってしまったことを以前よりも受け入れ、落ち着きを見せ、さらにはバーバラに対してほんのりとやさしい態度をとるようになり、わたしは心を動かされました。リアンは学校でも再び話すようになり、友達とのつながりをとりもどし、事情を知った担任がリアンにとくにやさしく接するようになると、その先生といるときにあたたかい気持ちを感じるようになりました。

わたしはベンと個別面接を行い、気持ちをもっと素直に話せるようにサポートしました。ベンにとっては簡単なことではありませんでした。ベンはできるだけ「普通」に生活しようと懸命に努力していました。しかしもちろん生活はもどりません。なにもなかったふりをするのではなく、共に悲しみ、恐れや不安や心配事について言葉にしてもいいのだというムードをつくる必要があります。ベンとの面接ではとくにトミーのことについても話し合いました。トミーは、前頭前野が未完成である二歳という幼さで母親を失ったことになります。自分の気持ちを表現するための脳の神経回路が未発達で、さらにこれからもしばらく自分のおかれている状況を理解するための継続的な手助けが必要です。三歳という年齢では、悲しみ、不安、混乱といった感情を言葉にすることができないのです。

エイミーはまだ母親に対する怒りをうまく処理することができません。バーバラがシートベルトを締めなかったせいで大好きなお母さんを消し去ってしまったことに腹を立てています。さらには、家族から離れて友達とのつながりのなかで自分の居場所を見つけようとしていた時期に妹と弟の面倒をみなくてはならない事態になったのです。わたしは面接でエイミーのいらだちに耳を傾け、ベンに対して「エイミーの手伝いはもちろん必要だが、自由な時間をつくってやることもこの年頃の子どもにとってすごく大切なんだ」と説明しました。次第にエイミーは母親に対してやさしい態度を見せるようになりました。残念ながらバーバラ自身はそのやさしさを返すことはできないにもかかわらず。それがこの家族が受け入れなくてはならない現実なのです。

時がたつにつれて、バーバラの運動機能はやや向上しましたが、前頭前野の損傷はあまりにも重度であり、以前のバーバラらしさをとりもどすことはありませんでした。それにもかかわらず、父親と子どもたちはお互いの心の絆を深めていきました。彼らの脳はマインドサイトをもつことができたので、なぜバーバラにあのような変化が起こったのかを理解し、健全なやり方でその変化を悲しみ、適応することができました。このマインドサイトこそが、バーバラが失ってしまったものです。マインドサイトがあるからこそ、家族は以前のバーバラがいなくなってしまったことを悲しみ、新しいバーバラを受け入れることができたのです。

大切な人との関係が壊れ、つらく悲しい思いをしているとき、「脳の機能が変化したためにこうなったのだ」ということを学ぶことによって、ある程度折り合いをつけることができるということをわたしはこのケースから学びました。さらには、自分自身や残された家族、そして失われた相手に対しても理解と思いやりが深まることもあるのです。本書を読み進んでいただければおわかりになると思いますが、このとき学んだことがその後のわたしのセラピストとしてのあり方を大きく左右するものとなりました。

脳の働きを心にとめよう――手のひらのなかの脳

マインドサイトは、膨大な神経からのインプット――全身、脳の複数の部位、さらには他者が発するシグナル――をつなぎ合わせることによって形成されます。この統合がどのようにして起こるのかを理解するためには、脳の部位の互いの連携の仕方をイメージできるとわかりやすいでしょう。

バーバラの家族に前頭前野のイメージ画を描いて見せてからというもの、脳の３Ｄイメージがさらによく伝わるようなモデルを探してきました。これからお伝えするものは、わたしが大学の講義に行くときには必ずもっていくものです。この本を読んでいるあなたも、このイメージを使えば、脳のイメージ画像が必要になったときにいちいちどこかに探しにいく必要はありません。もちろん神経学者にとってはものたりないものですが、患者さんが自分の体験を理解するためにマインドサイトを訓練するときにはとても役立ちます。

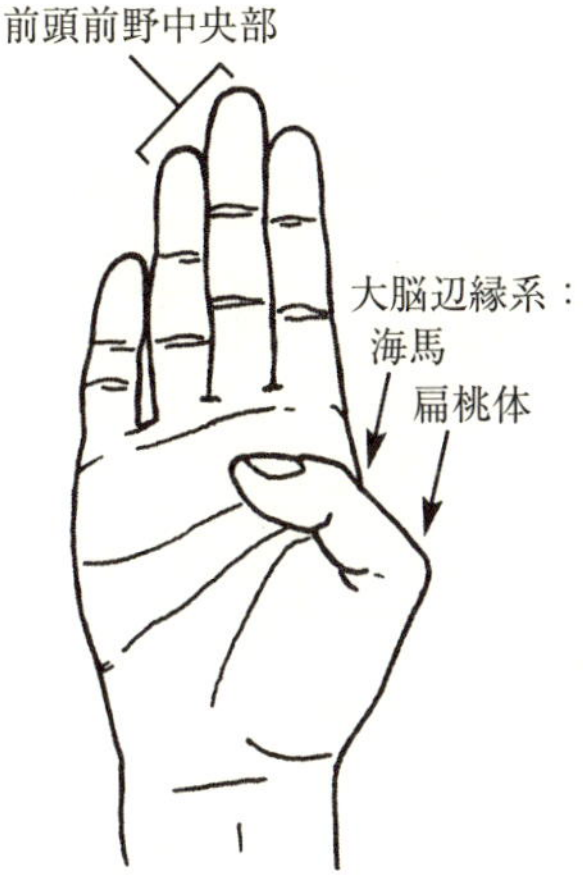

親指を、図のように手のひらの中央に置いてください。

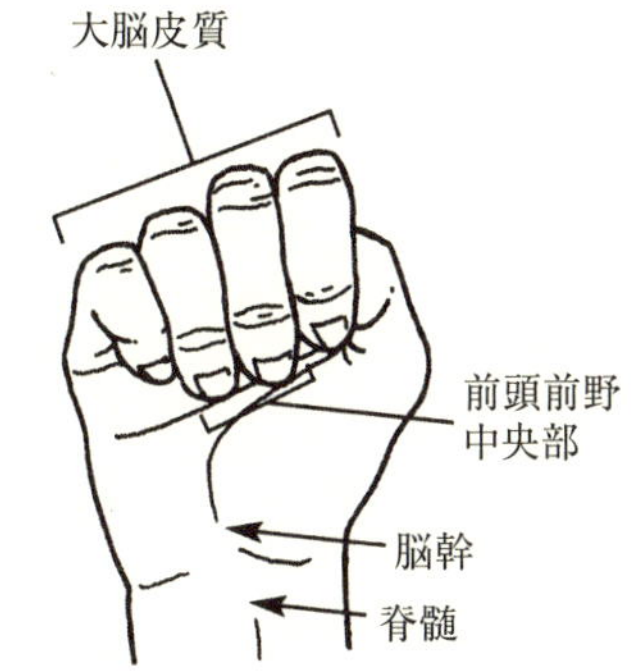

次に、ほかの指を親指の上にかぶせます。大脳皮質が脳の大脳辺縁系を覆っている様子があらわされています。

脳のハンド・モデル

手の親指を他の指と手のひらのなかに包み込むようにすると、「手ごろ」な脳のモデルができます（だじゃれですが、わたしの家族でさえ笑ってくれません）。握りこぶしの手のひら側のほうが人間の顔にあたり、手の甲が後頭部にあたります。手首は背骨から脳の根元まで伸びた脊髄《せきずい》と考えてください。親指をピンと立て、他の指をまっすぐに伸ばすと、ちょうど手のひらが脳の内部にある脳幹《のうかん》にあたります。親指を手のひらのなかに折り曲げると、そこが大《だい》脳辺縁系《のうへんえんけい》のだいたいの位置を示します（両手を同じようにしてもらえば、右脳と左脳の対照的な様子を右手と左手でつくることができます）。そのあと、人差し指から小指をくるっとまるめて元にもどすと、それが大脳皮質《だいのうひしつ》となります。

脳幹、大脳辺縁系、大脳皮質という三つの部位がいわゆる「三位一体《さんみいったい》」の脳です。この三つは進化の過程のなかで発達してきました。脳がまとまった働きをするときには、少なくともこの三つの部位が連携しあって活動しています。下から上、いちばん内部かつ底部にある脳幹から、外部かつ上部に向かって大脳辺縁系、大脳皮質と分かれているので、このときの連携を「垂直統合(vertical integration)」とよびます。また、脳は右脳と左脳の二つに分かれているので、通常の脳の働きにおいては右脳と左脳の活動もつながり合っています。この連携を「水平統合（horizontal integration)」、または両側統合（vertical integration)」とよびます（この両側性、右脳と左脳の連携については第6章で詳しく述べます)。脳の主要な部位の機能を知ると、それぞれを理想的なやり方で連携させて使うためにはどのような工夫をすればよいかがわかります。ですから、この三位一体の脳の三つの層について少し詳しく説明しておきたいと思います。

脳幹

いまから数億年前に、「爬虫類脳《はちゅうるいのう》」ともよばれる原始的な脳である脳幹がつくられました。脳幹は、身体からの入力を受けとり、再び身体へと入力を送り返して、心臓や肺などの身体の機能の基本的なプロセスを調節します。心拍数や呼吸を通じて身体のエネルギーのレベルを調節する

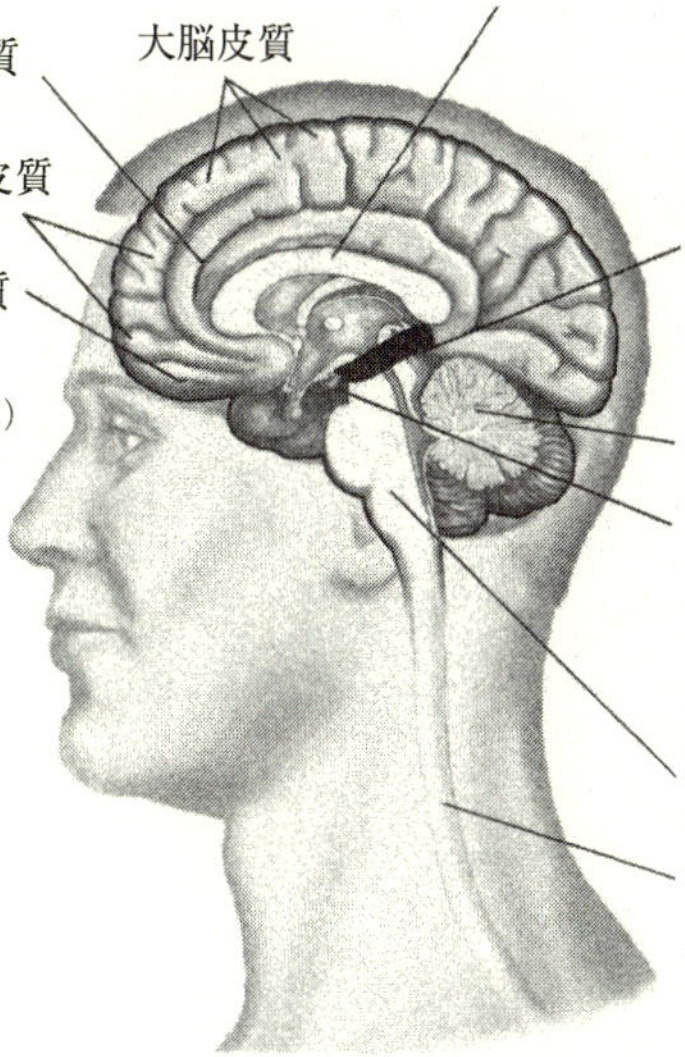
前頭前野中央部
に含まれるのは：
A：前帯状皮質
B：内側前頭前皮質
C：眼窩前頭皮質
D：かくれていて
見えませんが（側部に）
脳梁
脳の二つの半球を相互に連結します。
海馬
黒い領域が、この図のなかで脳幹の反対側に海馬がある位置を示します。海馬の先頭部分に扁桃体があります。
小脳
扁桃体
感情のプロセスをつかさどる部位。扁桃体は、海馬とともに、内側側頭葉の大脳辺縁領域の一部を構成します。
脳幹
脊髄

脳を中央から右側に向かって眺めた図。脳幹、大脳辺縁系（および扁桃体と海馬）、大脳皮質（および前頭前野中央部）を示しています。腹外側前頭前皮質は、図では見えていません。

だけでなく、上位の大脳辺縁系と大脳皮質のエネルギーレベルも制御しています。空腹レベル、性的レベル、睡眠のレベルを決定し、覚醒の状態を直接コントロールしているのです。

脳幹のニューロン群がそれぞれいっせいに活動するのは、緊急にエネルギーを分配する必要が生じたときです。命の危険がある状況では、このような「闘争─逃走─活動停止」反応が生存の決め手になります。大脳辺縁系と、さらに高次の大脳皮質が下した評価をもとに、脳幹が審判役となって、闘争と逃走のどちらにエネルギーを分配するか、それとも手に負えない状況だとして活動停止するかを決めるのです。しかし、どの反応が選ばれたとしても、生命の危機にあると脳が判断している状況では、他者の言葉を受け入れることは、絶対にとまではいえませんが、かなり難しいでしょう[9]。ですから、マインドサイトの訓練を行うときには、必要がないのに生命の危機として反応している部分を減らす作業が必要です。これについては、またあとで学んでいきましょう。

さらに、脳幹は、食、住、生殖、安全といった基本的な欲求を満たすために衝動をつくりだす「動機づけシステム（motivational system）」の中心となる器官です[10]。「どうしてもこれをやりたい」と強く感じるとき、脳幹が強く上位の大脳辺縁系に働きかけ、ある行動へとあなたを駆り立てている可能性があります。

大脳辺縁系

大脳辺縁系は、脳の奥深く、ハンドモデルでいうと親指のあたりにあります。二億年ほど前、小型哺乳類《ほにゅうるい》が最初に出現したころ、脳が進化して大脳辺縁系ができました。この「旧哺乳類脳」は、脳幹および身体と密接に連携し、基本的な衝動だけでなく、感情もつくりだします。大脳辺縁系はそのときおかれている状況を評価し、感情に意味を与えます。この意味づけのなかで最も大切なのは、「この状況はよいものか、それとも悪いものか？」という評価です。わたしたちは、よいと評価されたものに接近し、悪いと評価されたものを回避しようとします。このようにして、大脳辺縁系はわたしたちを「動かす（evoke motion）」ために「気持ちを動かす（e-motion）」のです。つまり、脳の評価にしたがって反応するように動機づけをつくるのです。

また、大脳辺縁系は、人とのつながりや愛着を形成するときに、とても重要な役割をはたしています。魚、カエル、トカゲなどを飼育した経験があれば、こういう哺乳類以外の生き物が飼い主にも仲間にも愛着を示さないことをご存じですね。これに対して、ネズミ、ネコ、イヌは、哺乳類ですから、大脳辺縁系をもっています。わたしたち哺乳類は、必ずといっていいほど、仲間に愛着を示します。哺乳類の祖先から受けついだ脳のおかげで、わたしたちは互いにつながり合い、愛着を感じる機能を生まれながら備えているのです。

大脳辺縁系には、内分泌を制御する最高中枢、視床下部《ししょうかぶ》があり、重要なコントロール・センターの役割を担っています。視床下部は、脳下垂体を通じてホルモンを身体全体へ送り、また身体から返ってきたホルモンを受けとります――このホルモンは、とくに生殖器官、甲状腺、副腎にメッセージを送ります。たとえば、ストレスを感じると副腎が刺激され、コルチゾールを遊離するためのホルモンが分泌されます。コルチゾールはすべての代謝活動に対して警告メッセージを伝え、ストレスに立ち向かうためのエネルギーを準備させます。この反応は、短期的なストレスの場合はとても都合のよいものなのですが、ストレスが長期間にわたる場合は問題が生じます。手に負えないような大きなストレスにであうと、コルチゾールの値が慢性的に高くなります。とくに心的外傷となるような経験をした場合は、大脳辺縁系が過敏な反応をするようになり、ささいなストレスでもコルチゾール値が急激に高くなってしまいます。そうなると、日常生活を送ることさえ大変です。また、コルチゾール値が高い状態が続くと、脳の成長が阻害されます。神経組織が成長せず、正常に機能しなくなる場合もあります。大脳辺縁系が過敏に反応するようになった場合、過敏になった神経細胞の発火を鎮める方法を見つけることができれば、感情をコントロールでき、慢性的なストレスからひどいダメージを受けないようにすることができます。本書のなかでこれから学んでいきますが、マインドサイトは脳の高次の領域に働きかけ、大脳辺縁系の過敏性に対して「大脳皮質によって辺縁系を乗っとる（cortical override）」ことができるようにあなたを手助けするものなのです。

さらに、大脳辺縁系は、事実に関する記憶、体験したことについての記憶、その体験のいろどりや手ざわりともいえる感情の記憶など、さまざまな記憶をつくっています。中央の視床下部と脳下《のうか》垂体《すいたい》の横に二つのニューロン群——扁桃体《へんとうたい》と海馬《かいば》——があります。この二つは記憶の仕組みに関する研究のターゲットです。アーモンド形をした扁桃体は、恐怖反応において非常に重要な役割を果たすことが研究から明らかになっています（すべての感情が扁桃体でつくられていると主張する研究者もいますが、最新の研究では、実際にはもっと広い領域から感情が生まれていることが示唆されています。大脳辺縁領域、脳幹、身体の全体、さらには大脳皮質も部分的にかかわっている可能性があるようです）。

　扁桃体は、一瞬のうちに生きのびるための反応をつくりだします。息子といっしょにハイ・シエラ（シェラネバダ山脈のなかの地域）をハイキングしていたときのことですが、わたしは突然強い恐怖を感じて立ち止まり、息子に「止まれ！」と叫びました。その瞬間はまったく意識していなかったのですが、叫んだ直後に気がつきました。常に警戒にあたっていたわたしの扁桃体が、意識に上らないところで「道の途中でとぐろを巻いている物体」をとらえたのです。幸いなことに息子は立ち止まり（まだ反抗期に入っていなかったので言うことをきいてくれました）、行く手に身構えていた小さなガラガラヘビを見つけ、迂回することができました。この例のように、意識せずとも感情がわき上がり、それに導かれて考える間もなく行動が起こる場合があります。それによって命が助かる場合もあれば、あとから「あんなことをしなければよかった」と深く後悔する場合もあります。心のなかにわきあがった感情に気づくためには——感情に注意を向け、理解するためには——大脳皮質下の脳幹や辺縁系でつくられた感情を大脳皮質にリンクさせる必要があります。

最後に海馬をみてみましょう。海馬はタツノオトシゴの形をしたニューロンの集まりで、ジグソーパズルの名人です。知覚、知識、言語などを扱うバラバラに散らばった脳の部位をつなぎ合わせます。ある瞬間にあちこちで起こる神経の発火のパターンを統合し、記憶に変換します。わたしがハイキングでヘビに出くわした事件をみなさんにお話しできるのも、そのときの体の感じ、感情、思考、事実、内省といったバラバラの体験の断片を海馬がつなぎ合わせて、ひとまとまりの思い出として記憶してくれたからです。

海馬は幼少期にゆっくりと発達し、その後も生涯を通じて成長を続け、新しい連結だけでなく新しいニューロンさえもつくりだします。最初は気持ちや見聞きしたことだけの簡単な記憶しかつくれませんが、成熟するにつれて事実に基づいたエピソード記憶をつくることができるようになります。何年も前のヘビ事件のことを思い返して話すことができるのも、海馬の能力のおかげなのです。このようにエピソードを物語る能力は人間にしかありません。これは海馬だけの力によるものではなく、脳のなかでも最も高次の大脳皮質の発達がなければ不可能でしょう。

大脳皮質

脳の外側の層、「外皮」にあたるものが大脳皮質です。「新哺乳類」脳、新皮質《しんひしつ》ともよばれるこの脳の部位は、霊長類の登場とともに――なによりも人類の出現とともに――飛躍的に発達しました。皮質は、複雑な発火パターンをつくり、下位の皮質下領域が媒介する身体機能や生存のための反応を超えた三次元世界の表象をつくりだします。高度に発達した前頭皮質があるからこそ、人類は思考することができ、自分の心の状態を内省する（マインドサイト・マップをもつ）ことができるのです。実際、前頭皮質がつくりだす表象そのものをあらわすようなニューロンの発火パターンがあるのです。つまり、「考える」ことについて考えることができるのです。この能力によって、人類はさらに高度な思考力を手に入れました。想像し、事実や経験をバラバラにして順番やつながりを入れ替え、組み換え、新しい物語を創造することもできます。しかし、わたしたちはその新しい力と引き換えに、「考え過ぎる」という副作用も手に入れてしまいました。わたしたちが知るかぎり、自らの神経表象を表現する種は人間しかいません。だから人間は、自分のことを「神経症」というのかもしれませんね。

　大脳皮質は入り組んだ丘や谷のように折りたたまれ、しわになっています。脳科学者は、皮質をいくつかの部位に分け、それぞれを「葉」とよんでいます。ハンド・モデルでいうと、指の第二関節から手の甲までが皮質後部または後頭皮質で、後頭葉、頭頂葉、側頭葉が含まれます。後頭皮質は、身体の経験マップづくりを主に担当しています。五感から得た情報をもとに外界を認知し、触覚と運動の知覚を参照しながら、自分の身体の動きと周囲との位置関係を把握し、調整します。ハンマーで作業をしたとき、野球の練習をしたとき、あるいは車の運転を覚えたとき、最初はぎこちなかったのに、あるときコツをつかんで急にうまくできるようになった経験はありませんか？　皮質後部の知覚能力には驚くほどすばらしい適応力があり、新しく使う道具を自らのボディマップに書き込むことができるのです。その結果、大脳皮質の神経が道具を自分の身体の延長のようにイメージするようになるのです。このようにして、わたしたちは高速道路をハイスピードで走り、狭い場所に駐車し、メスを正確に扱い、打率三割を達成するのです。

再びハンド・モデルを見てください。指先から第二関節が皮質前部あるいは前頭葉にあたります。サルからヒトへの進化の過程でもっとも大きく発展した部位です。ハンド・モデルの上の部分（第二関節から指の付け根）をうしろから前（手の甲のほうから手のひらのほう）に向かって見ていくと、最初に、随意筋を支配する「第一次運動野（随意運動野）」があります。脚、腕、手、指、顔面筋をそれぞれ異なるニューロン群がコントロールしています。各ニューロン群は脊髄まで伸びて、そこで交差して身体の反対側につながります。つまり、左の運動野が活性化すると、身体の右側の筋肉が動きます（触覚を担当するニューロンも同様に交差しています。触覚は、脳のもっと後方に位置する頭頂葉の「体性感覚野」で扱われます）。前頭領域にもどって、さらにもう少し前の方へ移動すると、「運動前野」があります。運動を計画し、準備します。前頭葉のなかでもこの部分は、外とつながる働きをもち、環境に働きかける力を与えてくれます。

前頭前野

脳のなかをより上位へ、前の方へと進むと、ハンド・モデルにおいて指の第一関節から指先までに相当する部分にあたります。ここは額のちょうどうしろ側、前頭前野です。前頭前野がこれほど発達した種は、ヒトをおいてほかにいません。脳が環境と身体の動きだけを扱っていればいいという種から進化し、心の世界を扱うようになりました。生命を維持する働きを調整する脳幹、快・不快を評価し感情をつくりだす大脳辺縁系、そしてさらに知覚をつかさどる後頭皮質、運動をコントロールする前頭葉後部にとどまらず、わたしたちヒトを唯一無二の種たらしめた抽象概念、象徴のコントロールが、この前頭前野によって可能となったのです。時間、自己概念、倫理的判断などの概念、またマインドサイト・マップもまさにこの前頭前野においてつくられるのです。

もう一度ハンド・モデルを見てください。小指と人差し指の指先は前頭前野側部をあらわします。注意、集中をつかさどる場所です。なにかを「念頭」におくとき、わたしたちは前頭前野側部の活動を、脳のほかの部位の活動、たとえば後頭葉で処理している視覚のイメージと結びつけています（記憶からなにかを思い浮かべているときも後頭葉の同じような領域が活性化します）。わたしの扁桃体がガラガラヘビを知覚していても「意識していない」のは、前頭前野側部を使わない認知の「近道」が起こったからだと考えられます。息子に向かって止まれと叫び、心

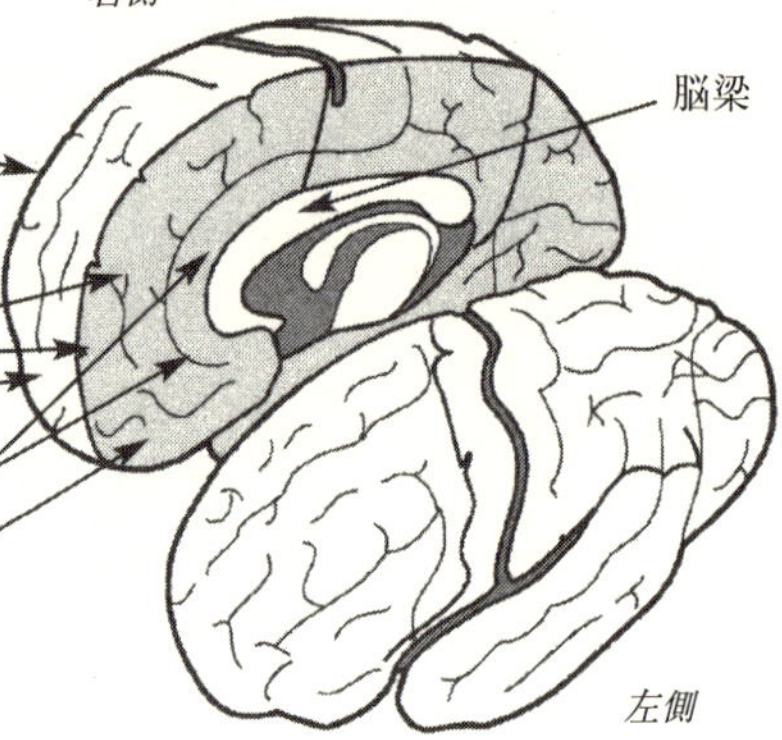

脳の二つの半球。前頭前野中央部の、前頭前野の内側および腹側領域、眼窩前頭皮質、脳の両側にある前帯状皮質を示しています。脳梁が、二つの半球を連結します。

臓がドキドキするのを感じた後になってからやっと前頭前野側部が処理を行い、「ヘビを見つけて恐怖を感じた」と自覚できたのです。

次に、中指と薬指の爪のあたりに注目してください。前頭前野中央部です。バーバラが事故で深刻な損傷を受けた場所です。本章のはじめに説明したように、この部位は脳幹の活動を監督して身体の働きを調整するだけでなく、行動に移す前に一歩立ち止まって考え、洞察し、共感し、倫理的判断を行うという重要な制御機能を担っているのです。

わたしたちが生き生きと毎日を送るうえで欠かせないこの機能を遂行するために、前頭前野中央部はどんな働きをしているのでしょうか？　ハンド・モデルの指をもちあげ、また元にもどすと、この部位の解剖学的な特徴がみえてきます。そう、この部位はすべての部位と接しているのです。まんなかの中指と薬指の指先が、大脳辺縁系にあたる親指の上に触れ、脳幹である手のひらに触れ、また大脳皮質である指にも直接つながっていることに注目してください。このように、前頭前野中央部は、大脳皮質、大脳辺縁系、そして脳幹のそれぞれのニューロンと、文字通りにシナプス一つ分しか隔たっていないのです。また、あとで詳しく述べますが、この部位は他者の脳がつくる社会にもリンクしているのです。

前頭前野中央部は、大脳皮質、大脳辺縁系、脳幹、そして身体のすみずみにまで張り巡らされた神経系をつないでいます。また、社会にむけて発信したシグナル、社会から受信したシグナルと、脳の部位や身体の神経系からのシグナルをつなぎ合わせています。前頭前野はこのようにしてあちこちの部位で起こる神経系の発火パターンをとりまとめ、調整する役割を担っていることから、脳の統合を担当するところだといえるでしょう。

次の章では、統合を担当する前頭前野がオフラインとなってほかとのつながりがなくなってしまったとき、なにが起こるのかをみていきましょう。脳のハンド・モデルで、四本の指をもちあげたらどうなるでしょうか。「キレて脳のふたがふっとび（flip our lids）」「低次元の行動」まっしぐらになっているときこそが、大脳皮質が他の部位とのリンクを失ってしまったときの状態なのです。

第2章　怒りクレープ――マインドサイトを失い、とりもどす

脳がよい状態で機能しているとき、つまり脳が統合されたひとつのシステムとして働いているとき、対人関係はうまくいきます。しかし、ときには「我を失って（心を見失って）」、するつもりのなかったことをしてしまうこともあります。この章では、マインドサイトを失った状態についてみていきましょう。このようなケースをみると、わたしたちがどんなにがんばっても、無力な存在である人間の限界（脳の限界）を乗り越えることはできないということをつくづくと思い知らされます。

あたたかな春の日のこと、わたしは九歳の娘とともに歩行者天国を歩きながら息子を探していました。とてもおもしろい映画を見たばかりで、わたしが息子の姿を求めてきょろきょろと通りを見回しながら歩いている横で、娘はスキップしていました。息子はひょろっとした十三歳の少

年で、学校の友達といっしょに別の映画を見ていたのです。そのうち息子がわたしたちを見つけて手を振り、友達と別れてこちらにやってきました。駐車場にもどろうと歩いているとき、息子が通りすがりのクレープ屋に目をとめ、「クレープが食べたい」と言います。まだ家にもどるには早かったので、三人でその小さな店に寄っておやつを食べていくことにしました。

息子は小さなクレープを一つ頼みましたが、娘は「おなかがすいてないから、いらない」と言いました。クレープが運ばれてきて、カウンターのすぐうしろのオープンキッチンからいいにおいがただよってきます。席に着き、息子が最初の一口をほおばりました。すると娘が「わたしにも一口ちょうだい」と言い出しました。息子は小さなクレープを見つめながら「ダメ。おれは腹が減っているんだ。おまえも自分の分を頼めばいいだろう」と答えました。悪くないアイデアです。わたしは娘にもう一つ注文しようかと聞きました。しかし娘は「ちょっと味見したいだけだから、一口でいいの」と言います。それもそうだなと思ったわたしは息子に「一口だけあげたら？」と言いました。

もし二人以上のお子さんをお持ちなら、もしくはきょうだいがいるなら、このようなきょうだいチェスともいえる微妙な権力争いゲームをご存じでしょう。親の関心と承認を勝ちとってきょうだいのなかで権力を握るために絶えず存在する駆け引き。もしこれがきょうだいの権力争いではなかったとしても、このふたりのあいだにこれから起こりうることを思えば、小さなクレープを一つ買うくらい安いものでした。しかしわたしは親として大きな間違いをしてしまったのです。クレープを買うのではなく、妹の肩をもってしまいました。息子に向かって「妹に一口あげなさい！」と叱ったのです。最初はそうではなかったのだとしても、わたしがこうやって口出しをしてしまったいまとなっては、ふたりのやりとりは権力争いそのものになってしまいました。「味見がしたいだけなんだから、一口くらいやりなさい。なんでそんなこともわからないんだ！」

息子はわたしを見て、クレープを見て、ハァとため息をついてあきらめました。十代の男子ではありましたが、わたしの言うことをきいてくれました。ナイフをメスのように使って、毛抜き用のピンセットでなければつまめないような小さな切れ端を切りとったのです。他の状況だったらわたしはこれを見て笑ったでしょうし、なかなかおもしろく気のきいた一手だと感心したと思います。

娘は限りなく小さなミニチュアサイズのクレープを自分のナプキンの上にのせ、「小さ過ぎる！」と言いました。チェスの次の一手です。

娘の言葉にかぶせるようにして、息子はクレープの皿から顔も上げずに「ブツブツ言うな」と言い返します。きょうだい間の争いは激しさを増してきていましたが、わたしはそのことに気づいていませんでした。

そもそも十代の子どもが妹や弟とそんなに仲良くできるものではありません。思いもよらないようなやり方でいつのまにかけんかが勃発《ぼっぱつ》するのはよくあることです。それでも、わたしはだんだん腹が立ってきました。

怒りがふつふつとこみあげ、「そんな見えないような小さいのじゃなくって、ちゃんと食べられる一口をあげなさい！」と言うと、息子はやや大きめの一口分を切りとって妹にあげました。わたしはほっとしました。

すると娘は「焦げてる」と文句をつけました。見ると確かにその通りで、食べても味わうひまなく口のなかで粉々になってしまいそうな焦げたクレープの端です。息子の巧妙な仕返しの一手です。

わたしたち三人の様子を外から見ている人にとっては、ありふれた家族のワンシーンだっただろうと思います。父親と元気な子どもたちがおやつを食べているというだけのことです。しかしわたしは爆発寸前でした。ふたりの言い合いが続くにつれて、わたしのなかでなにかが変化しはじめました。怒りで頭がくらくらしてきましたが、「落ち着け、理性的な親でいなくちゃダメだ」と自分に言い聞かせました。顔はこわばり、拳《こぶし》には力が入ります。鼓動も速くなってきましたが、わたしはこういったシグナルを無視しようとしました。しかし、ある時点でプツンとキレてしまいました。ふたりのやりとりのあまりのくだらなさに腹を立て、立ち上がり、娘の手をとって店の外に出て、息子がクレープを食べ終わるまでそこにいました。数分後、息子が店から出てきて「どうして急に店を出たの？」と聞きました。わたしは怒りにまかせて娘の手を引いて速足で駐車場に向かい、息子は半ば駆け足でついてきました。わたしはふたりに「食べ物ぐらい仲良く分け合えないのか！」と怒りました。息子はドライな声で「ちゃんとあげたのに」と反論しましたが、わたしはあまりにイライラしていて、怒りをすぐに鎮められそうにありません。車のところに着くとカッカしながらエンジンをかけ、家に向かいました。息子も娘もとくに変わったことをしたわけではありません。どこにでもいるようなきょうだいのワンシーンです。わたしだけが怒りに我を失った父親となってしまったのです。

怒りはなかなかおさまらず、助手席にいる息子に思いつくまま怒りをぶつけると、息子は十代らしく冷めた声で理にかなった応答をしました。実際に息子は、訳がわからなくなるほど怒り狂った父親を前にして、かなりじょうずに対応していたといえるでしょう。それなのにわたしはよりいっそう腹を立て、息子がしていないことについても息子のせいにして叱りつけました。

我を失って「おかしく」なるとき

恥を忍んでわたしの経験談をお伝えしました。しかしこんなふうに「キレてしまった」経験というのはだれにでもあるものです。怒りに我を失うことがあるということ、そして怒りに我を失うことによって人間関係が壊れ、自分が損をすることがあるということを、まずは認めることが大切です。次に、マインドサイトを訓練することによって、その悪影響を減らすことができるということを多くの人に伝えることが必要です。わたしたちは恥ずかしさのあまり、「怒りに我を失った」経験を忘れようとします。でも、そのときなにが起こったのかをきちんと理解することができれば、自分やまわりの人を傷つけてしまうような故障部分の手直しだけでなく、怒りの爆発の回数を減らし、その度合いを小さくすることも可能なのです。

さて、ここでもう一度わたしの怒りの爆発エピソードをふりかえり、心がどのようにして脳内における怒りの（誤った）発火の波に乗ったかという点から見ていきましょう。第1章で、バーバラが事故のあと、理由なくいきなり感情の爆発を起こすようになったという話をしましたが、わたしもまたバーバラと同じように一過性の脳の機能不全状態になったと考えられます。クレープ事件のように一定の条件が重なると、前頭前野中央部の真下にある、皮質下の激しやすい感情中枢から「大脳辺縁系のマグマ」が流れ出し、爆発して「我を失っておかしく」なります。睡眠不足や空腹（確かにあのときのわたしはそうでした）、そしてその出来事の意味づけといった要素（本章でこれから述べます）が重なって怒りの爆発が起こります。感情的に反応しやすい下層の大脳辺縁系や脳幹を鎮める役割をもった前頭前野中央部が、活性化されたエネルギーのすべてをコントロールしきれなくなり、脳のバランスが崩れます。「低次元の行動」まっしぐらになっているとき、脳ではこのようなことが起こっているのです。柔軟に相手を受け入れるスタイルの前頭前野を通る「回り道」を避けて、大脳辺縁系が命ずる衝動のままに、がんこに、感情的になって行動してしまう「近道」を通っているのです。まさに、「キレて脳のふた（大脳皮質）がふっとんでしまう」のです。

「あなたマップ」をつくりだす前頭前野がうまく働かない状態では、息子と娘の行動を客観的にとらえることができず、「父親がどっちの味方につくかを賭けて、きょうだいチェスがいままさに目の前でくりひろげられているんだな」と気づくことができませんでした。相手の行動の背景にある心の動きが見えてさえいれば、腹を立てるようなことはなにもなかったはずなのです。また、「わたしマップ」がつくれない状態では、目の前で起きている兄と妹のやりとりが、わたしにとってどんな意味をもつのか、どんなふうに過去の経験がわたしの脳（象徴をつくりだし、思考する場所）に影響を与えているかを認識することができません（本章でこれから述べます）。そして、「わたしたちマップ」がない状態では、「十代の息子と幼い妹のけんかに親が首をつっこむのはまずいな」と自分の行動を省みることができませんでした。わたしが一方を叱ったせいで、ちょっとしたからかいが本格的なけんかへとエスカレートしてしまいました。最初はそんなつもりのなかった兄と妹の小競り合いに、親がうっかりと火をつけてしまったのです。

「キレた」ときなにが起こるか

第1章で説明した前頭前野の九つの機能にそって、わたしが「キレた」経験をふりかえってみましょう。まとめると、九つの機能とは①身体機能の調節、②情動調律（相手と波長を合わせる力）、③感情のバランス調整、④柔軟に反応する力、⑤恐怖をやわらげる力、⑥共感、⑦洞察、

⑧倫理観、⑨直感、というものです。多くの研究者や治療家がこの九つを精神的な健康の重要な要素としてはずせないものだと言うことでしょう。そしてこの九つこそが、わたしが「我を失った」ときにコントロールできなくなったものなのです。

①**身体機能の調節**：前頭前野の中央部は、心拍、呼吸、消化などの身体機能をコントロールする自律神経を調節しています。自律神経は二つのシステムに分かれています。車にたとえるとアクセルの働きをもつ**交感神経系**、そしてブレーキの働きをもつ**副交感神経系**です。わたしたちはこの二つのバランスを調節することによって、「身体」という車をスムーズに運転しています。ブレーキから足を離して、アクセルを踏み、アクセルから足を離してブレーキを踏み、というように。この二つがうまく調節できなければ、スピードを落とそうとするときに、エンジンの回転数が上がってしまい、エンジンがオーバーヒートしてしまいかねません。

わたしが「キレて」しまっていたとき、心臓はどうしようもないほどドキドキして、おなかはぐるぐると落ち着きませんでした。命の危機にさらされたときの反応そのものです。

②**情動調律（相手と波長を合わせる力）**：自分の心の状態を変化させて、相手の心の状態と共鳴するように波長を合わせます。この共鳴があるからこそ、大切な人に「思われている」と感じるのです。子どもは大人に「思われている」と感じられるからこそ、安心して成長します。ま

た、大人になってもずっと、だれかと親密につながり合っていると感じるとき、この情動調律が行われているのです。

わたしが「キレた」とき（大脳皮質を介さずに近道を通ったとき）、子どもたちに波長を合わせることができなくなりました。だれかと気持ちを通じ合わせることができない状態になっていたのです。

③感情のバランス調整：感情のバランスが保たれていると、生き生きとし、ワクワクし、のんびりくつろぐことができます。気持ちが高まり、日々の生活に意味を感じ、やる気をもちます。気持ちが落ち込み過ぎてしまうこともなく、自分の手に負えないような状態になることもありません。このような感情のバランスが乱れると、気持ちが高まり過ぎてめちゃくちゃな状態になったり、逆に活力のないうつ状態もしくは柔軟性のない固着状態になってしまいます。いずれにせよ、生き生きとした活力が失われます。人生の困難に直面すると、どんなに健康な人でも一時的にパニックになって感情のバランスを失ったように感じるかもしれませんが、前頭前野中央部がバランスをとりもどしてくれます。これが脳のもつ均衡性であり、人生の嵐のなかでも、心の嵐のなかでも、意識をはっきりと保ってくれるのです。

わたしは、クレープをめぐる三回目か四回目のやり合いのあたりでこの力を手放してしまいました。

④柔軟に反応する力：前頭前野中央部は、入力と行動のあいだに「間」をおく力をもち、それが柔軟な反応をつくりだします。反応する前に一歩立ち止まって考える能力は、情緒的知性（EQ）および社会的知性の重要な一部です。この能力があるからこそ、身のまわりでなにが起きているのかをしっかりと認識し、どう反応するのがベストなのかを検討するあいだ衝動を抑えておくことができるのです。大人は子どもたちに「考えてからしゃべりなさい」「考えてから行動しなさい」と熱心に教えます。子どもだけではなく、大人になってからもこの能力は成長を続けます。

クレープ事件の前、わたしは機嫌よく過ごしていました。でも、心のなかでなにかがムクムクとわきあがり、あっというまに混乱と興奮の渦にとらわれて柔軟性をなくしてしまいました。立ち止まって考えることができなくなり、怒りのままに怒鳴り散らして行動してしまうようになったのです。

⑤恐怖をやわらげる力：一度恐ろしい出来事を経験すると、次によく似た状況に直面したときにも恐怖を感じる場合があります。しかし、前頭前野中央部には大脳辺縁系と直接つながる線維連絡があり、それを通じて恐怖をつくりだす扁桃体の発火を抑制して調節することができます。さまざまな研究から、このつながりを意識的に利用することによって恐怖を克服できることが示

されています。皮質による「乗っとり」を利用して、下位の大脳辺縁系の興奮を鎮めることができるのです（ある若い女性患者さんは、セラピーで脳の役割について話し合ったあとから、「わたしの前頭前野にがんばってもらって、扁桃体にねばねばＧＡＢＡゼリーをかけさせます！」と言うようになりました。脳内神経伝達物質であるＧＡＢＡ〔γ《ガンマ》-アミノ酪酸《らくさん》〕は、前頭前野が皮質下の発火を抑制するときに重要な役割を果たしています。患者さんはそのＧＡＢＡを、大脳辺縁系の爆発をなだめるゼリーのようなものとイメージしたのです）。

あとから気づいたのですが、わたしがあのとき感じたいらだちとそれに続く怒りも、まさにむかし経験した恐怖によって衝き動かされたものでした。過去にその恐怖をコントロールしようとしてわたしは懸命に自己分析を行っています（それについては本章のあとでこの話を再びとりあげるときに詳しく述べます）。しかし、努力を重ねて獲得した抑制もむなしく、ねばねばＧＡＢＡゼリーはわたしの言うことをきかず、怒りの熱によって干上がっていました。

⑥共感：共感とは、マインドサイトを使って他者の心の動きをイメージし、「あなたマップ」をつくる力です。これによって、他者の心の状態に波長を合わせるだけでなく、心のなかでどんなことが起こっているかを感じとることができるようになります。前頭前野中央部は、他者の心と共鳴し、共に感じるという大切な情動調律機能からさらに進んだ機能として、他者の視点からものごとを「見る」という複雑な知覚をつくりだします。相手がどうしたいか、どういうつもり

だったのかを読みとり、同じ出来事を相手はどのように感じたのかを、相手の立場に立って考えることができるのです。

⑦洞察：洞察とは、「わたしマップ」をつくり、自分の心を知覚するための力です。ある研究者は洞察力を「心のタイムトラベル装置」とよびました。過去と現在をつなげて、この先に起こることを予想するからです。このときには前頭前野中央部が「わたしが『わたしの人生』という物語の書き手であり、わたしの人生の主人公なんだ」という感覚を生み出すという重要な働きをしています。

あのクレープ事件のとき、洞察と共感はいずれもわたしの感情の爆発にまきこまれ犠牲になってしまいました。自分の心がどのような状態にあるかわからなくなり、息子と娘の立場を思いやることもできず、怒りを脇においてふたりの気持ちを考えることができなくなりました。「わたしマップ」と「あなたマップ」がない状態では、自分と相手の行動の背景にどんな気持ちがあるのかわからなくなってしまうのです。

⑧倫理観：「なにが社会のためによいことか、そのためにどんな行動をするべきか」という概念が倫理観であり、前頭前野中央部に損傷がある場合、この倫理観が損なわれることがエビデンスによって示されています。「どんなことをすればより社会のためになるだろうか」と考えると

き、前頭前野中央部が激しく活性化することがｆＭＲＩ（機能的磁気共鳴画像法）からわかっています。また、前頭前野中央部を損傷した場合、道徳観念のない行動をとってしまうということが研究によって明らかとなっています。「いま目の前にあるトラブルについてどう感じるか」を認識しながらも、「こうしたい」という衝動を抑えて、この場にふさわしい行動を選びとるためには、前頭前野中央部の能力をフル活動して統合的に機能させる必要があります。「自分が生き延びるためにこうしたい」という欲求を超越し、さらに「いまのわたしとあなた」の関係マップも超えて、人類すべてを仲間ととらえる「わたしたちマップ」を生み出すためにはこの統合が欠かせないのです。

倫理観という点からわたしのケースをふりかえると、公正を欠いた目で息子を見てしまい、理にかなっていないどころか父親として間違ったふるまいをしてしまいました。「大いなる善」から大きくかけ離れています。自分の感情にとらわれ、自己中心的になってしまい、「この行動は正しいか、子どもに対してフェアか」と考えることはできなくなっていました。

⑨直感：直感とは、前頭前野中央部がつくりだす「身体の知恵」へのアクセスです。前頭前野中央部は心臓や腸など内臓を含む身体内部のすみずみから情報を受けとり、「心（胸）がこうしろと言っている」「これが正しいと勘（腹）でわかる」という直感をつくりだします。これまで「純粋に論理的」な思考であると考えられていた「推論」が、実際には理屈によらない身体感覚

から生まれているということが、この直感という前頭前野中央部の統合的な機能からわかります。直感があるからこそ、論理的なだけでなく「賢い」選択ができるのです。

しかし、大脳辺縁系が火だるまになったわたしのような状況では、身体の知恵であり「なにが正しい？　いま起こっていることはなに？」ということを伝える身体の深いところから届く声——直感——は聞こえませんでした。皮肉なことに、そのときのわたしなら、「いまわたしがやっていることは正しいんだ。直感がそう告げている！」と言い張ったかもしれません。でもこれは、イライラした気持ちがつくりだした合理化であり、つのる怒りと興奮の声そのものです。

すっかりお恥ずかしい話を披露してしまいました。わたしがこの話をお伝えするのも、「だれでもキレて、低次元のふるまいをしてしまうことがある」ということをみなさんにわかってほしいからです。大切なことは、自分がそうなったときにまず気づくこと、できるだけはやく自分を止めて、被害を最小限にくいとめること、そして被害にあった分を修復することです。まさに失われたマインドサイトをとりもどし、自分をとりもどし、愛する人との絆をとりもどすのです。

怒りが爆発した意味を理解する

クレープ事件の日、わたしは家に着いてもまだ息子に対していらだっていました。別の部屋に行き、深呼吸をして、伸びをして、なんとか自分を落ち着かせようとしました。息子と仲直りしなくてはいけないとわかってはいましたが、心拍数は速く呼吸は荒く、なによりもまず自分の身体の状態を落ち着かせなくてはいけないと思いました。

こういうときは、たいてい外に出て、少し身体を動かしたほうがいいものです。そこで娘といっしょにローラースケートで近所をひとまわりすることにしました。ローラースケートは娘が六歳になってからずっとわたしたちのお気に入りのスポーツです。手をつないで、しばらくのあいだ黙って進みました。ふたりの動きのリズムが響き、スピードに乗って風を感じます。わたしは文字通り、感覚をとりもどしました。

しばらくすると、娘が「どうしてあんなクレープのことでお兄ちゃんを怒ったの？」と聞きました。

いい質問です。「仲よく分け合うことが大事だって教えたかったからだよ」（なんともお粗末な言い訳です。でもこのときはほんとうにそう思っていました）

その瞬間、あるイメージがわたしの心のなかに流れ込んできました。子どものころのアルバムのページをめくるように、いくつものイメージが脳裏に浮かんでは消えます。そのとき気づいたのです。わたしは子ども時代の自分と娘を重ね、十代のころの兄と息子を重ねて見ていたのです。小さいころ、兄はいつもわたしといっしょに遊んでくれましたし、小学校ではいじめっ子から守ってくれました。けれど兄が十代になると、わたしたちはあまり口をきかなくなり、いっしょに過ごす時間も減りました。いまではわたしと兄も大人としては仲のよいほうですし、あのころのことを笑って話すこともあります。でも、当時は兄が離れていくことがさみしくてつらかったのです。「子どもができたら、絶対きょうだい仲よくさせるぞって決めていたんだ」

すると、実に賢明な娘は、「それってお父さんの問題でしょ？　わたしとお兄ちゃんは関係ないじゃない。お父さんが自分でちゃんと乗り越えなきゃ！　わたしとお兄ちゃんが仲よくしたって、あのころのお父さんのさみしかった気持ちが消えるわけないでしょう」と教えてくれました。

まったく、その通りです。ローラースケートを楽しみ、心が落ち着き、前頭前野が再びオンラインになったいまなら、あのときの自分を冷静にふりかえることができます。怒りの底にあったものがなんだったのか、いまならわかります。

さて、このローラースケート休憩のあいだにわたしはマインドサイトをとりもどしたわけですが、このときいったいなにが起きていたのでしょう？

内省のための三脚——オープンさ、観察力、客観性

心のコントロールを再びとりもどすためには「内省力」が必要です。それは、マインドサイトの核ともいえる能力です。他者と、そして自己と対話を行い、「わたしはどんな存在？　わたし

の心のなかではどんなことが起こっているの？　相手の心のなかではどんな気持ちが動いているの？」と考えることによってマインドサイトが形成されます。ここでは、マインドサイトの中心となる内省の三要素をご紹介します。オープンさ、観察力、客観性です。

この三つの要素を、マインドサイト・レンズのピントを合わせるための三脚だと思ってください。この三脚がなかったら、めまぐるしく動く感情とイメージのために、心のレンズのピントはぼやけ、手ぶれしてしまってどうしようもありません。でも、三脚があればカメラのレンズが固定され、フォーカスがぴったりと合って、細かい部分やさらに深い部分までくっきりはっきりと見えます。三脚によって得られたレンズの安定が鋭敏な視点をもたらし、それによって敏感に洞察し、知覚し、その結果として知恵がもたらされるのです。

①オープンさ：見聞きしたものや心に浮かんだものすべてをありのままに受け入れること、そして「こうあるべき」という先入観にとらわれないことが、オープンさです。「こうあってほしい」という期待通りに動かそうとするのではなく、期待を手放し、あるがままを受け入れることによって、ものごとをクリアにとらえることができます。自分の心が狭くなっていると気づくことができれば、先入観や固定観念という呪縛から自らの心を解き放つことができます。

②観察力：経験のなかにあってなお自分を観察する力です。より大きな枠組みのなかに自分を

おいて、経験の最中にも刻々とものの見方を成長させます。別の言い方をすると、自己観察をすることによって、自分が生きて活動している瞬間を全体としての文脈から見ることができるのです。無意識にしている行動や習慣となっている行為から抜け出すためには、観察力が不可欠です。自己を俯瞰《ふかん》し、観察することによって、あるパターンのなかで自分がどんな役割を担っているかに気づくことができ、それによってはじめて、いつものパターンを変えることが可能になるのです。

③客観性：思考し、感情をもちながらも、それに押し流されないためには、客観性が必要です。思考、感情、記憶、信念、意図などの、ある瞬間に心にあるものが一時的なものにしかすぎないこと、さらには、それが自分の全人格をあらわすものではなく、ほんの一面にしかすぎないことに気づかせてくれるのが、客観性です。また、客観性によって、「現実検討力」ともよばれる力が育ちます。つまり、思考や感情などの精神活動と現実を識別する力です。この能力についてはは本書のあとのほうでもっと詳しく扱いますが、ひとまずここではこれだけ覚えておいてください。現実検討力とは、「自分がどのように認識しているか」を理解する能力（その対極となるのが、自分が見聞きして感じているものにとらわれて自分を見失うこと）を含みます。この「メタ認知」、あるいは「どう感じているかを感じる力」は、同じ反応をくりかえしてしまうという呪縛からわたしたちを解放してくれる力強い味方なのです。

このように、マインドサイトの核ともいえる「内省」の本質は、自分と他者の心で起こっていることのどちらにもオープンな姿勢を保ち、観察し、そして客観性をもち続けることなのです。三脚の脚のどれか一つでも欠けるとマインドサイトは不安定になり、自分自身の心と他者の心を鮮明に見るための能力が損なわれます。

クレープ事件のとき、わたしはコントロールを失い、自分や相手の気持ちをゆったりと受けとめることができず、感情的になりました。もしも、わたしがオープンさと内省力を保っていられたら、きっと互いに学び合う時間にすることができたでしょう。しかし実際は、強い感情がわたしを押し流して状況や心を正しく認知できないようにしてしまい、皮質下に起きた嵐が前頭前野の統合を妨げ、わたしを操って自動的に動かし、衝動のままに行動させたのです。

もうひとつ別の例、音楽を聴くことについて考えてみましょう。わたしたちはごく自然に、音楽を「ただ聴いて」、我を忘れ、「フロー」状態（完全に浸り、集中して、のめり込んでいる状態）となることがあります。没頭し、自己意識が消え、自分と意識の対象である音楽との境界は融《と》け合ってなくなります。ここでは、フローはすばらしいものです。でも「フローは絶対にまずい。とにかく内省が必要だ」という場面もあります。あのときわたしは息子への怒りの「フロー」状態にあったといえます。自己意識を失くし、怒りと融合してひとつになっていました。明らかにまずい状態です。そうならないようにするには、マインドサイトに欠かせない「内省」

と「フロー」を区別しなくてはなりません。怒りの溝にすっぽりとはまった状態から抜け出し、そののちに相手との関係を修復するために、内省は必要不可欠です。内省をしないまま、同じ相手と同じような状況になったら、まったく同じような感情のフローが起こり、キレて低次元の行動をくりかえしてしまうことでしょう。

しかし、内省することができれば、オープンさと客観性をもって自分を観察することができます。手に負えないような感情の洪水を、自らが主人公である物語のほんの一場面にすぎないものだととらえることができます。内省によって、激しい感情にのみこまれたときに自分を見失うことなく対処するという重要な能力が手に入ります。これが、感情を爆発させるだけか、それとも「わたしはこう感じている」と感情を表現するかという大きな違いをもたらすのです。

感情が爆発している最中に内省スキルを使おうとしてもうまくいきません。しかし、キレてしまっている状態を抜け出したあとならば、どんなことが起こったのか、そのとき自分の心のなかでなにが起こっていたのかをふりかえることができます。「たしかにキレてしまったけれど、あのときの自分はいつもの自分ではなかった」と気づくことができると、距離をとって自分を省みることができるようになり、余裕をもって自分がしたことや爆発した感情に対して責任を引き受けられるようになります。感情にとらわれて自動操縦状態になったときの自分の行動を落ち着いてふりかえることができれば、自分についてさらに深く理解できるので、次に同じようなことがあったときに新たな選択肢を見つけることができるのです。

内省によってつながりをとりもどす

クレープのエピソードのあとで、わたしは娘といっしょにローラースケートをしながらおしゃべりをして、つながりをとりもどしました。「キレてしまってごめん」と伝えたのです。次は、息子とのつながりをとりもどす番です。

カンカンになって怒っているとき、「あなたは怒っているんですね。よかったらもっとその気持ちを聞かせてください」と共感的に言ってくれる人はいないでしょう。怒りは怒りをよんでしまうので、相手と仲直りする前に気持ちをクールダウンさせる必要があります。ちょっと息抜きするだけでまったく違います。ひとやすみをして落ち着いてから、大切な人と仲直りするために、自分から最初の一歩を踏み出して、努力しなくてはいけません。子どもとの関係を修復するときは、なおさらです。いつもそうだとはいえませんが、少なくとも親のほうが子どもより賢く、やさしく、大人であるはずですし、そうありたいと願っているはずです。また、キレてしまったあとの恥ずかしさと罪悪感を乗り越えられるように、自分を許すということも大切です。自分を責めずに許すことができれば、相手との関係を修復し、絆をとりもどすための第一歩を踏み出すことができます。「謝ろうとしてもすげなく断られるかもしれない、そうなっても無理はないんだ」と自分に言い聞かせておくことも大切です。そうしないと、またカッとなって低次元の自分に逆もどりしてしまい、せっかくとりもどそうとしていた相手との絆を今度こそ修復不可能にしてしまいかねません。

相手と仲直りしようとする前に、まずは自分自身と仲直りをし、自分の心とのつながりをとりもどしておかなくてはなりません。わたしの場合は、身体の感覚、イメージ、感情、思考について十分にふりかえる必要がありました。家を出る前に「財布、鍵、スケジュール帳、携帯電話はあるかな？」とチェックする作業に似ています。忙しい日常生活のなかでは、心のなかで起こっている動きを点検することはほとんどありませんよね。

わたしはクレープ事件をふりかえり、自分に問いかけました。「身体はどんな状態になっていたかな？　あのときわたしの心は、どんなイメージを見ていたんだろう？　頭のなかをかけまわっていた感情や思いはどのようなものだっただろうか？　あのときわたしはどんなことを考えていたんだろう？　いまでも同じ考えがあるだろうか？」。そこには、筋肉のこわばり、ドキドキする心臓、子どもたちがけんかする姿、怒りといらだち、「息子はこうするべきだ」という思考がありました。いまなら、もっと距離をおいてふりかえることができます。あのときには失っていたオープンさ、観察力、客観性もとりもどしました。いまはもう、「過去の記憶のなかでひっかかっていた問題のために、わたしはあんなに腹を立てたんだ」と理解しています。

「いったいどうしたんだ、ダン？　おまえはこのテーマで本を何冊か書いてきただろう？　何年もかけて考えてきただろう？　なんで頭を冷やして冷静に対処できなかったんだ？」というように、こんなときわたしたちは自分を責めがちです。しかし、自分を批判したり軽蔑したりしては、内省はうまくいきません。あくまでも自分をやさしくサポートし、自分の心に波長を合わせなくてはいけないのです。内省とは、自分に対する思いやり深い作業なのです。

わたしはあのとき、前頭前野中央部の九つの機能を失っていました。大脳皮質を通らずに近道をして低次元の状態となったのは、前頭前野中央部が一時的に機能停止したことを示しています。わたしの脳は各部位との連携を失い、バランスをなくし、うまく機能することができなくなったのです。より合理的、共感的、柔軟な（はずの）大脳皮質がオフラインとなったとき、下位の大脳辺縁系、脳幹、身体がパワーをもちました。クールダウンしなければ、わたしは脳の統合機能をとりもどせなかったでしょう。

キレてしまったときになにが起こっていたのか、なにがわたしを怒らせていたのかを理解してしまうと、脳の統合機能がオンになります。すると内省が働き、「いまなら息子と穏やかに話せる」と確信がもてるタイミングをみはからうことができます。前頭前野が機能をとりもどすと共感力がもどり、息子との関係に入った亀裂を修復することがなにより大切なこと、そのためになにをしなくてはならないかということを考えられるようになりました。

関係の修復へ向けて

対話とスケートと内省によってじゅうぶんクールダウンしたあと、わたしは息子の部屋に行き、「いま話してもいいかな。さっきは父さん、ちょっとおかしくなっていたな。あのときのことについて話せたらいいなと思うんだけれど」と伝えました。「お父さん、妹のことばっかりかばっていたよ」と息子が答えます。まったくその通りです。わたしは理性を失ったことが恥ずかしく、言い訳をしたい衝動にかられましたが、なんとか踏みとどまりました（これが**観察力**です）。この気持ちもそれにともなう感覚も、わたしの全存在から出てきたものではなく、脳の活動のほんの一部にすぎないと理解することができました（**客観性**です）。そう言いたいという衝動があるからといって、必ずしも口にする必要はないのです。息子は続けて「キレなくってもよかったじゃないか。オレはなにも悪いことしてないのに」と言いました。その通りです。でも、わたしの心のなかに再びムクムクと防衛的な衝動がわき上がってきて、「仲よく分け合うことがどれだけ大事か……」と説教したくなりました。わたしは自分に「息子の気持ちをそのまま受けとめるんだ。自分の気持ちじゃなくって、息子の気持ちに集中するんだ」と言い聞かせました。いまはどっちが正しいのかを決めるときではありません。なにも意見せず、判断せず、相手の気持ちをありのままに受けとめるべきときなのです（**オープンさ**）。オープンさ、観察力、客観性を保つにはマインドサイトが欠かせないということがおわかりですね？　前頭前野が復帰してくれてほんとうによかったと思います。

娘が質問してくれたおかげで、あのときわたしの心のなかでなにが起こっていたのかは、すでにわかっています。過去の未解決の課題にとらわれて、目の前にあったものがクリアに見えなくなっていたのです。いまなら、わたしひとりの力で、息子が自分の気持ちを話すのに耳を傾けることができます。話をゆっくりと聞いてから、「あのとき確かに父さんは妹の味方ばかりしていた。不公平だったな。おまえが不満に思うのも当然だし、父さんがキレたのもおかしいと思うよな。おまえは正しいと思う」と伝えました。言い訳するのではなく、お互いがあのときの出来事の意味を理解できるように、あのときわたしの心のなかで小さいころの兄のイメージと息子が重なったのだと説明しました。十代の息子にとって、こんな父の姿はあまりかっこよくないものとして映っただろうと思いますが、それでもわたしが息子を大切に思っていて、仲直りをしたいと心から思っていることが伝わったようでした。こうして、わたしはマインドサイトをとりもどし、息子とわたしの心は再びつながり合い、ふたりの関係はもとの軌道にもどったのです。

息子との内省的な対話の鍵となったのは、オープンさ、観察力、客観性の三要素を保つことでした。どれひとつとっても、癒しの力を生み出し、関係に入ったひびを修復してくれるものであり、仲直りしたい相手にささげるやさしさのもとになるものなのです。

あの日の出来事を思い返してみると、脳がひとつの出来事のなかにどれだけ多くの意味を重ねて感じとることができるか、忘れていたつもりの過去の記憶がいかにすばやくよみがえって行動に影響を与えるかということに驚きます。過去の記憶は、わたしたちの行動を制圧して無意識に動かします。怒りのクレープ事件のときには、子どものときのさみしい思いが未解決の課題の「火種」になっていました。クレープ事件がきっかけとなって、もっとしっかりと過去の思いをふりかえってみなくてはならないと気づくことができました。マインドサイトをもつことで、未解決の葛藤をふりかえることが可能となり、幼いころの気持ちについてよりクリアに洞察することができたのです。このように、ピンチはチャンスとなり、自己理解が深まり、相手との絆を深めるきっかけになります。

わたしの師である聡明な教授は、「記憶と意味を明らかにする作業は、死ぬまで終わりのないものです」と言いました。まさにその通りです。頭ではわかっていても、内省も洞察もできても、わたしたちは依然として過ちを犯し、依然として不完全な人間であり、生涯にわたってマインドサイトスキルを磨きつづけなくてはいけません。クレープと怒り、スケートと洞察のあの日は、いまでは家族の大切な思い出です。つらい思いをしましたが、話し合い、仲直りをしたことによって、わたしたちはお互いをさらに深く理解することができました。マインドサイトがあれば、にせものの完璧さと強さは必要ありません。誠実さと謙虚さが最も大切なものになるのです。わたしたちはみな弱さも不完全さももった人間です。自分と相手の心をクリアな目でとらえようとするとき、自分とそして相手のなかにある人間性をいとおしく思うことができるのです。

❀ 脳の働きを心にとめよう――頭蓋骨に包まれた可塑性

脳のことを学ぼうとすると、すぐにうんざりしてやる気をなくしてしまいますよね。脳はみっちりと中身のつまった複雑な器官であり、一千億ものニューロンがつながり合い、からみあって、小さな頭蓋骨のなかにぎっしりとおさまっています。さらに、それでも足りないとでもいうかのように、一つのニューロンは平均して一万もの樹状突起《じゅじょうとっき》を伸ばして、シナプスを通じてほかのニューロンとつながっています。頭蓋骨のなかにある神経系だけでも何百兆という結合があり、さまざまなニューロンのかたまりをつなげて巨大なクモの巣状のネットワークをつくっています。シナプス結合をすべて数えあげるのは一生かかっても無理でしょう。

これだけの数のシナプス結合があると、オンオフの組み合わせによる脳の発火パターン（神経細胞の活性化の組み合わせ）は、$10^\wedge 10^{6}$（10の百万乗）通り、あるいは10×10を百万回くりかえしたほどにもなります。この数字は、現在想定されている宇宙に存在する原子の数よりも多いと考えられます。ひとりの人間がどれだけがんばっても、一生をかけても、この脳の発火パターンの組み合わせすべてのうち、ほんの数パーセントも経験することはできません。ある神経科学者がかつて語ったように、「脳の広大な複雑さに、脳は自ら呆然とする」ほどです(3)。脳がこれほど複雑だということは、心が動くときの発火パターンには、ほぼ無限の組み合わせがあることを意味します。ということはつまり、「自分にはこの方法しかない」とがんじがらめになっているとき、自分で無限の可能性に背を向けていることになるのです。

脳のスキャン画像において、課題遂行中に明るく輝く部分を見つけることで、その課題におけるニューロンの発火パターンがわかります。明るく輝く部分は、脳内の血流量が増加した部分です。ニューロンの活動は酸素を消費するため、ある領域の血流量が増えるということは、その部位のニューロンが発火して新しい血液をどんどん必要としていることを示しているのです。注意集中、過去の想起、痛みなどの精神機能と関連する神経の発火パターンが研究によって明らかになっています。

クレープ事件のあったあの日、わたしの脳は低次元の近道をたどりましたが、スキャン画像はこんな感じだったかもしれません。大脳辺縁系が煌々《こうこう》と発火し、イライラしている扁桃体への血流量が増え、前頭前野は血流量が減ってシャットダウンしていたことでしょう。このように、コントロールを失った発火パターンが、わたしたちの感じ方、出来事の知覚の仕方、反応の仕方を牛耳《ぎゅうじ》っていることがあります。前頭前野がオフラインとなってしまうと、皮質下領域における発火パターンが心の動きや子どもたちとのかかわり方を支配してしまいます。しかし、このような低次元状態ではないときには、大脳皮質がもつ力を使って脳の発火パターンを変化させることが可能であり、その結果、感情、知覚、反応を変容させることができるということもまた、事実なのです。

現代神経科学がもたらした重要な知見のひとつに、とても役立つものがあります。意図的に注意を向けるものを変えることによって、新たな脳の発火パターンがつくられ、脳の構造そのものもつくりかえることができるというものです。

第１章の「脳の働きを心にとめよう」のところで、脳をパーツに分けて見る方法をご紹介しましたね。このやり方になれてくると、脳の各部位が独自の発火パターンをつくりだすことによって、「心」がつくられるということがさらに理解しやすくなると思います。ニューロン発火の物理的な性質が、精神活動とよばれる主観的な経験と関連することはくりかえし確認されているのですが、その仕組みについてはまったくわかっていません。ですが、このことは忘れないでください。ニューロンの発火が心の働きをつくりだしているのであれば、逆もまた真であり、心の働きによってニューロンの発火がつくりだされるのです。

たとえば、霧に包まれたゴールデンゲートブリッジを去年の秋に見たとして、それをいま一生懸命思い出そうとすれば、心の働きが大脳皮質後部の視覚野を活性化することになります。また、脳の手術中に電極で視覚野を刺激されれば、そのときもやはり心のなかに視覚的なイメージがわきあがります。脳と心のあいだの因果関係の矢印は双方向性なのです。

このようにして、脳の働きをイメージできるようにすると、正しい運動法を理解するのと同じような効果が得られます。運動をするときには、効果を最大限に引き出すために、身体のあちこちの筋肉の動きを調整してバランスをとらなければなりません。同じように、意図的に脳の働きをイメージして、鍛えるターゲットとなる部位にそれぞれ注意を向けることで、脳の各部位の「筋肉」を鍛え、つながりを強化し、新しい回路をつくりだし、新しく役立つ方法でリンクさせることができるのです。もちろん、実際には脳のなかに筋肉はありませんが、その代わりニューロンの集まりが、核、部、野、帯、領域、回路、半球とよばれるグループをつくっています。屈伸運動で足の筋肉を活性化するように、ある精神活動に注意を向けてニューロングループの発火を促すことによって、その部位の回路を「屈伸する」ことができるのです。マインドサイトを使って神経回路が統合的に働くようなやり方で注意を向けるのは「脳の健康法」なのです！

いっしょに燃えたものはいっしょになる

「いっしょに発火するニューロンは、結びついていっしょになる（As neurons fire together, they wire together)」という言葉を聞いたことがあるでしょうか。これについて考えてみましょう。なにかを経験するとニューロンが活性化します。つまり、ニューロンの長く伸びた軸索《じくさく》の表面の細胞膜でイオンの流出入が起こり、電流のような働きをします。軸索の末端（シナプス前細胞の神経終末ボタン）まで運ばれた電気信号が、狭いシナプス間隙《かんげき》に、化学物質である神経伝達物質を放出させ、シグナルの受け手となるシナプス後細胞に情報を届けます。放出された神経伝達物質は、その物質をキャッチした次のニューロンの活動をオンにさせて活性化するか、あるいはオフにして不活性化します。次のような場合のニューロンの発火、すなわち、くりかえす、強い感情を感じる、新しい経験をする、しっかりと注意を集中させるときに起こるニューロンの発火は、シナプス結合を強めます。「経験を通して学習が起こった」というのは、ニューロン同士のシナプス結合が強化されたということを意味します。わたしたちは経験を重ねることによって次々に新しいことを学習しますが、それは胎児期の脳の基本構造が未完成なものであり、子ども時代や思春期を通じてもまだまだ成長の余地が残されているためです。

胎児の脳は、下位の脳から順番につくられ、上位の脳が最後にできあがります。つまり、脳幹が最初にできます。誕生する頃には大脳辺縁系はある程度は発達していますが、近い部位との連結しかできていません。脳の各部位のなかでの連結、あるいは部位間での連結が未完成であることによって、わたしたちは新しい経験を学習することができるのです。つまり、脳の未成熟性こそが成長の鍵になるのです。

ニューロン同士のシナプス結合は、人生最初の数年間に爆発的に増え続けます。このとき、経験だけでなく、遺伝子と偶然によっても結合がつくられます。経験以外のものによっても、わたしたちの一面がつくられているのです。たとえばそのひとつに気質があげられます。気質は、そのほとんどが遺伝子と偶然によって決定されます。生まれつき新奇追求型の気質をもち、目新しいものに果敢に挑戦する冒険好きな人もいます。その反対に、なじみのない状況では尻込みしてしまい、最初の一歩をふみだすために時間がかかるタイプの人もいます。このようなニューロンの傾向は生まれる前から組み込まれていて、わたしたちが生まれてから世界にどう接するかを方向づけます。そして、結果的にそれを受けて、周りの人々が自分にどう接してくれるのかを左右します。

とはいえ、生誕した直後からわたしたちは世界とかかわり、他者とかかわります。その経験のなかで未完成の脳は学習し、成長します。経験によってニューロンが刺激されて発火し、シナプス結合が精巧につくりあげられます。このようにして経験は脳の構造そのものを変え、さらには、もって生まれた気質にも影響を与えるのです。

成長するにしたがって、遺伝、偶然、経験によるインプットがすべて脳に織り込まれ、習慣、好き嫌い、反応のパターンなどのすべてを含む「パーソナリティ」ができあがります。たとえば、犬にまつわる記憶が楽しく遊んだ幸せな思い出ばかりだとしたら、近所の人が犬を新しく飼いはじめ、その犬が自分に向かって飛びついてきたとしても、うれしくて飛び跳ねたくなるような気持ちしか感じないでしょう。でも、一度でも犬にひどく噛まれたことがあれば、ニューロンの発火パターンは恐れとパニックをつくりだし、恐ろしい毛だらけの物体からあなたを後ずさりさせることでしょう。生まれつきの内気な気質に加えて、犬との怖い経験がある場合は、隣家の犬は恐怖の源でしかありません。それでも、どんな気質をもって生まれ、これまでどんな経験を重ねてきていたとしても、自分を変えることは可能なのです！　セラピーのなかで訓練を行い、意識をしっかりと自分の心に集中させる方法を学ぶと、恐怖と犬が結びついた脳内のプログラムを書き換えることができます。これは、自分で経験をつくりだす行為です。そうすることによって、ニューロンの発火が新しいパターンを学び、新しいシナプス結合がつくりだされるのです。

　経験や、意識を集中するという精神活動が、いったいどうやって実際に脳の構造を変えるのだろうかと不思議に思われるかもしれません。これまでみてきたように、経験とはニューロンの発火です。複数のニューロンが同時に発火するときには、そのニューロンの中央制御室、核にある遺伝子が活性化されて「発現」します。遺伝子の発現とは、その細胞のなかで特定のタンパク質が合成されることを意味します。そのタンパク質によって、新しいシナプス結合がつくられたりシナプス結合が強化されたりします。また、経験はミエリン梢《しょう》（髄鞘《ずいしょう》：軸索を包んでいる絶縁性のリン脂肪の層）の生成を促進します。ニューロンの軸索がミエリン梢で覆われることにより、神経パルスの伝導速度が高速になり、百倍にもなります。そして、現在明らかになっているのですが、経験は神経幹細胞を刺激して新しいニューロンへと分化させます。新しいニューロンが生まれる神経発生、シナプス結合の形成、ミエリン梢の成長は、わたしたちが生きてさまざまなことを経験する限り起こり続けます。先にもお伝えしましたが、このような脳がもつ「変化する力」は、神経可塑性とよばれます。意識して注意をある一点に向け、集中することによって、脳内ではニューロンが活性化し、神経伝達物質が放出され、次のニューロンとのあいだのシナプス結合が新たにつくられる、または強くなるというかたちで神経可塑性が増強される、ということがいま明らかとなりつつあるのです。

近年、さらにもうひとつパズルのピースが見つかりました。**エピジェネシス**（epigenesis）とよばれる仕組みです。生まれつき書き込まれたＤＮＡの変化ではなく、初期の経験がニューロンの核のなかで起こる遺伝子発現の活性化・不活性化を長期間にわたって調整することができるというエビデンスが研究により見つかったのです[4]。たとえば、幼少期に楽しく、幸せに暮らしていたのならば、脳内の遺伝子発現を化学的に制御する仕組みが神経系に影響を与え、情動のレジリエンス（回復力）が強まり、落ち込みにくく立ち直りやすくなります。しかし、幼少時に強いストレスを感じ続けていた場合は、同じ仕組みが神経系にネガティブに働き、ストレス耐性とレジリエンスが弱まり、成人後ストレスの高い出来事にうまく対処できない可能性があることが研究によって示されています。エピジェネシスがもたらす変化は、「人はなぜ経験によってつくられるのか」という問いの答えになりうるものであり、これからも科学者たちの注目の的であることでしょう。

まとめますと、経験によってニューロンがくりかえし発火し、それによって遺伝子の発現、タンパク質の生成、ニューロンの遺伝子調節の変化、結合の新生と強化が起こり、その結果脳の構造そのものが変化します。マインドサイトとは、注意集中の仕方とそのターゲットを意図的に操作することであり、ニューロンの発火を戦略的につくりだすためのテクニックです。マインドサイトによって、意図せず起こっていたニューロン発火のパターンを自分の力で意図的に変えることができるのです。本書のなかでお伝えするやり方で意識を集中することによって、ニューロンの発火パターンを変え、それまではバラバラに働いていた脳の領域を連結し、統合することができます。シナプス結合は強くなり、脳はよりいっそうつながり合い、心はさらに健康に、強くなるのです。

身体のなかの脳

わたしたちが「脳」とよぶシステムの働きは、決して頭のなかだけに限定されるものではないということと覚えておいてください。たとえば第1章でご説明したように、心臓には、複雑な情報を処理して脳へと上方向にデータを送るための広範な神経ネットワークがあります。腸などの身体をつくるすべての主要な臓器も同じです。神経細胞は、受精後早期から身体全体へと広がります。まず、胚の外層の細胞の一部がくぼみ、左右のヒダが閉じられて神経管になり、それが脊髄の原型になります。やがて、遊走細胞群が脊髄の一端に集まります。これが最終的に頭蓋骨内の脳になります。また、それとは別に、違う神経組織が筋系、肌、心臓、肺、腸になる組織と複雑に編み合わされます。このように身体に伸びた神経のうち、あるものは自律神経系の一部となって、睡眠時でも身体がバランスを保って機能するようにします。ほかのものは、意図的に腕や脚を動かしたり呼吸をコントロールしたりできるようにする随意神経の一部になります。末梢から脊髄を通って脳の下層から上層へとつながる感覚神経のすっきりとしたネットワークは、外の世界からのシグナルを大脳皮質へと運び、すぐに認識できるようにしています。わたしたちが外界を知覚できるのは、五感が感覚神経に情報を送り出しているからです。

腸や心臓などの中空器官のまわりに張りめぐらされた神経も含む、身体内部全体をめぐる神経のネットワークは、頭蓋骨内の脳へと情報量の豊かな信号を送ります。このデータが「内臓地図」の土台となって、「勘が働く（肝で感じる）」、「心（心臓）で感じる」感覚をつくっています。このような身体からの情報は、直観を生む源泉となり、わたしたちの考え方や人生の意味の感じ方に大きな影響を与えているのです。

ほかにも、ホルモンから身体の情報が得られます。身体中のホルモンは、食物や薬などに含まれる化学物質といっしょになって血流に入り、神経を伝わるシグナルに直接影響を与えます。また、現在明らかとなっているのですが、免疫系さえもが神経系と相互作用しています。こうした作用の多くが、シナプスでニューロンからニューロンへと情報を送っている神経伝達物質に作用します。神経伝達物質には何百もの種類があり、そのうちドーパミンやセロトニンのように、製薬会社の宣伝によってかなりよく知られているものもあります。これらの神経伝達物質は、それぞれ異なる神経系に対して複雑な働きかけをしています。たとえば、ドーパミンは脳の報酬系に作用しています。ですから、ドーパミンの遊離を促すような行動や物質は依存を起こしやすいのです。セロトニンは、不安、抑うつ、そして気分の波を和らげてくれます。また、親密さと愛着を感じているときに遊離されるオキシトシンもあります[5]。

　本書のなかで**脳**という言葉を使うときは、神経と化学物質によってネットワークが張りめぐらされた複雑で精巧な身体全体のシステムを指しています。心をつくりだし、心によってつくられている脳です。また、マインドサイトのまさに核となっている「幸せと心の健康の三角形」の頂点のひとつである脳です。脳を、頭蓋骨のなかにあるものとしてだけでなく、からだ全体に張りめぐらされたシステムと考えることで、脳、心、人との絆が相互に及ぼし合う親密なダンスのような関係性をよりリアルに実感できることでしょう。神経可塑性の力を活用することによって、傷ついた絆を修復することができるばかりでなく、日々の生活のなかに新しく、さらなる幸せをよぶパターンをつくりだすことができるのです。

第3章 エーテルドーム*よ、さようなら——心はどこに？

マインドサイトがなければ、人はぬけがらです。マインドサイトのない世界では、目に見えるものだけが扱われ、生き生きとした命の輝きをつくりだす心が無視されます。マインドサイトをもたないリーダーのもとでは、未完成の心をもった若者は、聖書にあるように「盲人が盲人の道案内をする」なかを歩むことになります。本章では、マインドサイトのない世界にいた学生時代のわたしの経験をお話しします。マインドサイトのない世界、そう、それは現代医学の世界です。

初めてハーバード大学医学部に来たのは、うす暗く曇った寒い冬の日でした。太陽の輝く南カ

＊訳注：エーテルドーム（Ether Dome）：麻酔の公開実験が行われた場所。まんなかに患者を寝かせて、医師がそのまわりをとりかこんで経過をみていた。

リフォルニアから来たばかりの若者にとって、この肌を刺す冷たさは巨大な石造りの建物をより威圧的に感じさせました。厳しく、高いレベルを要求し、常にこちらの力を試すハーバードは、高くそびえ立つ山です。わたしはその山に挑戦したかったのです。

入学してから最初の二年間で、わたしは変わったことに関心をもち過ぎると、くりかえし教授に激しく叱られました。診察のときに、患者の生き方や気持ちについて聞き過ぎるというのです。たとえば、次のようなケースです。わたしはそのとき、アフリカ系アメリカ人の十六歳の少年を担当していました。彼は鎌状赤血球貧血《かまじょうせっけつきゅうひんけつ》と診断され、うつ状態になっていました。わたしは彼の話を聞き、お兄さんがかなり長く苦しい闘病生活の後に同じ病気で亡くなっていたことを知りました。それも、たった四年前に。「君の場合は病気がお兄さんよりも早く見つかっているし、いまは四年前より治療も進歩しているから、安心していいんだよ」と本人に伝えた人はこれまでだれもいませんでした。わたしは彼の気持ちを聞いて、お兄さんの苦しかった闘病生活をどんなふうに覚えているか、それについてどう思うかを話し合いました。そして、彼とともに明るい展望を思い描きました。

わたしの指導医は消化器の専門医でした。指導医に少年のケースについて報告をすると、指導医はどうかしているとでもいうように首を傾《かし》げ、「ダニエル、あなた、精神科志望なの？」と聞きました。

「いいえ、まだ学生ですし、二年目ですから、どの科に進むかまったく考えていません」と答えましたが、実は子どもが好きで、小児科に進みたいと考えていました。でも、そのことをこの指導医に話すつもりはありませんでした。

「ダニエル、お父様は精神科医？」。今度は反対側に首を傾げています。

「いいえ、父はエンジニアです」

この答えも納得がいかなかったらしく、指導医は次のように言いました。「あなたはいつも患者にどんな気持ちかとか、どんな暮らしをしているかとか聞いているけれど、それは医師ではなく、ソーシャルワーカーの仕事でしょう？ 患者にそういう質問をしたいならソーシャルワーカーになったらどう？ 本物の医師になりたいのなら患者の身体だけを診るべきです。検査データだけ報告しなさい」

この指導医は学生の指導をしているようでいて、実際は「この世界観を使いなさい」という処方をしていたのです。この世界観はこの指導医独自ものではありません。当時の医学は全人的存在としての患者を診るのではなく、患者の検査データと疾病しか診ないものでした。先輩医師たちは、もしかするとこのようにして、日々直面せざるをえない患者の病と死、自分の無能さ、無力感を乗り越えてきたのかもしれません。でも、そんなのは間違っている、おかしい、とわたしは思いました。患者さんにはひとりひとり感情があり、思いがあり、希望や夢をもち、恐怖を感じ、それぞれの人生を生きています。それらはすべて、腎臓、肝臓、心臓といった臓器と等しく重要なものであるはずです。それなのにだれもが、それどころかどの科学も、そのことから目をそむけているのです。

医師になるための洗脳期間を生き抜くため、わたしはなにも考えないことにしました。わたしは若く、指導医に気に入られたい一心で、医師としての考え方に従うように努力を重ねました。マインドサイトのない世界観に心のなかで異を唱える学生が、もしかしたら教授が、わたしのほかにもきっといたに違いないとは思いますが、そういう人たちと出会うことはできませんでした。「思いやりある医師モデルを学びたいから」といって女子医学生会に参加を申し込んだこともあります。でも、男子学生が入ると話し合いの雰囲気が変わるからダメだと丁寧に、きっぱりと断られました。

二年目になるとマサチューセッツ総合病院での臨床実習がはじまりました。講義のひとつが行われる階段教室は、百年以上も前に初めて現代医学に麻酔が導入された公開実験の場でした。わたしはその教室に入り、講堂を覆っている天井ドームを見上げ、ぼんやりと宙を眺めました。目を下ろすと、部屋の反対側の壁、全学生の目につくところに、初めて麻酔を使った公開手術の様子を描いた絵がありました。患者は意識がなく、自分の気持ちを自覚することもできず、黒い上着を着た男たちに囲まれていることも知らず、診察台の上に寝かされています。このホールはエーテルドーム（麻酔ドーム）として有名な場所で、ここにいるわたしもなんだか麻酔をかけられたかのように感じました。生き生きとした自己をつくりだす心と切り離され、だんだんと無感覚になっていくのです……。身体さえもが、感覚を失っていきました。シャワーを浴びてもなにも感じません。大好きだったイベント、毎週水曜日に川向こうの教会で開かれるにぎやかな「ダンス・フリー」にも、行きたいと思わなくなりました。自分をなくし、心をなくし、死んだも同然でした。

自分でもその理由に気づかないままに、学生部長に面会を求め、「退学したい」と伝えました。学生部長はやさしく耳を傾け、「どうして学校を辞めようと思ったの？」と聞いてくれましたが、「よくわからないんです」としか答えられませんでした。わたしは自分がどこへ向かいたいのかを探さなくてはならないのです。それは自分の心を探すということです。学生部長はわたしに、退学ではなく一年間の休学にすること、そのあいだ研究活動をすることにして「リサーチ・リクエスト」を提出するように勧めてくれました。「自分がだれなのかについて研究したい」と書いたリサーチ・リクエストは通りました。ラッキーなことに、その研究ポストは空いていましたから……。

「研究」をしながら、東海岸のニューイングランドからカナダのブリティッシュコロンビア、さらに西海岸の南カリフォルニアへと、北米大陸をめぐりました。途中でいくつか仕事もしました。ダンサー、振り付け師、大工、そしてサケ漁の漁師まで！　医学校に入る前に学部で研究したテーマは、淡水から塩水へと生息環境を変えるときにサケの生体を変容させる分子のメカニズムでした。いまにして思えば、「人がどのように発達し、変化するか」というテーマに対するわたしの強い思いを象徴するものだったのかもしれません。その後、荒々しい太平洋に面した西海岸のブリティッシュコロンビア州のバンクーバー島で、ひとりの漁師と知り合いました。彼は「午前三時に起きて、凍えながら船のへりに何時間もかがみこんで、激しい腰痛にうなされながら釣り針を投げて、そして手がろくに動かなくなるまで釣り糸を引き続けるのが漁師の仕事だ。オレはもうこんな仕事は辞めるよ。大学院に進んで心理学を勉強するつもりなんだ」と教えてくれました。その出会いがきっかけとなって、わたしは故郷にもどりました。友達と家族と再び共に過ごすようになり、祖父の看病をする祖母を支え、祖父を看取りました。最後に、わたしはドキュメンタリー番組を製作する会社の仕事に就きました。そのとき、会社はカリフォルニア大学ロサンゼルス校（ＵＣＬＡ）の舞台芸術プログラムを撮影していました。また、右脳と左脳に関する研究プロジェクトのドキュメンタリーも企画されており、助手をしてほしいと頼まれたのです。まさに「これだ！」という出会いの瞬間でした。旅のあいだずっと、心とはなにか、生とはなにか、いったいなにが人を人たらしめているのか考えてきました。考えずにはいられなかったのです。それこそがわたしの道なのではないか、精神科医になってもいいのではないか、わたしはそう気づきました。ハーバードへもどるときが来たのです。このときわたしは、休学中のように、医学部へもどったとしてもどうにかして方法を見つけ、自分と相手の心をもう二度と見失うまいと決意していました。

涙など流している暇はない

医学部三年目には、最も重要な内科実習があります。その実習の成績が医師としてのキャリアに大きな影響を及ぼします。ある日、わたしの指導をしてくれている先輩研修医が講義中に教室に入ってきて、目に涙を浮かべ、クィン氏がたったいま亡くなったと小声で教えてくれました。クィン氏はわたしの担当患者でとても魅力ある人物でした。わたしは席を立ち、研修医といっしょにクィン氏のベッドサイドへ向かいました。そして長いあいだ黙ってたたずみました。クィン氏は商船乗組員で、ずっと海の上で過ごしてきた人らしく日焼けしたざらざらの顔をしたけんかっ早い威勢のいい人でした。病院での長い一日の終わりに、わたしはいつもクィン氏の隣に座って、彼の物語に聞き入り、迫りくる死についてどう感じているのかを教えてもらいました。クィン氏は、この地球上で過ごした七十年間が間もなく幕を閉じようとしており、冒険が終わりに近づいていることを知っていました。そしていま、クィン氏の人生という物語は終わりを迎え、研修医とわたしは何年にもわたって海で船を操ってきたその亡骸《なきがら》のそばで、彼との日々を思い返していました。

その日の午後、わたしは臨床実習の中間報告のために指導医に会いに行きました。背が高く、黒いひげをはやし、ハンサムで、堂々たる風貌の腫瘍専門医である指導医は次のように言いました。「君はまあまあよくやっている。ただし、今朝のあれはまずかったね」。今朝の教授回診にいなかったことです。わたしは指導医にクィン氏のことを話し、担当スタッフがクィン氏のご遺体を引きとっていくまでのあいだいっしょにいてあげたかったのだと伝えました。すると指導医は、決して忘れることのできない言葉を口にしたのです。「ダニエル、君は学ぶためにここにいるんだということを忘れちゃいけない。回診という大切な学びの場に来ないなんてとんでもない。今日みたいな感情は切り捨てるんだ。患者とは死ぬものなんだ。涙なんか流している暇はない。君がここでやるべきことは医学の勉強だ。優秀な医師になるためには、気持ちなんかではなく、事実だけを扱わなくちゃならないんだ」

涙なんか流している暇はない……。これが、わたしが学ぼうとしている医学の道なのでしょうか？

次の日、わたしは新しい患者を迎え入れるためにクィン氏がいた病室へ行きました。そこで出会ったのはわたしの大好きだった理科の先生です。先生はわたしに向かってにっこりと笑い、「まあ、だれでも病気になるってわけだね」と言いました。急性白血病です。わたしは先生を担当し、骨髄移植に向けて準備をすることになったのです。激しい感情があふれてきます。最初に涙、ですがこれはなんとか抑えました。次に恐れ。感じたくないくらいの恐れ。そして、最後に固い決意。わたしはその思いに冷静に強く意識を集中しました。「悲しみと恐れを乗り越えなくてはならない、やるべきことにしっかりと集中するんだ」と自分に言い聞かせたのです。必要な検査の指示を出し、慎重に化学療法を行いつつ副作用に細心の注意を払い、経過を注意深く観察しました。図書館へ足を運び、このタイプの白血病の治療法と予後について、最新の文献にできる限り目を通しました。そして、指導医、研修医、学生のグループの前で、文献から得た最新の知見を加えながら、わたしの「症例報告」を行いました。教授回診の際には、病室のなかでも前でもかまわず、指導医や研修医とともに治療方法について議論しました――感情は抜き、事実だけ……。患者との会話はなるべく避けました。患者は病人で、わたしは医者なのです。そもそも語り合うことなど、あるはずもないのですから。

ここで注意してほしいのは、「事実だけ」の姿勢は、一時的なものとして意図的に行う場合であれば、そのほうが効果的なケースがあるということです。ただし、**一時的**というところがポイントです。それが、生き方そのものになってはダメなのです。あくまでも、ある目的のために、その場でその瞬間、プロフェッショナルに徹することが求められている場合においてのみ適用するべきひとつの仮面です。そういう瞬間を見極めること自体が、過酷な精神修行であるともいえます。たとえば、担架に乗せられて手術室へ運び込まれたときには、医師には自信満々で、落ち着いていて、専門家らしい態度で手術に臨んでほしいですよね。オロオロして涙ぐんでいる医師では不安になるはずです。また、子どもが危険な目にあっているときには、親として冷静になって状況を判断しなくてはいけません。このようなとき、マインドサイトがあるからこそ、「いまは動揺したり、気持ちを思いやっている場合ではない」と判断できるとともに、いまここですべきことに集中することができるのです。そして同時に、「自分の心はいまどんなことを感じているのだろう、相手はどんな気持ちでいるのだろう」という視点を保つこともできるのです。マインドサイトによって、プロフェッショナルとしての冷静な姿勢を保ちながらも、自分の揺れる気持ちや感情豊かな部分、「目には見えない」けれど大切な「わたし自身」を受け入れることができるのです。

内科の臨床実習が終わり、わたしはなによりも欲しかったはずの「優」の評価をもらいました。けれど、なにも感じません。わたしの心は、砂浜に転がる流木のようでした。どことも知らない遠い海から打ち寄せる波に洗われ、流され、打ち捨てられた流木が砂浜で静かに腐っていきます。麻酔がまたやってきたのです。

心は確かにある——なぜ定義してはいけない？

ハーバード大学の医学校を中退しようと思ったあの日から二十五年後のまさに同じ週に、わたしは再びエーテルドームにいます。ただし、状況はちょっと違います。わたしは小児科と精神科で専門医としての教育を受け、二十五年後に講演者としてエーテルドームに招待されたのです。健康増進における感情と物語の重要性に関する基調講演を頼まれたのです。十五歳になった息子が講演旅行についてきてくれて、会場でわたしの話に耳を傾けています。いまここにわたしがこうしていることに、言葉では言い尽くせないほどのありがたい思いと、「ああ、よかった」という安堵の気持ちが湧いてきます。よくぞここまで医学が変わってくれたと思うと、さまざまな思いが胸にこみあげます。

この四半世紀のあいだに科学は新しい扉を開き、これまでにないやり方で人の生をとらえなおしています。いまや、心は、目には見えないけれども確かに「実在する」と断言できます。医学も当時と比べるとずいぶん進歩しました。[1] ハーバード大学医学校も変わりました。医学生は患者を全人的存在として扱い、気持ちに共感し、患者のストレス軽減に努めるよう、一応は指導されています。わたしが学んだころにも、心をきちんと取り扱う包括的なカリキュラムがあれば、医学生時代ははるかにいいものだっただろうにと思います。

わたしはこれまで、小児科、精神科での専門医としての職業経験、そして心理学研究によって、心の海のなかへと深く潜ってきました。研究奨励金を得て、愛着、記憶、ナラティブ（自分の人生をどう物語るか）について研究し、「家族のなかで心がどのように発達するか」というテーマで調査研究したのちに、わたしは精神保健分野の教育者になりました。そしていま、エーテルドームで「心とはなにか、マインドサイトが健康にとってなぜ大切なのか」という講演をしているのです。講演の冒頭で、わたしは聴衆にある質問をしました。これまで精神科医、臨床心理士、ソーシャルワーカーから作業療法士まで多分野にわたる八万人近くの精神医療従事者にくりかえしてきた質問です。

「これまでの職業トレーニングの過程で、心とはなにか、健康な心とはどのようなものかを定義してくれる講義を受けたことがありますか？」。手を挙げた人数を数えるのは簡単です。四つの大陸の多くの国々で、世界中の講堂で、パーセンテージはいつも同じでした。わずか二〜五％です！　精神医療になくてはならない「心」を定義してくれる講義を一回でも受けたことがある人はこんなに少ないのです。彼らが受けてきたトレーニングは、わたしと同じように精神病理、症状の分類、治療技法が中心です。確かにこの世界には精神的苦痛があふれています。その苦悩を軽くすることが精神医療従事者の仕事であることは間違いありません。しかし、ゴールはなんなのか、健康な心とはどのようなものなのかを学ぶことも考えることもなく仕事をしているのです！　なんとおかしなことでしょう。心の機能の研究者たちもまた、研究対象である「心」を定義することなく研究結果を導き出してきたらしいのです。

現在、わたしが患者や学生といっしょに使っている心の定義は、すばらしい共同研究から生まれたものです。一九九二年に、わたしは脳と心の仕組みを研究するために、ＵＣＬＡで学際的な研究グループをつくりました。言語学、コンピューターサイエンス、遺伝学、数学、神経科学、社会学そして、もちろん発達心理学と実験心理学も含む幅広い分野から四十人の科学者を募りました。「脳の十年」がはじまったばかりで、わたしたちは脳の生理的な性質がどのような仕組みで、心、つまり主観を生み出しているのかという難しいテーマに取り組むことにワクワクしていました。

ところが、すぐに難問につきあたりました。「脳が頭蓋骨につまったニューロンのまとまりから構成されていて、身体と相互につながり合っている」という点についてはすぐに合意できました。しかし、次の段階として「心」を定義づけようとすると、どの専門分野も独自のとらえ方と用語があるので、心についての共通見解がなく、心について検討しようにも共通の用語がないという問題点が浮上したのです。コンピューターサイエンスの研究者は、心は「実行を制御してデータを管理するオペレーティングシステム」だと表現しました。神経生理学者は、「心とは脳の活動にすぎない」と言います。人類学者は「心とは共有された社会的なプロセスであり、世代を超えて伝えられてゆくもの」だと言います。心理学者は、「心は思考と感情である」と言います。そのようなことが延々と続いて、見解の違いによる緊張が日に日に高まり、研究グループそのものが解体してしまうのではないかと思われました。本来の研究テーマを取り上げる前に、なんとかして全員が受け入れることのできる「実用的な」定義をつくりだす必要がありました。

共に研究をはじめるための出発地点として、わたしが最終的にグループに提示した心の定義は、次の通りです。(2)「心とは関係性のプロセスであり、身体とつながり合うプロセスである。それによって、エネルギーと情報の流れを調節するものである（The human mind is a relational and embodied process that regulates the flow of energy and information）」。まさにこの定義がどんぴしゃりでした！　驚いたことに、グループの全員が——これだけ多様な分野が含まれていたにもかかわらず——これなら自分の専門分野のアプローチに合うと断言したのです。

心は実在するものであり、無視したところでなくなるものではありません。心を定義することで日常生活でも、さまざまな専門的な研究や会議――心理療法、医学、教育、さらには政策立案や公共の権利擁護の場――においても、「心とはなにか」という共通理解をもとに話し合うことができます。

読者のみなさんがこの心の実用的な定義をしっかりと理解できるように、もっと詳しく学んでいきましょう。定義の後半部分からはじめて、そののちに前の部分について説明しようと思います。

心はエネルギーと情報の流れを調節する

エネルギーとは行動するための力です。身体を動かすことではなく、思考といった脳の行動も含みます。物理学ではさまざまな形態のエネルギーがあり、それをあらわす用語も数多くありますが、「仕事をする力」という本質は共通しています。日なたに座って太陽の放射エネルギーを浴びると暖かく感じます。海岸を散歩したり海を泳いだりするときには運動エネルギーが使われ、思考し、話し、聞き、読むときには神経エネルギー（neural energy）が使われます。

情報とは文字、数字、シンボルなどの媒体によって伝達されるものを指します[3]。読む、聞く、話すときの言葉は「情報の器」です。文字そのものはただの直線と曲線のつらなりでしかなく、音声もまた空気分子を特定の周波数で振動させる音波でしかありませんので、本来は意味をもつものではありません。また、たとえば石には質量、色、手触り、化学組成というデータがありますが、「石」本体も情報ではありません。石が形成された地質学的時代や形成過程について、想像することはできますが、そういった石そのものの意味合いや想像としての情報をつくりだしているのはわたしたちの心です。石の表面に絵や文字が刻まれていた場合、あるいはその石の歴史について考え、他者と話し合うとき、「石」は「情報」になるのです。「石」という単語そのものは情報の器でしかありません。「石」という単語を聞いただけでなにかが心に伝わってくるように感じるかもしれませんが、その情報は心によってつくりだされたもので、石それ自体もしくは「石」という単語がつくりだしたものではありません。

エネルギーと情報は一体となって心の動きをつくりだします。たとえば、空腹のときのお腹の感じ、動揺したときの感情の洪水。これはエネルギーによる感覚であり感情です。しかし、脳の高次機能がこれをマッピングすることによって「情報」が生まれます。お腹がグーッと鳴ったら、「なにか食べないといけないな」ということが「わかり」ます。そして、時計を見て「あと三十分で昼休みだからそれまで待とう」と思います。また、心のなかが悲しみでいっぱいのとき、その意味を解釈し、「大好きだった人と別れてしまったからこんなに悲しくてさみしいんだ。このままじゃいけない。友達に話を聞いてもらおう」と対処することができます。このようにして、心はエネルギーの流れから情報をつくりだし、情報が動機づけを生み出し、エネルギーを新しく適したやり方で活用するのです。

この情報の観念をとらえるために、第1章で使った**表象**（representation）という心理学用語を思い出してみましょう。「わたしはいま悲しいんだな」というように、自分の感情反応の意味をとらえ、名づける、つまり「表象する」ことができなければ、その場の体験そのものに巻き込まれ、流され、自分にとってよりよい行動を選択することができません。

心を、エネルギーと情報の流れを制御するものとして理解することによって、心の働きにはこの二つの形態があることを感じとることができます。すると、情報とエネルギーに押し流されることなく、その二つの舵取りを行い、利用することができるようになります。

では、エネルギーと情報の「流れ」とはなんなのでしょうか？　エネルギーと情報はいずれも、ある瞬間から次の瞬間へと流動的かつ力動的に変化を続け、常に流れるように動いています。「心」はそれをただ観察しているものではなく、時間の川に自ら足を踏み入れ、流れのパターンに変化を与えるものです。心がエネルギーと情報の流れを制御し、新しいパターンを形成し、モニターし、修正しているのです。この一連のプロセスが主観です。

心はモニター＆修正のプロセス

運転について考えてみましょう。車を運転し、「制御」するためには、車がいまどこをどのように走っているかという空間位置情報と動きの両方を把握し、動きをコントロールしなくてはいけません。ハンドルを握っていても、目を閉じていたら（あるいは携帯電話のメールを読んでいたら）、たとえ車を動かせたとしても、運転しているとはいえませんよね。なぜなら、**運転**とは車の動き、つまり流れをつねに制御することを意味しているからです。目を開けていたとしても後部座席に座っているなら、車の動きを観察することができますが（そして口出しすることはできますが）、自分で車の動きを修正することはできません（いくらがんばっても、無理なものは無理です）。

心がモニターし、修正しているのは、エネルギーと情報の流れです。心は、情報とエネルギーの流れを観察し、その流れの特性とパターン、方向性を調整しているのです。

だれもが世界にただひとつ、自分だけの心をもっています。独自の思考、感情、知覚、記憶、信念、態度、そして独自の制御パターン。この制御のパターンが個人のなかにあるエネルギーと情報の流れを決定しているのです。そしてわたしたちはそれをコミュニケーションとして他者とやりとりしています。この本のなかでわたしがいちばんお伝えしたいこととは、これなのです。わたしたちはこのパターンを変えることができる、心とそして脳を変えることができる、そのためにまず心をクリアに客観的に見ることからはじめるのです。

心とは関係性のプロセス、身体とつながり合うプロセス

それでは、定義の前半をみていきましょう。心は身体とつながり合うとは、エネルギーと情報の流れが、脳以外の身体でも制御されているという意味です。心の活動は、頭蓋骨のなか、脳内の回路とシナプスで起きているというイメージがありますが、まさにそこでエネルギーと情報の流れがコントロールされています。そして、脳だけではなく、身体によっても制御されているのです。身体中に張りめぐらされた神経系が、心臓や腸を流れるエネルギーと情報をモニターし、微調整を行い、免疫系の活動も調整しているのです。

最後に、心は**関係性**のプロセスだということについて考えてみましょう。二者間で、多数のなかで、エネルギーと情報は共有され、交換され、その過程においてモニターされ、修正されます。わたしが書いた文章をあなたが読んでいるいまも、同じことが起こっています。ページに書かれた文字や発声された音にのせられた情報は、わたしの心から生まれ、あなたの心に流れ込みます。同じ部屋にいる場合は、さらに多くのシグナルを交換し合うことになります。言葉に加え、アイコンタクト、表情、声の抑揚、姿勢、ジェスチャーなどの非言語的なシグナルも交わされます。関係性とは、エネルギーと情報の流れの共有の仕方であり、その共有の仕方によって、エネルギーと情報の流れが調節されるのです。心とは、自己対自己、自己対他者が関係性をもつことによって生まれるものなのです。

「心とはエネルギーと情報の流れを調節するものである」として、心の中核を定義しました。これがわたしの学際研究グループにとって重要な出発点となりました。この定義を基盤として、身体とつながり合う心、関係性としての心、人間らしさをつくりだすものについての研究がはじまったのです。

対人神経生物学

わたしたちのグループの研究は四年間にわたりました。その過程で心とメンタルヘルスに対するまったく新しいアプローチが誕生したのです。いまでは「対人神経生物学」とよばれるこの新しい分野には学会、教育プログラム、十二冊以上の専門書が存在します(4)。そのコアとなる部分には、わたしたちの概念が息づいています。「マインドサイトによって、エネルギーと情報の流れを統合に向かわせることができる、統合が幸せを生み出す」という概念です。これについては、本書でもこれから多くの実例をあげてみていきます。

同じころ、心―脳―身体のつながりに関する新しい研究において、自分の心を自分でどうとらえるかが身体の健康に直接影響を与えるというエビデンスが見つかりました。ストレスホルモンのコルチゾールが免疫系の働きを低下させ、感染症のみならず、がんに対する抵抗力さえも弱くしてしまうことが実証されました。子どものころに心理的虐待を受けた人は、そうではない人に比べて、成人後の身体疾患発症リスクが有意に高いことも明らかとなり、これもおそらくストレスが身体の防衛システムに影響を与えるためと考えられます。マインドフルネスを高める訓練によって免疫システムの反応が改善されるというエビデンスも示されています。

とはいえ、すべての人が心理療法、教育、医学の日常臨床に脳科学をとりいれるべきだと言いたいわけではありません。

ある年配の臨床医は、「ダン、これまで前頭前野なんか一回も見たことがないっていうのに、なんでそんなものを臨床に活用しなきゃなんないんだ?」と言いました。ほかにも、「脳についていろいろ学ぼうとすると、自分は頭の悪いダメな人間だ……っていう気持ちになるんだよ。それに、これまでの治療法をそう簡単に変えられないしね」という人もいました。

また、学会で同席した臨床仲間たちから「おまえのやり方はまずいよ」と言われたこともあります。「脳についてまだぜんぶ解明されたわけじゃないだろう?　臨床家が知っていることなんて高が知れている」という人もいましたし、「脳科学の概念をもってくるとは、本来の人と人のかかわりであるセラピーを汚すようなものですよ」と注意してきた講師もいました（まったく理解しがたい忠告です。対人神経生物学のように、しっかりとした科学的エビデンスをベースとしながら、主観と対人関係を尊重することは可能なはずです）。

この逆で、神経科学者のなかには、「心」とは「脳の活動の出力結果」にすぎないとしか考えられない人もいます。脳は、重さと体積、物理的属性と空間的位置をもつ、測定可能な実体です。では、物理空間のどこを探せば、心を「見つける」ことができるのでしょうか？　どのようにすれば、心の重さを量ったり、個々の特性に番号を割り当てたりできるのでしょうか？　ある学会で脳科学者がこんなふうに宣言しました。「定量化できない疑問は、問うべきではない」。師に負けてはいられないと、教え子がそれに拍車をかけます。「定量化できない考えもまた、もつべきではありませんよね」。これを聞いた人類学者の友人は、顔を赤くしたり青くしたりしたあとで、すうっと大きく息を吸い込むと、激しくきっぱりと抗議しました。わたしたちはそれを聞いてやっと、数量化できないくらいほっとしました。

もちろん、脳スキャン技術の大きな進歩によって、ある程度の数量化は可能になりました。脳内血流量、ある領域のシナプス結合の密度、ある時点での電気的活動量の大きさなどが測定できます。第Ｉ部の各章末の「脳の働きを心にとめよう」を読んでいただくとわかるように、現代では最新科学の台頭によって、主観性の強い体験と特定の脳の活動の相関関係が明らかになりつつあります。それでもまだ、わたしたちの心の世界は絶対的な数値を使ってあらわせるものではありません。「意味」をどんな数値であらわせますか？　感情や意図をどうやって数量化できるのでしょう？　お互いにつながり合っている感覚、相手に「思われていると思う」感じ、「見守られている」感じを数式であらわす方法などあるでしょうか？

これはただの学問的な問いではありません。現実をどのように定義するかという問題なのです。現代科学は測定のうえに成り立っています。客観的な観察者によって再現可能な統計結果と数量分析結果が科学の法則です。それに対して、心の主観的な世界は、観察者が質的につかむものであり、世界でただひとりだけの観察者が一人称で語る物語です。数値化ゲームをしようとすると、心はすぐに消えてしまいます。いらだたしく難儀なアカデミック論争に出くわすと、エーテルドームでの日々を思い出さずにはいられません。ご高名な内科教授や外科教授たちが、「心なんてない」として医学の道に邁進する麗しきエーテルドーム。優秀で卓越した論理性を備えた先生方。心ほどリアルなものはないというのに、彼らの……なんというか、心（？）はなぜ心を見失ってしまうのでしょう。

マインドサイトの定義を一段階上げる

心は脳よりも広く、関係性を好み、可能性を宿しています。心は、「生きている」という主観的経験の核でありながら、触れることもできず、どんな装置をもってしてもその姿を撮影することはできません。物理的にとらえようとすれば、心はするりと逃げ出してしまいます。涙をふいてしまえば、心の痕跡はひとかけらも残りません。意味をつくりだし、感じ、生き生きとした生、苦悩と喜びを与えてくれる心はどこにも見つからないのです。

心を見るとき、自分の内的な世界と相手の内的な世界だけではないなにかを、わたしたちはキャッチしています。マインドサイトとは、洞察と共感が合わさったものだけではないのです。

この定義をとりかかりやすい大切なスタート地点として、さらに大いなる物語を紡《つむ》ぎだしましょう。

マインドサイトによって、エネルギーと情報の流れがチェックされ、整えられます。これがマインドサイトの全体像であり、深遠な真実であり、定義の基本です。自らの、そして他者の「生」をつくりだす、調節（心）、共有（関係性）、神経系の調整（脳）に気づき、理解することができるのは、マインドサイトがあるからなのです。自己と他者のあいだに存在する垣根をとりはらい、自分が「全なる一」を構成する部分であること、より大いなる流れのひとしずくであることに気づかせてくれるのは、マインドサイトなのです。

心、脳、関係性を「生」を構成する三次元として、エネルギーと情報の流れをあらわす三つの形態としてとらえ直すことができれば、人間活動のすべてをまったく新しい視点で体験することができるはずです。

✿ 脳の働きを心にとめよう——共鳴回路を使いこなす

長年連れ添った幸せな夫婦はどんどん似てくると言われます。写真をよく見ると、実際に鼻や頬が似てきたわけではないことがわかります。毎日のようにお互いの表情を見て、鏡のように同じ表情を返していると、顔の皮膚とつながった何百もの細かい筋肉が顔つきを変え、ふたりの結びつきを顔つきにまであらわすのです。このメカニズムが、脳についての最新のすばらしい発見を読み解くヒントになるかもしれません。そして、「思われていると思う」と感じるのはなぜかについても。まだ推測の域を出ない部分もありますが、人と人との絆をつくるマインドサイトを理解する手がかりになるでしょう。

心を映すミラーニューロン

一九九〇年代半ば、イタリアの神経科学者のグループがサルの大脳皮質の運動野を研究していました。[5] 微小電極を埋め込んで個々のニューロンの活動を観察していたところ、サルがピーナツを食べると特定の運動ニューロンが発火することがわかりました。それ自体は驚くことではありません。仮説通りです。ところがその次に起きたことが、これまでの心についての概念をぬりかえることになったのです。人間がピーナッツを食べるところを見ていただけで、サルの同じ運動ニューロンが発火したのです。さらに驚いたことに、ニューロンの発火が起こるのは、目的志向の行動を観察した場合だけだということがわかりました。研究チームが発見した神経回路は、なぜか、意図的で目的をもった行為を観察した場合のみ活性化するのです。

　ミラーニューロン系とよばれるこの回路は、その後人間にもあることがわかり、現在では「共感」の源であると考えられています。人間の前頭前野はより優れたものであり、よくみられる行動の意図を知覚するだけでなく、他者の心をマッピングすることもできます。人間の脳は、感覚器官からの入力（五感）に基づいて物理的な世界イメージをつくりだしているのですが、それと同じように他者の心のイメージをつくりだしているのです。

　ここで大切な鍵となるのは、ミラーニューロンが「この次にこうするのだな」「このためにこうするのだな」とわかる、意図をもった行為にしか反応しないことです。たとえば、わたしが手をもちあげて無意味に振ってみても、あなたのミラーニューロンは反応しません。でも、経験から「これはこうするつもりだな」と予測できるような行動をとれば、あなたのミラーニューロンは、実際の行動よりもはやく「こいつはこうしたいんだな」と割り出します。たとえば、わたしがカップを持った手を口元に運べば、あなたのシナプスは「カップからコーヒーを飲もうとして

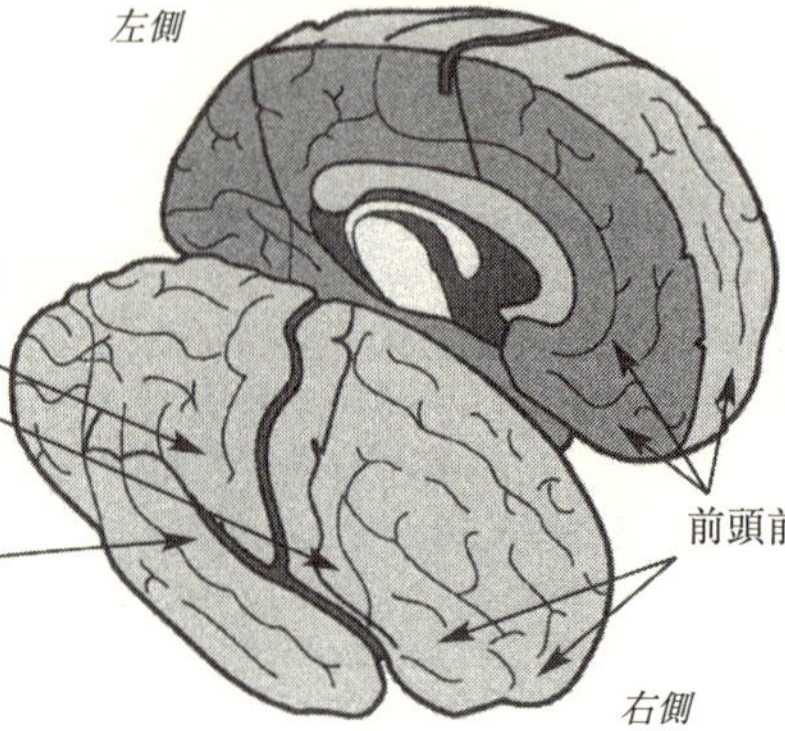

「共鳴回路」は、ミラーニューロン系（MNS）、上側頭皮質、島皮質（この図では見えていませんが、これらの領域を内側にある大脳辺縁領域とつないでいます）、そして前頭前野中央部を含みます。

いるんだな」と予測します。それだけではありません。前頭前野の運動野にあるミラーニューロンは、他者がカップに口をつけるのを見て、自分もすぐにカップから飲み物が飲めるように準備するのです。行為を目にすることで、それをまねる態勢を整えるのです。そのために、他人がなにかを飲むのを見ると自分ものどが渇いたと感じたり、あくびがうつったりするのです。もっと複雑なレベルでは、行動をともにすることによって心と心がつながり合うことも、さらには文明の成り立ちさえも、ミラーニューロンのなせる業《わざ》なのです。

心のマップはミラーニューロンによって自動的につくられます。意識したり努力したりしてつくる必要はありません。わたしたちの脳は生まれながらにして、ものごとのつながりを見つけ、他者の心の状態をマッピングし、その意図を理解する力をもっているのです。さらに、このミラーリングの能力は「クロスモーダル（cross-modal）」です。視覚、聴覚、触覚、嗅覚などすべての感覚チャンネルから情報をキャッチし、ミラーリングを行い、他者の心の状態や意図をつかむことができるのです。ミラーニューロンは、他者の心を自分自身のニューロンの発火パターンのなかに描きだし、埋め込むことによって、マインドサイトの基盤をつくっているのではないかと考えられます。

さらにもう一歩ふみこんで考えてみましょう。わたしたちは感覚入力に基づいて、他者がどうしようとしているかだけではなく、どんな気持ちでいるかもミラーリングすることができます。つまり、他者の行動をまねるだけではなく、他者の心のなかの流れ、気持ちに共鳴することができるのです。「次にこうするつもりだな」と予想をたてるだけではなく、その行動の背景にある感情のエネルギーも感じとることができるのです。

発達理論で説明するとこうなります。保護者の行動パターンがわかりやすいものであれば、子どもは安心して「次はこうしてくれるんだな」とイメージすることができ、「愛情と思いやりのある行動はこうなんだ」と学習し、マッピングすることができます。その結果、ピントの合ったクリアなマインドサイト・レンズが形成されます。逆に、矛盾だらけで「読みとる」のが難しい保護者であれば、子どもの神経回路は、歪《ゆが》んだものとなって成長し、歪んだマインドサイト・レンズをつくってしまうことでしょう。このように、マインドサイトの基盤となる回路は人生早期からつくられるので、幼少期の体験によって、しっかりとした土台の上につくられるケースもあれば、不安定な土台の上につくられるケースもあるのです。

「わたし」を知ること＝「あなた」を知ること

以前に、わたしは学際的な研究者グループをつくり、心は脳をどのように使って「心」を知覚するのかというテーマについて研究したことがあります。(6) そのときの仮説のひとつは、大脳皮質のミラーニューロンが意図のマップをつくり、その情報が大脳皮質下へと送信されることによって自らの「心」がイメージされるのではないか、というものです。島皮質《とうひしつ》とよばれる神経回路が、ミラーニューロンと大脳辺縁系とのあいだの情報をやりとりするスーパーハイウェイの役割を果たしているのではないかと考えられます。情報をキャッチした大脳辺縁系は、次に脳幹および身体全体へと情報を送信します。これが、他者に生理的に共鳴する――他者の心の状態に合わせて呼吸、血圧、心拍数が上下する――メカニズムです。こうした身体、脳幹、大脳辺縁系からのシグナルは、今度はそのルートを逆にたどって、島皮質を通って前頭前野中央部へと送られます。わたしは、これらの回路の組み合わせ――ミラーニューロンから皮質下領域へと下り、そしてまた前頭前野へともどるルート――を「共鳴回路（the resonance circuits）」とよんでいます。(7) これが、人と人の絆をつくりだすシグナルの通り道です。

友達との飲み会に参加するときのことをイメージしてみてください。笑っている人たちの輪に入ろうとするときには、おそらくあなた自身も笑顔を浮かべるか、その人たちのを耳にする前からすでにニコニコしているのではないでしょうか。また、大切な人を失ったばかりの人々といっしょに食事に出かける場合はどうでしょうか。なにも言われなくても、胸が重くしめつけられ、のどの奥にこみあげてくるものを感じ、涙があふれそうになるのではないでしょうか。この現象は専門用語で**情動伝染**（**emotional contagion**）とよばれています。喜びや陽気さ、悲しみや恐れ……他者の心の状態は、わたしたちの心の状態に直接影響を与えます。この情動伝染のために他のものについて歪んだ解釈をしてしまうこともあります。たとえば、うつ状態の人としばらくいっしょに過ごしたあと、真剣な表情の人に出会うと「この人は悲しんでいるのではないか」と解釈しがちです。セラピストであれば、このバイアスへの注意は必要不可欠です。さもなければ、前に会ったクライエントの状態に強く影響され、そのとき共鳴しなければならない新しいクライエントに対して、ありのままを受け入れる姿勢で接することができなくなってしまうからです。

自分の心の状態がよくわからなければ、他者の心の状態はわかりません。島皮質は身体の共鳴状態の情報を、前頭前野中央部へと送ります。[8] 前頭前野中央部は自分の心のマップをつくるところです。つまり、わたしたちはだれかの感情を「自分のことのように」感じることによって、理解しているのです。飲み会で腹の底からクスクスと笑いがこみあげてくるのも、葬儀会場で悲しみがこみあげてくるのも、この仕組みによるものです。心拍数、呼吸、筋肉の緊張、大脳辺縁系による情動の色づけといった大脳皮質下の情報のすべてが、島皮質を通って皮質へと伝わり、「いまの心の状態はこうですよ」と教えます。自分の身体の状態を自覚している人のほうが、人の気持ちに寄り添うことができるというのは、このような脳の仕組みによるものだったのです。ここで大切なのは伝達通路としての島皮質の働きです。自分の心の状態、身体の状態を感じとっているときというのは、他者に共鳴するための大切な窓が開いているときだというわけです。

発達過程において、子どもが最初にふれる心とは、保護者の心です。「アー」と声を出すと微笑みを返してくれる、自分が笑うと相手の顔が輝く……このように、わたしたちは相手の言動や表情に映し出されたものを鏡のようにして自分を知ります。わたしたちの研究グループの立てた仮説のなかで非常におもしろいものがあります。それは、他者への共鳴が起こってはじめて、自己認識が形成されるのではないかというものです。発達進化論の観点からいうと、現代の人類の自己認識をつかさどる脳回路は、人類が最初に誕生したころの社会生活のなかで育まれた共鳴の脳回路のうえに構築されているといえるかもしれません。

では、脳はどのようにして「わたし」と「あなた」を区別しているのでしょう？[9] わたしの研究グループでは、前頭前野でつくられるイメージの位置（location）と発火パターンを調整して適合させることによって自分自身の心を知覚しているのではないかと考えました。体性感覚の入力が多く、ミラーニューロンの反応が少ない場合は、「いま流れている涙はわたしのもので、あなたのものではない」「いま感じている怒りはわたしのなかから湧き上がってきたもので、あなたの怒りではない」という情報が得られます。なんだかあまりに哲学的で形而上学的な問いみたいに聞こえますね。ですが、たとえば夫婦げんかの真っ最中の「いま怒っているのはわたしじゃなくて、あなたでしょ！」といった言い合いの際には、とても大切な問題です。そしてもちろん、セラピストであれば当然ですが、自分自身の感情と他者の感情の区別をしっかりとつけておく必要があります。さもなければ、セラピストはクライエントの感情に巻き込まれ、援助することができなくなり、あっというまに燃え尽きてしまうことでしょう。

「わたし」と「あなた」が混じり合い、相手の感情をそのまま自分のものとして鏡のようにうつしとってしまうと、客観性が失われます。自他の区別がついている状態で、「これが自分の感情だ」と境界をもちながら人とつながるとき、共鳴が起こります。相手の心の状態から影響を受けてもよいのですが、混じり合い、巻き込まれてしまっては、共鳴できないのです。マインドサイト・マップがどのようにして共鳴とミラーリングを区別しているのかを解明するためにはまだまだ多くの研究が必要ですが、基本的な部分は明らかになっています。自己と他者から感じるエネルギーと情報の流れは共鳴回路に乗って、マインドサイトをつくりだしているのです。

共鳴回路について考えてみると、心について二つのことが見えてきます。一つ目は、心臓の動きを感じ、お腹の具合に耳を傾け、呼吸のリズムに心を合わせる……身体の状態に耳を澄ますことによって、たくさんの大切なことが伝わってくるということです。この身体からの情報とエネルギーは島皮質を通って流れます。その過程で島皮質は大脳皮質でつくられる認識に色づけを行い、思考や決断の方向性をつくりだしています。大脳皮質下から泉のように湧き上がる情報とエネルギーを完全に無視し、抑え込むことはできません。身体からのメッセージが、クリアなマインドサイトの入り口なのです。

二つ目は、関係性と心の世界は一枚の布の縦糸と横糸だということです。わたしたちは他者との相互作用を通じて、自分の心を見ています。ミラーニューロンが他者を知覚し、共鳴を起こすのですが、共鳴は一瞬のうちに起こるので、自覚されないことのほうが多いくらいです。すばやく自動的に浮かび上がる心のパーツを、マインドサイトが意識のスクリーンへと映し出し、わたしたちに見えるようにしてくれているのです。人と人は神経のネットワークでつながっているのかだということを受け入れることによって、新しい自分が見え、なにが自分をつくっているのかが見えます。すると、わたしたちは自分の人生を自らの手でつくりだすことができるようになるのです。

第4章

複雑系コーラス隊——心の健康をつくるハーモニーを見つけよう

健康な心とはどのようなものでしょうか？　精神症状や機能障害がなければ健康なのでしょうか？　それとも、健康な心にはもっと別のなにかがあるのでしょうか？　世界中にはさまざまな文化があり、行動も気質も価値観も志向もバラバラななかで、きっぱりと心の健康とはこれだと言えるのでしょうか？　心を定義するべきではないという科学者たちもいますし、「心の健康とはこうである。そうなるためにこうすべきだ」と定めるのは権威的に過ぎるのではないかという意見もあります。では、これだけたくさんの人が「幸せになりたい」と願うのはなぜなのでしょう？　どの文化でも共通するような「幸せ（well-being）」や安らぎがあるのはなぜでしょう？ポジティブ心理学（positive psychology）が、幸福な人々の特性として感謝、思いやり、開かれた心、好奇心などをあげることで、従来の疾病モデルに重要な修正を加えたことは確かです(1)。でも、こうした特性すべてをつくりだすような、未だ知られていない特質はあるのでしょうか？

わたしはこの二十年の間に、疾患のない状態や満ち足りた幸せな状態を築く重要なメカニズムは「統合」だと考えるようになりました。統合――ひとつのシステムのなかのバラバラのパーツが相互に連結すること――は、心の健康への道をまっすぐに照らしてくれます。「統合」がうまくいかなければ、活気のない、退屈で決まりきった生き方になるか、あるいは反対に怒りの爆発だらけのめちゃくちゃな生き方のいずれかになってしまいます。第Ⅱ部でじっくりと学びますが、わたしたちは統合がうまくできていない状態に自分で気づき、ごちゃ混ぜになった心のパーツを選《よ》り分けて、整理して、統合する方法を身につけることができます。この成長の鍵は、マインドサイトの向上にあります。

対人生物学の理論に基づいた新しいアプローチでは、クライエントはマインドサイトの訓練を行い、エネルギーと情報の流れを自分で変えて、統合を獲得しています。なぜ統合はこんなに強力な力をもって人を変えることができるのでしょうか？　この答えを探し求めているうちに驚くほど役に立つアイデアに出会いました。

コーラス隊は歌う

わたしはいつも講義のなかで心の健康の定義について話す前に、クラスで「複雑系コーラス隊」をつくってもらいます。率先して元気に前へ出てくるのは日ごろよく歌っている人たちで、それにつられてほかの人たちもおそるおそる出てきます。講義の聞き手が保護者でも教員でも、セラピストでも科学者でも、統合のもつパワーを感じとってもらうには直接経験してもらうのがいちばんです。

即席のコーラス隊への最初の指示は、「みんなで同じ高さのラの音を出して、ラーラーラーラーとハミングしてほしい」というものです。最初は音がはずれている人もいますが、すぐにほぼ全員の音程が合ってきます。三十秒ほどそうしてもらったあと、手を上げて合唱をとめ、次の指示を出します。「今度は、ほかの人の声が聞こえないように手で耳をおおって、合図をしたら好きな歌を勝手に歌ってください。どんな歌詞のどんなメロディーでもかまいません」と伝えます。コーラス隊がバラバラに歌いはじめると、聞いている人たちはくすくす笑いますが、なんとなくそわそわして落ち着かなくなります。そこで再び手を上げて歌をとめます。

最後に、「みなさんが知っている歌を選んでいっしょに歌い、自由に合唱してみてください」と指示します。これは究極の即席アンサンブルかもしれませんが、「オー・スザンナ」「アメイジング・グレイス」「こげ、こげ、ボート」を歌うセラピストや教員のグループの歌声にはいつも驚かされます（半分以上のグループが「アメイジング・グレイス」――西洋に古くからある歌のなかで調和が最も美しく際立つ歌のひとつ――を選びます。これには感動してしまいます）。ひとたび主旋律ができあがると、和音となってひとりひとりの声が響き、からみ合いながら、クライマックスに向かって自然なクレッシェンドが起こります。コーラス隊のメンバーの顔も聴衆の顔も輝いています。教室にいるすべての人が歌い手たちのエネルギーと生き生きとした躍動感に包まれます。このときのことを参加者は「部屋中が生き生きとした輝きに包まれたのがはっきりわかりました」と伝えてくれます。もちろん、わたしもいつもそう思います。

この瞬間、わたしたちは聴覚におけるすばらしい統合を経験していたのです。コーラス隊メンバーのひとりひとりが異なる声で歌いながら、同時にほかの人たちとハーモニーを奏で、複雑系（一定の自由度のある秩序）とハーモニーのなかで一つになっています。その歌がどう展開するのか正確に予測することはできません。新鮮な驚きが、なじんだメロディーをだれかとともに味わう喜びを一層引き立ててくれます。ひとりひとりの声が独自に存在しながら、つながり合っている――そのバランスこそが統合なのです。

では、最初の二つの指示はどうでしょうか？　単音のハミングは、だれでも展開が読めます。変化がなく、硬直しています。活気がなくだんだん退屈になります。コーラス隊に立候補したときのドキドキする気持ちはどこかに行ってしまい、課題がつまらなく思えてきます。歌い手たちはつながり合っているかもしれませんが、お互いの違いや個性を発揮することはできません。独自性が妨げられると、統合は生まれません。統合へ向かわないとき、システム全体は複雑系の奏でるハーモニーから離れ、硬直へと向かいます。

これとは逆に、歌い手たちが耳をふさいで勝手に好きな歌を歌うと、でたらめな不協和音になり、聴衆はイライラした落ち着かない気持ちになります。集団のつながり合いはなく、バラバラの個だけが存在します。このような形で統合が妨げられるときも、複雑系の奏でるハーモニーから離れてしまいます。このときは硬直ではなく、カオスへと向かいます。

コーラス隊が席にもどったあとに、この課題の要点を説明します。カオスと硬直のちょうどまんなかで、ひとりひとりの声がつながり合うハーモニーが成立するということ、そのときに複雑性と生き生きとした躍動感が最大値となるということ。これが統合なのです。

統合を探して

統合について考えはじめてすぐ、それが個人としての心の健康と関係性の健康さにとって、とても重要なものだと直感しました。でも、その理由をどうやって科学的に説明すればよいかわかりませんでした。

統合は、情動や社会的機能についての論考から脳そのものの研究にいたるまで、実に多くの専門分野の文献のなかで、主となる研究テーマのおまけのようなかたちで言及されています。どの研究も統合を主としたターゲットにしておらず、また統合がなぜ人生にとってよいものなのかを明らかにする試みもなされていません。たとえば、情動を研究テーマとするさまざまな科学の分野について考えてみましょう(2)。情動の研究者たちのあいだでさえ情動の定義が一致していないと聞くと、みなさんは驚かれるかもしれません。最初の著書のために情動の研究文献のレビューを行ったとき、情動について次のように整理されていることがわかりました。情動とは生涯を通じてその個人の根本をなす、情動は身体を脳に連結する、情動は人と人をつなぐ。これは、まさに統合そのものです。それにもかかわらず、統合そのものについての考察はなされていません。もしかするとわたしが情動研究の部外者だったので、情動とはなんであり、どのような機能をもち、ライフサイクルのなかでどのようなかたちとなってあらわれるかについて、かなり多岐にわたる個々の研究の定義の根底に共通する特質を見つけることができたのかもしれません。

では、わたしたちが定めた「身体とつながり合った、関係性のプロセス」という心の定義のなかで、統合と情動はどんな役割をもっているのでしょうか？　なぜ、心の健康をさすときに「幸せな感情」「情緒の安定」「気持ちと気持ちがお互いにつながっている」という情動を含む表現があるのでしょう？　「情緒不安定」「感情の混乱」といった言葉はどんなことを意味するのでしょう？

わたしは心理療法家として、苦痛に苛《さいな》まれる多くの人々とかかわってきました。クライエントたちは、硬直状態かカオスのいずれか、あるいは両方の特徴をもっているように見えます。うつ状態にはまりこんでいる人、恐怖で身体がすくんで動けなくなっている人、躁状態の怒り爆発のさなかにいる人、トラウマの記憶に巻き込まれている人……。硬直とカオスの両極端のあいだを揺れ動いて、エネルギーと情報の嵐にはまって抜け出すことができず、コントロールを失ってしまう人もいます。

それにしても、なぜ硬直かカオスのいずれかなのでしょう？　この二つの状態のどちらか、あるいはその二つが混じり合った状態にあるとき、なぜ人はうまく機能できなくなるのでしょう？　なぜその不適応のパターンがくりかえされるのでしょう？

硬直とカオスの状態には、統合された調和状態の対極にある状態だと感じさせるなにかがありました。ライフサイクルのなかで起こるこのような情動の変化は、統合の状態を妨げるなんらかの変化を反映したものなのでしょうか？　ひょっとすると、そもそも**情動**という用語自体が、「統合状態の変化」であると定義できるかもしれません。もしもそうだとしたら、情動の研究者は、研究手法の違いにかかわらず、「幸せと心の健康が損なわれること＝心が統合から遠ざかること」だとする合意を得られるかもしれません。さらに深く掘り下げるなら、統合とは、心のなかのミクロなレベルから、対人関係や社会生活にいたるマクロなレベルまでの健康をつかさどる法則だといえるのではないでしょうか。

健康な心——複雑系と自己組織化

さらに文献にあたるうちに、心の探究とかかわっているのではないかと思われる意外な分野に行きあたりました。[3]　数学の一分野、複雑系です。複雑系の理論には、統合がわたしたちにとってよいものであるという、統合の利点についての科学的根拠が示されているように感じられました。

シンプルにいえば、複雑系とは、カオス（無秩序で混乱した状態）でありながら、なおかつ外界からの入力に対して柔軟に開かれているシステムです。システム論の視点で考えるときは、相互作用しながらひとつのシステムをつくりだしている要素間の関係性を見ます。複雑系の古典的な例を一つあげるとすれば、雲がよいでしょう。雲は、バラバラの個として存在する（カオスとして存在する）水分子の集合体でありながら、外側の風や熱というエネルギーや光を受けとることができます（外部に対して開かれています）。複雑系の理論は、オープンでありながら、カオスとしても存在し得るシステムが時間経過とともにどのように変化し、機能するのかを研究するものです。たとえば、雲がどのように生まれ、どんなふうに形を変え、どんなふうに消えるのかを。人間もまた同じではないでしょうか。混乱に満ちた一貫性のない行動をとりながらも、外界からの入力に対してオープンである……。わたしは複雑系の理論をさらに学ぶことにしました。

複雑系は、自己組織化の結果あらわれます。つまり、システムそのものがなんらかの特質をもち、組織化の方向性を決定しているのではないかと考えられます。この自己組織化のプロセスは複雑系の数学であらわすことができます。このプロセスには、プログラマーもいなければ、プログラムそのものもない、システムの流れを左右する外界からの圧力もありません。システムを構成する個々の要素がぶつかり合い、かかわり合い、相互作用するなかで、自己組織化が行われるのです。雲が自己組織化するシステムであるように、カオスであり、なおかつオープンなシステムであれば自己組織化は起こります。たとえば、わたしたち人間は間違いなくカオスたる存在です。さらに、出会った人々、経験からも、本を読んだときも、影響を受けます。もし、この自己組織化するシステムの条件が正しいとしたら、わたしたち人間もまた自己組織化し得るということが言えるのではないでしょうか。心、脳、関係性の三点システムが織りなす幸せと健康の三角形は、複雑系理論を適用することによって新しい視点が得られます。複雑系と統合の原理を応用すれば、心の健康、脳の健康、関係性の健康をつくりだすことができるのではないでしょうか。

統合の川――「硬直／カオス」対「ハーモニーと柔軟性」

「複雑系に向かうシステムは、最も安定し適応する」[4]。複雑系の文献で、この言葉を初めて目にしたとき、なんと明確な心の健康の定義だろうと感嘆しました！　わたしは思わず本棚に駆け寄り、八八六頁もある精神科医たちのバイブル、『ＤＳＭ（精神疾患の診断と統計の手引き）』を手にとって、ランダムにページを開きました。すると、やはりどのページのどの部分にも、どの症状にもどの障害にも、硬直もしくはカオス、あるいはその両方がありました。心の健康とはやはり統合によるものなのでしょうか？[5]　統合、つまりハーモニーから離れれば離れるほど、人生はカオスまたは硬直、あるいはその両方となるのでしょうか？

この仮説を同僚や学生たちに話してみたところ、よくわからない、変だという人もいましたが、たいていの人は臨床経験によくあてはまると答えました。次に、この仮説を自分の臨床アプローチに適用する方法を考えました。どうすれば、統合という概念を使って、クライエントが病の状態を抜け出し、健康に向かう手助けができるでしょうか？　この過程で新しいアプローチが生まれ、なかには驚くほど効果的なものも見つかりました。このときから、「統合は心の健康において中心的な役割を果たしている」という理論が、わたしの臨床においてなくてはならない大切な枠組みとなったのです。

わたしは頭字語が好きで、いつも覚えやすく教えやすいように語呂合わせを探しています。あるセミナーのなかで、統合されたシステムの語呂合わせを募りました。すると、若い女性が「簡単です。サックス・フィフス・アベニュー（SAKS Fifth Avenue〔訳注：アメリカの高級デパート〕）と覚えればいいんですよ。安定（Stable）して、柔軟（Flexible）で、適応的（Adaptive）！」と答えてくれました。わたしは、ちょっと考えてから、自分の服を指さしました。どう見ても、この語呂合わせはわたしには不向きです。

それに、ハーモニーが最高潮に達したときに複雑系コーラス隊から湧き出るあの活力とエネルギーも語呂合わせに含めたい思いがありました。その日の遅くになって、頭字語を一つ思いつきました。SAFE、すなわち、安定（Stable）、適応的（Adaptive）、柔軟（Flexible）、活力のある（Energized）統合です。そして、それから数週間後、数学のコヒーレンス関数（coherence）

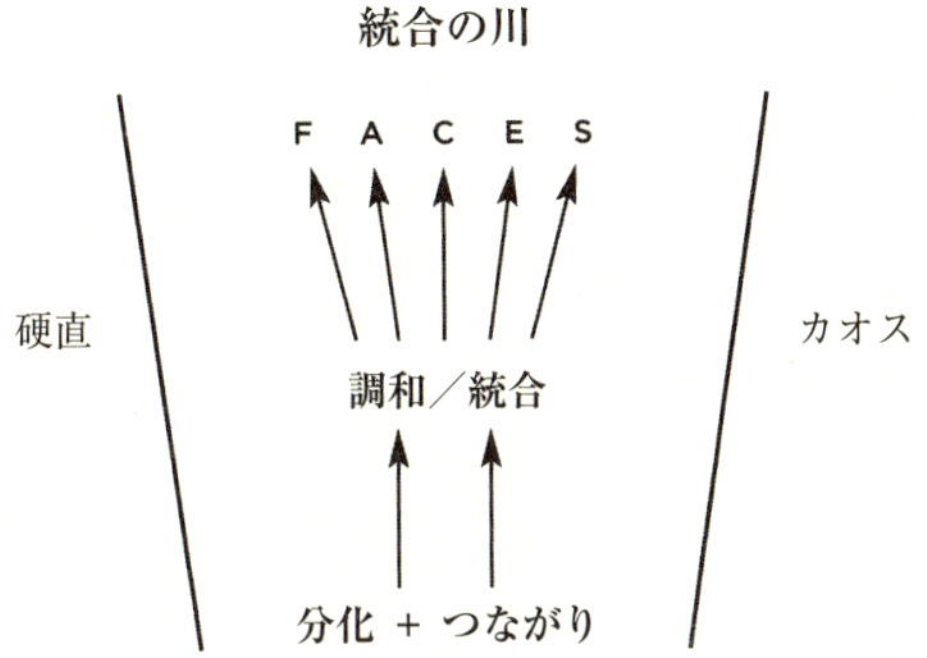

について の記事を読んでいたとき、統一性（coherence）が統合の五つ目の重要な性質ではないかと思いつきました。わたしの研究分野ともぴたりと一致します。この研究から、人生をどう意味づけ、過去の束縛から自由になるか——統一性のあるナラティブ（coherent narratives）——が、人間関係の健全性の重要な予測因子だということが明らかになっています（これについては第Ⅱ部で述べます）。

統合された流れの特徴を示す頭文字は、決して忘れることのない単語になりました。FACES——柔軟（Flexible）、適応的（Adaptive）、統一性のある（Coherent）、活力がある（Energized）、そして、安定している（Stable）。複雑なシステムである心が健康なときには、必ずFACESの流れがあると言えます。言い換えるなら、自己組織化し複雑性に向かうシステムは、柔軟で、適応的で、統一性をもち、活力に満ち、そして安定しているという特徴をすべて備えた、調和のある流れをもつのです。これこそが、アメイジング（すばらしき）・グレース（神の恵み）を歌う複雑系コーラス隊から伝わってくる感覚です。

ＦＡＣＥＳの流れを川にたとえてみましょう。中央では、統合と調和の流れがたえず変化しています。片方の岸がカオス、反対の岸が硬直です。カオスと硬直は統合の川の両岸と考えることができます。

硬直の岸のほうへ近づくと、流れはよどみ、動けないと感じます。カオスの岸に近づくと、先行きが予測不可能になり、コントロールできないと感じます。通常、リラックスして健康に生活しているときには、まんなかを流れ、調和と統合のなかをやわらかく進みます。なじみのものを大切にしながらもそれにとらわれず、未知の新しい水域を常に前にしながら、踏み込む勇気もある状態です。硬直とカオスのちょうどまんなかを流れる旅、日々新しく生まれる瞬間を生きる旅です。それが、ＦＡＣＥＳの流れです。古くからの大切な親友、いまは亡きジョン・オドノヒュー、すばらしく聡明な詩人であり哲学者である彼はこう語りました。人生の驚きに身をまかせ、流れる川のように生きられたら最高だと。ジョンは日々新しく生まれる人生という流れの本質をとらえていたのです。

八つの統合

わたしは心理臨床の実践のなかから、人が変化し、幸せと心の健康へ向かうための鍵として、八つの統合のかたちがあると考えました。一つずつ順番に発達するものではありませんし、いくつかいっしょに伸びることもあります（第Ⅱ部でお話しします）。自分がどのような人間かという連続的な感覚、心のなかでエネルギーと情報があるパターンをもって展開している感じが「自己感覚」になりますが、この「自己感覚」は八つの統合がどのくらい達成されているかによって変わってきます。

わたしたちの心はひとりひとり違います。ですから、このあたりで概念的な説明はもう十分だと感じる方は、この部分をとばして第Ⅱ部の物語へと進んでください。もうちょっと詳しく知りたいという方のために、これから八つの統合について簡単にまとめておきます。第Ⅱ部では、この八つの統合について物語のかたちで詳しく説明し、掘り下げていきます。

意識の統合

脳の統合機能を高め、変化を生み出すためには、注意集中が鍵になります。意識を統合するためには、安定したかたちで集中を維持するスキルが必要です。それによって新たな気づきの力が得られ、その結果、新たな選択肢が生まれ、変化が生まれるのです。意識の統合が最初のベースとなって、ほかの統合が発達します。自分の意識のまんなかに「気づきの中心軸」をつくりだすことによって、感情の嵐がわきあがってもそれにのみこまれることなく、「こうあるべき」という先入観にしばられることなく、ありのままを観察することができるようになります。また、気づきの中心軸は、外的世界、身体の状態、関係性、心そのものからの情報というすべての入力情報に対して、心をオープンな状態に保ってくれます。

第Ⅱ部では、意識の統合がどのようにして気分や情動を調節し、心の嵐を鎮め、柔軟で安定した心をつくりだすのかをみていきましょう。意識を統合し心を安定させるスキルは、本書に出てくるすべての事例のなかで応用されています。

水平統合

数百万年にわたって、右脳と左脳はそれぞれ異なる、互いに補い合う機能を保っています。右脳は早期に発達し、イメージ、全体的思考、非言語的コミュニケーション、自伝的記憶、その他多くのプロセスを受けもっています。左脳は後期に発達し、論理、言語（話し言葉、書き言葉）、直線思考、整理整頓、事実に基づいた思考を担当します。右脳と左脳は連結し、ともに創造性、深く豊かな味わい、複雑性を生み出しているのですが、連結が妨げられると、右脳か左脳の一方のみが優位となり、ともに働くことで生まれる力は失われてしまいます。このような場合に、訓練や経験によって神経やその連結が新しく生まれるという神経可塑性の力を利用して、右脳と左脳を統合することができれば、自らの人生の物語を過去から現在までひとつながりのものとして再発見することができるとともに、言葉では表現できない心の世界を深く理解することができるようになります。

第6章では、一世紀近くも左脳優位の人生を生きてきた男性をご紹介します。訓練を重ね、右脳のもつ力を発達させた結果、その男性は右脳と左脳のもつ力を統合し、生き生きとした新しい人生を過ごせるようになったのです。

垂直統合

わたしたちの神経系は、身体から脳幹、大脳辺縁系、大脳皮質というように、垂直方向に配置されています。垂直統合とは、頭のてっぺんからつま先までの流れ、そして逆につま先から頭のてっぺんまでの個々の部位の機能を統合し、ひとつのシステムとして機能させることです。心的外傷を受けたとき、あるいは愛し愛されたいという思いが満たされない環境に適応して生きようとするとき、垂直統合の障害が起こることがあります。垂直に機能をつなぐラインが切り離されると、五感や身体感覚からの情報が無視され、感情と知覚の平板化が起こり、なにも感じない、感動のない人生を送ることになります。全身からの感覚に十分に注意を向けることができるようになると、新たな気づきが生まれます。それは、命にかかわる大切な身体からのメッセージかもしれないのです。

第7章でご紹介する女性は、身体感覚を切り離し、「頭だけ」を使って何年も不安のなかで生きてきました。この女性は、心を開いて身体感覚を受け入れる方法を身につけることによって、安らぎに出会いました。生き生きと毎日を過ごすようになり、垂直方向の統合がもたらす豊かな気づき、知恵とのつながりをとりもどしたのです。

記憶の統合

わたしたちは、経験したことを処理して符号化し、記憶の層として蓄積しています。最初の層は胎児期に形成され、潜在記憶となって人生の初期に大きな影響力をもちます。また、情動、知覚、行為、身体感覚から世界のあり方をつかむためのモデルをつくります。意図せずとも、とくに努力しなくても、わたしたちはこれを自然に行っています。このモデルが潜在意識のなかで、わたしたちの行動を支配しています。潜在記憶はバラバラの断片となって、成長後に顕在記憶（意識されている自分に関する情報）として組み立てられます。マインドサイトを使って、バラバラのまま漂う過去のパズルピースである潜在記憶に光を当て意識化することができれば、過去の束縛から解放されます。すると、「いま」を生きることができるようになり、新しい選択肢とともに人生を歩むことができるのです。

第Ⅱ部では、記憶の統合が妨げられ、人生をひとつの流れとして感じられずにいた方のケースをご紹介します。多くのケースでは、トラウマに苦しめられ、脳を統合することができず、なにかをかたくなに避け続ける、あるいは自分をコントロールできず混乱し続けています。トラウマが刻まれたままの記憶の層にマインドサイトのレンズの焦点を合わせることが、トラウマの解決と脳の記憶機能の統合にとって重要な足がかりになるはずです。

ナラティブの統合

脳の左半球はものごとを論理的に物語る機能をもち、右半球には自伝的記憶を貯蔵する機能があります。この二つの機能が統合されることによって、「わたしの人生はこうだ」と理解することができます。研究から、子どもの愛着型を予測する最も強い因子は、「親が自分の幼少期についてどれだけ一貫性のあるナラティブを語ることができるかどうか」であることが示されています。ナラティブの統合を妨げている要因を見つけ、それを克服するために必要な課題に取り組むことによって、わたしたちは負の世代間伝達を防ぐことができます。

本書ではこれから、愛着に関する研究結果と臨床経験をふりかえり、さまざまなナラティブがあること、統合を高めるためのセラピーによってナラティブが変化することをご紹介します。セラピーを通じて、幼少期の平板でかたくなだったライフストーリーが、豊かでやわらかく、ひとつのまとまりをもつものに変わっていきます。このように自分の人生をとらえなおすことができれば、「わたしの人生はあの経験があったからこそよかったのだ」というつながりのあるナラティブが生まれるのです。

自己状態の統合

「だれかといっしょにいたい―ひとりになりたい」「自分でやりたい―頼りたい」「世話をしたい―支配したい」……。わたしたちは、異なった基本的欲求と衝動を抱えた「自己の状態」をいくつもっています。それぞれが互いにぶつかり合い、苦痛と混乱を生み出すこともあります。いやな一面については否認し、抑圧しなければ心の安定が得られないように思われるかもしれません。しかし、マインドサイトがあれば、すべての状態を健全で多層的な自己の一面として受け入れることができます。

複数の状態を統合することができれば、これまでの古い適応パターン（そして否認のパターン）から抜け出し、自分のなかにさまざまな欲求が存在するということを受け入れ、その欲求を適切なかたちで満たすことができるようになります。第Ⅱ部では、目を背けていた自己の状態に正面から向き合うことによって、混じり合い見分けのつかなくなった「複数の自己」を分化できるということをお伝えします。自分にとって受け入れがたい自己の状態を否認するのではなく、受容することが統合の鍵です。第10章でご紹介する男性の変容の道のりを見ていただければ、恥と恐れにどれだけがんじがらめになっていたとしても、状態の統合によって、そこから抜け出し、自由になれるのだということがおわかりになるでしょう。

対人関係の統合

対人関係の統合とは、「わたしたち（we）」としての健やかな幸せの状態です。これが達成されているとき、共鳴回路によって相手の心の世界を感じ、そばにいないときも「ともにいる」「心のなかにいる」感覚がつくられます。マインドサイトによって、過去の適応様式が現在の他者との接し方に影響を及ぼしていることに気づくことができます。それに気づくことができれば、よりリラックスしたかたちで心を開くことができるようになります。すると、自我境界をうまく保ちながら、相手と深くつながり合うことが可能になるのです。自分を失うことなく、愛し愛される関係性をもつことができるのです。

第10章ではある夫婦のカップルセラピーの過程をご紹介します。自分を守るために傷つけ合い、相手に幻滅し、ふたりのあいだには誤解とケンカが絶えませんでした。しかし、自分たちが脳幹の命ずるままに衝動的、感情的に相手に接していたことに気づき、一歩立ち止まって相手を受け入れるように神経系のシステムを使うことによって、自分と相手のあいだに真の絆が生まれます。幼少期につくられた神経系のパターンが現在の人との接し方に大きな影響を及ぼしていたことを理解すると、夫婦間の敵意がやわらぎ、ふたりの関係が改善されます。マインドサイトによって、本人のなかの統合だけでなく、「わたしたち（we)」としての統合が起こり、ふたりのあいだに情熱と共感がよみがえるのです。

時間的統合

未来を読むことはできません。永遠に続くものはなく、命には限りがあります。わたしたち人類は発達した前頭前野をもつことによって、時間の感覚を理解し、死がいつか訪れること、愛する者と別れなくてはならないことを知っています。そのために、つらく受け入れがたい思いをも感じます。強迫性障害のように、人類が生まれながらにもつ「生き続けたい、死にたくない」という強い衝動のために、強い恐怖にとらわれ一歩も動けなくなることすらあります。しかし、時間的統合が達成されれば、不確かな世界のなかでもつながりを感じ、心穏やかに生きることができます。

たとえ若くても、強迫観念や実存的不安というかたちで、死と不確実性に苦しめられることがあります。第12章では、そういったケースをご紹介します。そして、子どもであっても、前頭前野の力を高めて時間的統合を達成し、強くなれるということをお伝えしたいと思います。

マインドサイトがわたしたちを自由にする

人はだれしも、生まれながら統合、そして心の健康と幸せに向かって生きようとします。しかし、人生は思い通りにならず、いつのまにか統合から遠ざかってしまいます。それは、たとえば未解決のトラウマのように、**つながりが損なわれているとき**です。あるいは、幼少期に受けたネグレクト、もしくは学習障害や発達障害のために、自己の複数の状態や自他の境界、右脳と左脳の機能などが**未分化**のままになってしまうことで、統合が達成されない場合もあります。

マインドサイトのスキルを身につけることによって、わたしたちはどれだけ遠ざかっていたとしても、再び統合への道を歩むことができます。ルネサンスの巨匠ミケランジェロは、「彫刻家としてのわたしの使命は、石に埋まっている命を掘り出し、自由にしてやることだ」と述べました。これと同じく、わたしたちの使命は、八つの統合を妨げているものを見つけ出し、幸せと心の健康の三角形である心、脳、関係性の統合へ向かおうとする自然な衝動を解き放つことです。

八つの統合が達成されれば、新しいつながりを感じることができます。自分という境界を越えて生き、より大きな世界とつながり合う――「トランスピレーション（transpiration）」とわたしは名づけました――感覚があらわれます。マインドサイト・スキルを獲得したわたしのクライエントの多くがこの感覚をもつようになりました。アイデンティティが広がる――「自己」の感覚が、狭く小さな自分の世界のなかにとどまるのではなく、「自分ははるかに大きな世界と一体のものである」と感じられるようになるのです。幸福感に関する研究から、この大いなるものとの一体感こそが、生きがいと幸せの鍵であると考えられています。マインドサイトと統合はこの鍵をプレゼントしてくれるのです。

第Ⅱ部

変化のための力
――マインドサイトの実践

第5章

ジェットコースターマインド――気づきの中心軸を強化する

初めて会ったとき、ジョナサンは高校二年生で、もうすぐ十六歳になるところでした。踵《かかと》を引きずりながら面接室に入ってきたジョナサンのジーンズは腰からずり落ちそうになっていて、ブロンドの長髪で目が隠れていました。この二カ月間は「ヤバいくらいヘコんだ」気持ちだったと語りながら、ときどき脈絡なく、発作のように涙を流します。いくつか質問したところ、学校では仲のよい友達グループがいること、授業は大変だったけれど勉強の面でも社会生活の面でも、うつ気分の原因となるような変化はとくにないことがわかりました。家での暮らしについては「フツー」とそっけなく答えます。姉と弟は「フツーのムカつくやつら」で、両親は「フツーのうざい人たち」だそうです。十六歳の少年にとってありきたりの環境というわけです。

それでもなにかがおかしいと感じられました。ジョナサンの症状にはうつ気分と涙の発作だけでなく、コントロールできないほどの激しい怒りの爆発がともないます。姉が待ち合わせに遅れたとか、弟が許可なく自分のギターを使ったなどといった、ごくささいなきっかけで怒り狂い、絶叫するというのです。このように閾値《いきち》が下がり激しい反応が起こりやすくなったことについて、両親もわたしもそしてジョナサン自身も不安を感じていました。「キレて爆発するのは前からあったけれど、最近はだんだんひどくなってきている。もう自分でも怖いくらいなんだ」と不安げに言います。中学校へ入ってから似たようなエピソードが何回もありましたが、ジョナサンの両親は、こうした情緒の不安定な状態は思春期のせいであり、十代の子どもはこんなものだろうと考えて、あまり気にしていませんでした。でも、「オレ……やっぱりおかしい。このままじゃ自殺するかもしれない……」とジョナサンが両親に伝えたことで、両親はジョナサンに専門医の診察を受けさせることにしました。

あてにできない心

心のなかの海流をつくるものはなんでしょう？　海が荒れ狂うなか、嵐を鎮めるためにわたしたちにはなにができるのでしょう？　本章では、意識を集中し、エネルギーと情報の乱れが生活に支障を与えていることに気づいて変化させる方法を探っていきます。意識を集中させることで、気づきが生まれ、新たな選択肢と変化が生まれます。(1)意識を統合するのです。

気分（mood）とは、心の状態全体のトーンです。[2]これが感情のベースラインとなり、情動（affect）を通じて外界へシグナルが伝えられるとともに、行動、反応としてもあらわれます。面接室でジョナサンといっしょにいるだけでも、落ち込んだ気持ちと疲れきった感じが伝わってきます。主訴のうつ気分に加え、涙もろさ、いらだち、睡眠困難、食欲不振もあるようです。ジョナサンは無力感と絶望感のさなかに死にたい気持ちになることがあると認めましたが、少なくともこの時点では自殺企図も自傷行為もなく、またそのつもりもないと言いました。

精神医学のテキストにしたがえば、ジョナサンの症状は大うつ病の疑いという診断になります。[3]しかし、わたしは臨床医としてほかの可能性も考えました。家族歴には母方の伯父の薬物嗜《し》癖《へき》（薬物乱用）、父方の祖父の躁うつ病（双極性障害）があります。

薬物乱用の家族歴があったために、ジョナサンは日ごろから薬物のスクリーニングを受けていました。検査は一貫して陰性で、ジョナサン自身も「いまより気分の変化が激しくなるものを使うわけないよ。そんなことをしたら、もっとわけがわからなくなるだけ」と言います。わたしはもっともだと思い、ジョナサンが薬物を使用していないことを信じました。

ジョナサンの不意の爆発は、とくに子どもの大うつ病に顕著ないらだちの症状によるものかもしれません。しかし、幼少期や青年期に発症する双極性障害の症状である可能性もあります（その場合は家族にも双極性障害が認められることが多いのです）。双極性障害は、初期症状の段階では「単極性」うつ病、つまりうつエピソードのみのものと鑑別しがたいものです。しかし、双極性障害ではうつ状態だけにとどまらず、「ハイな（もっと正確には『活性化された』）」躁の状態もあらわれます。躁病エピソード中の成人や青年は、観念奔走、自己誇大感、睡眠欲求の減少、食欲と性欲の増大、散財、そして非合理的な行動を経験することがあります。[4]

単極性の大うつ病と双極性障害の鑑別は治療のうえで非常に大切なので、鑑別診断のためにわたしはいつも同僚にセカンドオピニオンを頼むことにしています。ジョナサンのケースでは、さらにもう一人の医師の意見を聞きました。二人の医師は、ジョナサンの気分の不安定さは双極性障害の初期症状によるものだというわたしの診断に同意しました。

脳の専門用語で言うと、双極性障害は深刻な「調節不全」で、日常生活のバランスが失われる状態です。臨床医としては、脳の気分調節回路が故障して、うまく調整できなくなり、バランスを保てなくなっているという印象を受けます。第１章の「脳の働きを心にとめよう」のコーナーでお伝えしたように、大脳皮質下は感情に影響を与え、気分を変え、気持ちに色づけし、動機づけを行い、行動をかたちづくっています。大脳皮質下領域のすぐ上にある前頭前野は、皮質下から影響を受けた情動状態を調節し、バランスのとれた状態を保っています。

脳の調節回路の機能不全にはさまざまな理由があり、遺伝的あるいは生得的な気質（学習ではなく）による場合もあります。現在注目されている理論では、双極性障害の患者の脳は、健常者の脳と比べて、情動を生み出し気分をかたちづくる下位の大脳辺縁系と前頭前野の調節回路とのあいだの連絡構造に違いがあるのではないかと考えられています。[5] この解剖学的な差異は、遺伝、感染、神経毒によって引き起こされる可能性があり、下位の大脳辺縁系の抑制を狂わせると考えられます。大脳皮質下の回路の回転数が上がると、観念奔走、食欲、性欲の増進など、衝動に駆られた躁状態になります。躁状態の人はおもしろく楽しげに見え、実際、本人も多幸感を味わうこともあるのですが、制御できないほどの激しい興奮、いらだち、落ち着かない気持ちに苦しめられています。大脳皮質下の回路の障害が逆方向に働いて回転数が下がると、思考が抑制され、うつ気分になり、睡眠や食欲、性欲が低下し、社会から完全に引きこもることになります。前頭前野の調節機能が低下し、感情のバランスが保たれなくなると、患者は躁状態とうつ状態という二つの極端なエピソードを経験し、強い苦痛を感じます。

双極性障害の標準的治療は薬物療法であり、多くのケースにおいて顕著な効果がみられます[6]。ただ、双極性障害で用いられる「気分安定薬」には、単極性うつ病に用いられる抗うつ薬に比べて強い副作用があります。小児精神科医は、この副作用のリスクのために、患者が双極性障害であると考えられても、その治療の第一選択肢となる長期の薬物療法をすぐに開始することに対して慎重になります。さらに、未診断の双極性障害の患者がまず大うつ病エピソードを呈し、それに対して抗うつ薬による薬物療法が行われた場合、それがきっかけとなって躁転するおそれもあります。躁とうつが速いスパンで入れ替わる急速交代型、躁とうつが同時に起こる混合性様エピソードをも引き起こすおそれがあります。

これらの懸念をすべて考慮に入れたうえで、ジョナサンと両親を呼び、ジョナサンの状態が深刻な精神疾患であると思われること、その治療のために薬物療法が必要なことを率直に伝え、よく話し合いました。通常は、医師は患者と家族に「脳内の化学物質のバランスの乱れ」を中心に話し、「セロトニンやノルアドレナリンなどといった神経伝達物質のレベルが上がったり下がったりするので、気分が高まったり落ち込んだりするのです」と説明します。しかし、わたしは脳の情動調節についてもっと詳しく説明し、話し合ったほうが患者の理解が深まり、対処方法も見つけやすくなると考えています。脳のハンド・モデルを使って説明し、前頭前野が果たしている大切な役割について話します。「ジョナサンの前頭前野の回路がなぜうまく機能していないのかはまだわかりませんが、激しい怒りが起こるのは前頭前野の機能障害によるものではないかと思われます」と説明します。

すると、「脳の回路をきちんと機能させるためにはどうしたらいいのでしょうか？」と、ジョナサンの母親がよい質問をしてくれました。「うつ病についての理論でこういうものがあります。脳というのはもともと経験に応じて変化できるようにつくられているのですが、うつ病ではこの機能がうまく働かなくなっていると考えられます（統合の川のところでお話しした通り、硬直の状態です）。セロトニンに作用する薬物療法でよく使われる選択的セロトニン再取り込み阻害薬（ＳＳＲＩ）などの抗うつ薬、あるいはリチウムなどの気分安定薬は、神経可塑性の再活性化を促し、経験や環境に応じて脳が変化できるように働きかけているようです。この薬物療法は、心理療法と同じように、神経伝達物質の流れやレベルを変えつつ、脳が経験から学習する力を高めることによって、脳を変化させてくれます。薬物療法と心理療法を併用することで、ジョナサンのような気分障害にはとても大きな効果がみられます。心理療法だけを行った場合でも、脳の働きが変化することが研究から明らかになっています。もしかすると、長い歴史をもつ心理療法の『マインドフルネス』が、ジョナサンには効くかもしれません。彼のように、長いあいだ何回もうつエピソードをくりかえしていた患者さんがマインドフルネスによって再発を予防できるというデータが最近の研究で示されています」

心を変えるためのマインドフル・アプローチ

ジョナサンが受診したとき、わたしはマインドフルネスに関する神経科学分野の研究をレビューする本を書いていました。マインドフルであること、気づきを得ることとは、なにも判断することなく、いまこの瞬間に意識を集中する方法であると定義されています。西洋から東洋まで、古代から現代にいたるまで実践されつづけてきた気づきを得るための訓練は、いまこの瞬間の経験に意識を集中するものであり、それによって人々は幸せと心の健康に近づくことができます。「マインドフルネス」という言葉を聞いて「それは宗教だろう」という人もいます。しかし実際には、健康を高める生理学的なプロセスであり、脳の健康法なのです。決して宗教ではありません。同じようなことを勧めている宗教もあるかもしれませんが、マインドフルネスのスキル訓練そのものは、意識を統合するための一手段にすぎないのです。

ジョナサンと両親に伝えたように、マインドフルネスが慢性のうつ病において再発予防効果があるというエビデンスが明らかになっています。マインドフルネスを双極性障害に適応した論文を見つけることはできませんでしたが、それでもわたしは控えめながらも希望を感じていました。なぜなら、不安、薬物嗜癖（治療、再発予防）、境界性パーソナリティ障害などの慢性の調節不全を示す患者群において、統制群と比べて、マインドフルネスが治療効果をもつと思われるデータが見つかっていたからです。

事実、心理療法によって脳が実際に変わることを明らかにした初期の研究のなかで、ＵＣＬＡで行われた強迫性障害の研究ではマインドフルネスが治療法のなかに組み込まれています。[7]さらに、ＵＣＬＡのセメル研究所、マインドフルネス研究センター（Mindful Awareness Research Center）でわたしたちが行ったパイロットスタディでは、マインドフルネスの訓練によって、職場や学校で注意集中困難のある成人と十代の子どもに顕著な効果がみられました。[8]

マインドフルネスはジョナサンの気分障害にも効果があるのでしょうか？　家族が協力的であり、また薬物療法の副作用も心配されたことから、わたしはマインドフルネスを試してみる価値があると判断しました。そして、この時点で希死念慮がないことを確認し、単極性にしても双極性にしても未治療のうつがもつ深刻なリスクを十分に説明したうえで、ジョナサンと両親にインフォームド・コンセントを求めました。数週間たってもジョナサンの苦痛が変化せず、効果がなにも感じられなければ、次の選択肢として薬物療法を検討するという条件のもとで、わたしたちはマインドフルネスの訓練をはじめました。

意識を集中し、脳を変える

ジョナサンと両親に説明したように、脳の仕組みは実際に経験に応じて変化します。意識を集中し、気持ちをある一点に向けるように訓練を行うことによって、脳は新しいスキルを獲得することができます。経験によって神経の発火が活性化され、それがきっかけとなってニューロンとニューロンのあいだに新しい結合をつくるためのタンパク質が生成されます。これが神経可塑性です。これは幼いときだけ起こるものではなく、一生を通じて起こります(9)。意識を集中させることだけでなく、有酸素運動、新奇条件、感情の喚起によっても、ニューロンの新しい結合が生み出されます。

有酸素運動は、心臓血管系と筋骨格系だけではなく、神経系にとってもプラスになるようです。たとえば、身体を動かしているときのほうが、すばやく効果的に学習することができます。また、新奇条件、つまり斬新なアイデアに触れたり、これまでしたことのないような経験をすることによって、既存のニューロンのあいだに新しい結合がつくられ、神経伝達速度を上げる脂質の鞘《しょう》、ミエリンが成長します。さらに、新奇条件はニューロンの新生さえも促進します——

ニューロンが新生するという新発見が科学界に受け入れられるまでには、ずいぶん時間がかかりました。

意識をある一点に集中することによって、脳はその一点をより強くクリアに認知しようとします。その結果、そのための脳の部位の神経の発火が活性化されることになります。たとえば、ある研究から、音に反応することで報酬を与えられた動物では脳の聴覚中枢が顕著に発達したのに対して、視覚への反応で報酬を与えられた動物では視覚野が発達したというエビデンスが示されました。この研究から示唆されることとは、神経可塑性は感覚入力だけでなく、その感覚刺激に意識を集中することによって活性化されるということです。また、この実験において、動物が報酬を与えられたとき、情動が喚起されている可能性があり、この情動もまた活性化要因のひとつではないかと考えられます。人間においても同じように、自分にとって重要であり、価値が大きいと感じられる活動を行う際に強い情動が喚起され、神経可塑性の活性化につながっているのではないかと考えられます。逆に、なにも感じず、気持ちが揺り動かされていないときには、記憶にも残らないばかりか、脳の構造が変わることもないでしょう。

ほかにも、意識の集中によって脳の構造が変わるエビデンスとして、バイオリニストの脳のスキャン画像があげられます[10]。脳画像では、バイオリンの弦を正確かつ高速であやつる左手にあたる皮質領域に顕著な発達と肥大がみられます。ほかには、空間記憶にとって欠かせない海馬の肥大がタクシー運転手の脳において認められるというエビデンスも報告されています[11]。

マインドフルな脳

意識を集中させる力こそが、マインドフルネスの練習を通じてジョナサンに獲得してもらおうとしたものです。ところで、マインドフルネスの練習を行うことによって、脳のなかではいったいどんなことが起こるのでしょうか？　マインドフルネスは気分障害、ＡＤＨＤ、物質障害からパーソナリティ障害にいたるまで、多くの症状に対して効果があると研究によって示されていますが、なぜこれほど多種多様な症状に対して効果があるのでしょうか？　そして、マインドフルネスのトレーニングは、ジョナサンの重度の調節不全に対して効果をもつのでしょうか？

近年の臨床研究、二五〇〇年のあいだ重ねられてきた実践、神経科学分野の最新の研究、わたし自身の臨床経験を含むすべてが示唆するものをまとめると次のようになります。[12]マインドフルネスは、自分がいまこの瞬間なんのために、なににどのくらい注意を向けているかを意識するものです。研究者の定義によれば、マインドフルネスとは、いまこの瞬間に心を集中し、それに対する思考や判断にとらわれることなく、あるがままの姿に気づき、受け入れるという心のありようです。[13]それは自己観察でもあり、マインドフルネスを実践することによって、心の海の景色を言葉にして表現することができるようになります。この過程においていちばん大切なところとは、自分自身にチューニングを合わせ、「自分のいちばんの親友」になるところにあるとわたしは考えます。親が子どもに情動調律を行うと、健全な安全型の愛着が確立されますが、自分自身に情動調律を行ったときも、レジリエンス（回復力）と柔軟性の基盤がつくられるのです。

マインドフルネスという自分にチューニングを合わせる心の働き、安全型の愛着形成過程、前頭前野の中心となる大切な機能（第Ⅰ部参照）はぴったりと重なり合っているように思えます。マインドフルネスによって自分の心に情動調律を行うこと、そして愛着形成過程で親が子どもに情動調律を行うこと、この二つは前頭前野中央部の神経線維を強くするのではないでしょうか。このことについて考察しはじめてすぐに、マインドフルネスの実践家の前頭前野中央部がより発達していることを明らかにする研究が現在進行中であるという報告を見つけました。(14)

つまり、ジョナサンにマインドフルネスを提案するに至った仮説はこうです。マインドフルネスの実践は、気分を調節する脳の部位の成長を促して強化し、その結果、精神状態が安定し、情動のバランスがもどり、レジリエンスが獲得されるのではないか。ジョナサンの愛着が不安型であるという意味ではありません。第三章の「脳の働きを心にとめよう」で説明した共鳴回路と呼ばれるニューロン群が、マインドフルネスによって成長するのではないかと思われたのです。前頭前野中央部も含む共鳴回路があることによって、わたしたちは他者に共鳴することができ、自己の調節もできるのです。愛着と調節機能はここでつながりあうのです。自分の心との愛着、そして他者への愛着は、脳の調節回路の成長へとつながります。自己そして他者との安全な愛着が形成されると、心のバランスが保たれ、自分自身をうまく調節できるのです。治療の目標は、ジョナサンがマインドフルネスの実践を通じて、自分の心の情動調律をできるようにすることです。そのためには集中力と時間が必要です。もちろん、ジョナサンの機能不全が悪化して自傷他害につながることのないように注意深く診察することも大切です。

思春期の脳と前頭前野

ジョナサンは必死でいまの苦しみから抜け出す方法を探していました。思春期というだけでもつらいはずです。身体の変化を受け入れなくてはならず、性の芽生えに混乱し、アイデンティティと友人関係の変化に耐え、勉強をし、将来の不安に揺れ、家族からの自立に向けて葛藤と闘わなくてはならないのです。また、思春期の脳そのものが絶えず変化し、落ち着かない状態にあります(15)。前頭前野は、中央部ももちろんそうですが、二十代半ばにならないと完成しません。思春期の脳は、劇的なホルモン環境の変化にさらされるだけでなく、遺伝的にプログラミングされた「大規模な神経の刈り込み」の時期に入ります。よく使われる神経結合を残し、使われないものを刈り込み、脳の機能を効率よくするわけです。強いストレスがあると、脳の再構築のプロセスはその影響を受けて激化し、ただでさえナイーブな状態にある脳にトラブルが生じたり、これまで隠れていた問題が表に出てきたりします。思春期の脳はこのような状態にあるために、前頭前野中央部の九つの機能――恐怖の調整から、共感、倫理意識にいたるまで――がとても不安定になります。ですから、十代の子どもにとっては、健康な子どもであっても、情動の自己調節はかなり難しい課題になります。

しかし、ジョナサンの気分の調節不全は、ふつうの思春期の「むしゃくしゃ」レベルをはるかに超えていました。ふつうの思春期の若者は、本気で自殺を考えることもなく、自分の気分が次にどうなるかわからないあまりに生活がめちゃくちゃになるということもないはずです。いつ爆発するのかわからない心をかかえて、ジョナサンは苦しみ、すっかり自信を失っていました。「自分が信じられない。オレの心のはずなのに、まるでオレの敵みたいなんだ」

ジョナサンはいまこそ、「自分自身の親友」になる方法を見つけなくてはなりません。統合機能をもつ前頭前野中央部の線維結合を成長させることができれば、第4章でお話ししたＦＡＣＥＳの流れが強まり、硬直でカオスでもなく、その中間にある調和のとれた生き方ができるようになるはずです。意識の統合こそが、ジョナサンの心を安定させてくれるのではないでしょうか。

わたしは、このことをすべてジョナサンに説明してから、運動を定期的にすること、一日三食きちんととって栄養に気をつけること、睡眠を十分にとることを強く言い聞かせました。こういったことが神経可塑性の栄養になるのです[16]。ジョナサンは「処方箋」に従うと約束してくれました。運動、栄養、睡眠という脳の健康のための基本がないがしろにされることが多いのは、ほんとうに悲しいことです。運動に確かな治療効果があることは、まだほとんど知られていません。ですが、現在では、うつをやっつけてくれるエンドルフィンの遊離が有酸素運動によって高められ、脳の成長が促進されるというエビデンスが明らかになっています。規則正しい食生活を送り、さまざまな食品群をバランスよく摂取し、砂糖と刺激物を摂り過ぎないようにすることによって、気分の揺れがやわらぎます。睡眠もとても大切なのですが、ジョナサンのような状態にあると不眠になりがちです。それでも睡眠の習慣に気をつけることによって最大限の効果が得られます。寝る前に気持ちを落ち着かせるような習慣をつくり、夕方以降はカフェインその他の刺激物をなるべく避け、入眠二時間ほど前からはパソコンやゲームやテレビなどの電子機器に接しないようにします。入浴、穏やかな音楽、読書といった静かな活動は、身体だけではなく心も落ち着かせる効果があります。脳の健康の基本をおさえたうえでやっと、統合を促すための具体的なアプローチにとりかかることができるのです。

いよいよ、ジョナサンがマインドフルネスを使って意識を集中し、脳の構造を変えるときがきました。わたしたちはマインドフルネスのスキルを高めるための簡単な訓練から徐々にはじめました。セッションのなかで訓練を行うたびに、一時的に脳が活性化されるはずです。これを定期的にくりかえすことによって長期的に持続する特性へと変化するのです。マインドフルネスの実践を重ねるほど、心身のあるがままの状態に気づき受け入れるというマインドフルな状態が個人の特性に変わるのです[17]。

図のようなイメージがあると、これからお伝えするテクニックがわかりやすいと思います[18]。わたしはこの図を心の「気づきの車輪」と呼んでいます。ジョナサンの訓練をはじめるときに、こ

気づきの車輪：外輪、スポーク、中心軸

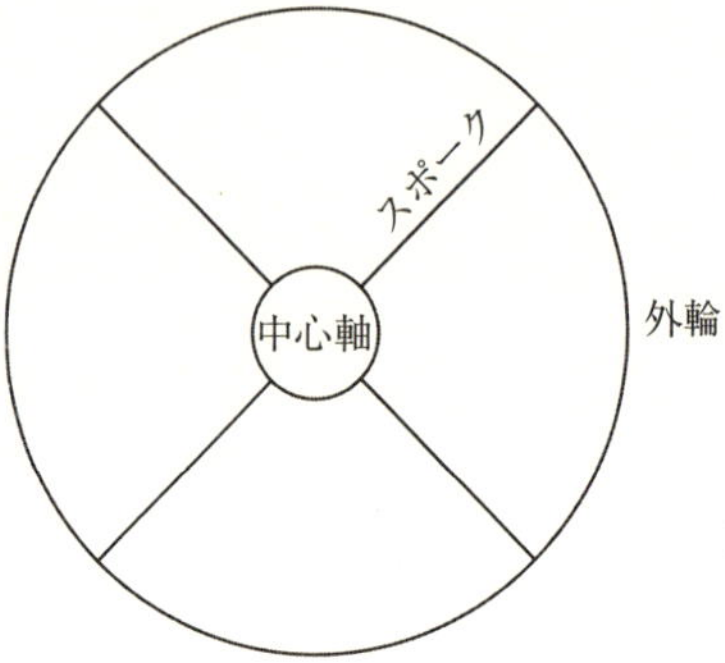

ジョナサンにこんな図を描いて見せました。
意識を集中させるときのイメージです。

れを描いてみせました。自転車の車輪を思い描いてみてください。中央に車輪の中心軸があって、スポークが放射状に外輪に向かって伸びています。思考、感情、外界の知覚、身体の感覚など、注意を向ける対象すべてが外輪にあたります。心のまんなかにあり、気づきを感じる部分が中心軸です。外輪に注意を向けている様子がスポークです。わたしたちは、同時にいくつかのことに注意を向けながら（数本のスポークが中心軸と外輪をつないでいますね）、心の中心軸で気づきを得ています。中心軸は前頭前野だととらえてもいいでしょう。それでは、この感じを実際に体験してみるために、ジョナサンとの最初のマインドフルネスの訓練を見てみましょう。

呼吸のマインドフルネス――呼吸に意識を集中する

過去数千年にわたり、西洋、東洋のほぼすべての文化において、人々はマインドフルネスの力を使って幸せと心の健康に近づこうとしてきました。そのなかには、ヨガ、太極拳、気功など身体エネルギー志向のもの、祈禱や聖歌などの信仰のかたちになっているもの、仏教家によって西洋に紹介された瞑想などがあげられます。

ジョナサンには「洞察の瞑想（insight meditation）」を教えることにしました。わたし自身が熟練した師から直接トレーニングを受けていますし、脳の発達を促すというエビデンスが最も多いものだったからです。出発点としてはもちろんほかの技法でもよかったのですが、わたし自身がリラックスしてとりかかれるものを選びました。

以下が、わたしが実際に生徒と患者に用いている瞑想エクササイズの教示です[19]。自分のペースで読んでください。そして、落ち着いて自分の心と向き合える場所にいるときに、実際に試してみてください。

自分の心の声に耳を澄ますことができたら、どれだけよいでしょう。自分のほんとうの心の状態に気づくことができれば、いろんな場面できっともっとうまくいくはずです。でも、学校や家庭ではその方法を教えてはくれません。だからここで、ほんのちょっとの時間を使って試してみることにしましょう。

気持ちを落ち着け、背筋をまっすぐにして、足は組まずに足の裏をしっかりと床につけます。床に寝そべってもかまいません。まずは目を開けたまま、部屋の中央に意識を向けます。そこからどんどん奥の壁のほうに意識を向けます。意識を集中する点の流れを感じます。次に、意識を再び部屋の中央にもどして、その動きを感じます。そして、次に意識を自分の身体の近くにもってきます。ちょうど本を両手で持って読むときの距離に意識を運び、集中します。意識を真ん中から遠くへ、そして近くへ移動できるという感じをしっかりと心にとめます。

次に意識を自分の内部に向けます。目を閉じたほうがやりやすいかもしれません。この部屋のなかの自分の身体がある空間を感じます。次に、まわりの音に耳を傾けます。音を感じながら、心が満たされていきます。（しばらく間をおく）

次に、呼吸に注意を向けます。呼吸をいちばん強く感じられる場所はどこですか？　鼻から空気が入って、出ます。胸が上がって、下がります。お腹が膨らみ、しぼみます。身体全体が呼吸しているのがわかりますか？　どこでもかまいません。呼吸を感じ、息を吸って、吐いて、そのリズムに意識を任せます。（しばらく間をおく）

つい考えごとをしてしまったり、なにかを思い出したり、悩みごとが浮かんできてしまうかもしれません。そうなっていることに気づいたら、それをただ心にとめ、そっとやさしく自分の意識を呼吸にもどします、呼吸を感じ、息を吸って、吐いて、そのリズムに意識を任せます。（しばらく間をおく）

このまましばらく呼吸のリズムを味わいます。これから世代を超えて語り継がれてきた古い物語をお話ししますので、そのまま耳を傾けましょう。

心は海のようなもの。ずっと深いところでは、海はいつも穏やかで澄んでいます。水面が静かなときも、波立っているときも、猛烈な嵐のなかでも、海の底は静かなままです。そこから海面を見上げて、「きょうは荒れているな」「きょうは穏やかだな」と、ただゆったりと眺めることができます。心もこれと同じです。心の奥深いところから、ゆったりと表面を見上げ、脳が心の表面につくりだした波、思考、感情、感覚、記憶という心の海面の動きを眺めてみましょう。いまこのときを使って、心の表面の波の動きをただじっくりと眺めてみましょう。

ときどき、意識を呼吸にもどします。呼吸のリズムに身をゆだねることによって、心のいちばん深いところにある穏やかな場所にもどることができます。この場所にいれば、心の波に押し流されずに、心の波を見つめることができます。心の波が自分のありのままますべてではなく、そのとき考えていること、感じていることが自分そのものではないことがわかります。考え、感じながら、同時に「いまのこの気持ちはわたしの全人格をあらわすものではない」と理解することができます。そう、それは単に心がいま経験していることにすぎません。「いま自分は考えているんだなぁ」「思い出しているんだなぁ」「心配しているんだなぁ」と心の経験していることに名前をつけてもよいでしょう。そうやってひとつの状態が来ては

過ぎ去っていくのを感じましょう。ゆっくりと思いを手放し、意識がその思いから離れていくのを感じます。（しばらく間をおく）

心のなかに意識を向け、集中しているあいだに、もうひとつだけお話ししましょう。きっとあなたのお役に立てるのではないかと思います。自分の心を自転車の車輪だとイメージします。中心軸からスポークが外輪に向かって伸びています。あなたが意識を向ける対象が無数に連なったものが外輪です。触覚、味覚、嗅覚、聴覚、視覚という五感がキャッチする外界の情報、腕、脚、顔の筋肉などの身体感覚、肺、心臓、腸などの内臓感覚。身体のすみずみから、心に大切なメッセージが送られてきます。第六感ともいえる身体感覚に意識を向ければ、大切なメッセージをもっと強く受けとることができます。ほかにも意識の対象となる外輪には、心が直接つくり出す思考や感情、記憶や知覚、希望や夢などがあります。自分の心のありよう、そして他者の心のありようを見るという力は、第七感といえるでしょう。また、他者とのつながりを感じれば感じるほど、もっと大きな世界とのつながりを感じることができます。第八感ともいうべき関係性の感覚をもわたしたちはもっているのです。

つまり、わたしたちは、どこへ意識を向けるかを自分で選ぶことができるのです。外輪のどこにスポークをつなげるのかを自分で決められるのです。五感の一つでもいいし、お腹の感じに意識を向けることもできます。記憶に意識を向け、第七感からの入力エリアにスポークをつなげることもできます。心の奥深いところが気づきの車輪の中心軸となって、そこからすべてのスポークが伸びています。呼吸に意識を集中すればするほど、中心軸は大きくなります。すると、外輪で起こっていることをよりゆったりと受けとめることができるようになります。聡明かつ偉大な心の深みに身を任せましょう。きっと経験をありのままに受けとめてくれるはずです。先入観も判断もなく、ありのままを受け入れることで、気づきがもたらされ、その気づきに導かれて心の奥底の穏やかな場所にたどりつきます。その場所から、いま感じ、経験しているすべてを眺め、その動きを知ることができるのです。

気づきの車輪の中心軸は心の海のなかの穏やかな深みのように、静かで、安全で、オープンで、好奇心に満ちた場所です。この安全で開かれた場所にゆったりと腰を落ち着けることによって、平静さを保ちながらも豊かな力がわき、集中して、心について考えることができるのです。心の中心軸のところへはいつでも、たったいまも行くことができます。中心軸に立ちもどることによって、自分自身とのやさしい関係をつくることができるとともに、他者ともやさしい関係をもつことができるのです。

もう少しのあいだ、呼吸に意識を向けます。広大な心の中心軸を、あるがままの世界の美しさとすばらしさに対して開いたままにしましょう。（しばらく間をおく）

用意ができたら、自分のペースで深呼吸をして、そっと目を開く準備をします。話し合いにもどります。

いかがでしたか？　心のなかになかなか潜れない人もいますし、簡単だと感じる人もいます。この呼吸の練習を何回かやってみてもうまくいかないという場合は、別のやり方を試してみてもよいでしょう。そのときは、ヨガ、太極拳、歩く瞑想のほうがとりかかりやすいかもしれません。

この呼吸法でも、別のベーシックなマインドフルネスの実践でも、一日にたった数分間練習を続けることによって人生は大きく変わります。多くの患者が「不安がやわらいだ」「世の中がクリアに感じられるようになった」「安心感をもてるようになった」「生きていてよかったと初めて感じられるようになった」と伝えてくれます。ジョナサンにも同じような効果があればと願わずにいられません。

さいわい、ジョナサンはこの呼吸瞑想を気に入り、はじめは一回あたり五分から十分という調子で日課として取り組むようになりました。意識が呼吸からそれてしまったとき、ジョナサンは「ああ、意識が呼吸からそれたな」とだけ思うようにして、意識をそっと呼吸へともどします。

高名な心理学者、ウィリアム・ジェイムスがかつて言いました。「集中がとぎれたとき、くりかえし何度も集中しなおす精神力は、判断と、性格と、意志の根幹である。（中略）このような精神力を高めることのできる教育は、ずば抜けて優れたものとなるだろう[20]」。ジェイムスはまた、「定義するはたやすいが、この理想を現実のものとするのははるかに困難だろう」とも述べていますが、わたしたちは意識がそれたとき何度でも元にもどす方法をすでに知っています。マインドフルネスの実践を使って心そのものを教育することができるのです。わたしはいま、二五〇〇年かけて熟成された技法をジョナサンの心に伝えているのです！

気づきのトレーニングによって心が安定する

学校の映像クラブ活動で、ジョナサンは両親のビデオカメラを使ってこの街を撮影した短いドキュメンタリーフィルムをつくっていました。ジョナサンはトレーニングの最初のころに、フィルムを一つもってきてくれました。わたしもジョナサンもこの街で生まれ育っています。ジョナサンは独自の手法でこの街の空気や質感を鋭くとらえており、わたしはそのすばらしさに目を奪われました。その気持ちがジョナサンに伝わり、ジョナサンは誇りで瞳を輝かせました。そこで、この回を使ってカメラの三脚のたとえ（第２章参照）をジョナサンに説明することにしました。カメラのレンズは、心を知覚する力です。三脚がなければレンズは安定せず、心のフォーカスは手ぶれしてしまい、ハンドカメラで撮ったアマチュア映画のようになってしまいます。ジョナサンはすぐに理解しました。ピントの合わない手ぶれした映像は、気分の揺れのなかで自分を見失ったときの気持ちとぴったり同じです。また、ジョナサンは瞑想のなかの海のイメージも好きでした。自分を荒れ狂う海面で浮き沈みするコルクだとイメージすることができました。車輪と中心軸、カメラ、海、自分にしっくりくるように感じられればどんなメタファーでもかまいません。わたしたちの心の奥深くには、自分を観察し、客観的にとらえ、それをありのままに受けとめられる場所があります。あるがままを受容する心の中心軸、静けさに満ちた心の海の深み。ジョナサンはこの場所から、内省的な気づきの力を使って、脳の働きを変え、最終的には脳の構造そのものを変えるのです。

マインドサイトの三脚の三本の脚——観察、客観性、オープンさ——を通じて、このプロセスを見てみましょう。

観察

まず、ジョナサンは自分がどのように意識を集中しているかを観察し、その癖に気づく必要がありました。ジョナサンは、呼吸に集中しようとしてもどうしても気が散って、なにかを考え込んでしまったり、感情にとらわれてしまったり、思い出したりしてしまう自分に気づきました。瞑想のやり方が「違う」からではありません。このエクササイズのポイントは、逸脱に自分で気がつくことです。そして、何度でもターゲット（呼吸）に集中しなおすことです。この訓練は筋肉を鍛えるのに似ています。上腕を曲げて、伸ばして力を抜いて、とくりかえすやり方は、意識を集中するポイントに向けて、意識がそれたらまた集中しなおすのと同じです。このエクササイズは、自分の集中の傾向に気づく能力を高めるだけでなく、「こうしよう」（今回は「呼吸に集中しよう」）という意図への注意集中を強化します。自らの意図と気づきがどのような状態にあるかを観察する方法は、すべてのマインドフルネスに共通します。ヨガ、洞察の瞑想では、姿勢と動作、呼吸、ろうそくの炎に気持ちを集中させます。世界中の文化において、さまざまなターゲットに気持ちを集中させ、自らの状態を観察するマインドフルネスが存在します。この訓練によって、「ターゲットに意識を向けて集中し、その集中を維持する」というマインドフルネスのスキルを少しずつ構築して、マインドサイトのレンズを安定させるのです。

ジョナサンは毎日の記録をつけ、マインドフルネスのエクササイズ、気分の変化、日常のなかでのマインドフルネスの実践、有酸素運動の有無を書きとめました。この記録によっても、自分の心身の状態を観察する能力が発達し、ジョナサンは心の働きについてふりかえることができました。

記録をはじめるとすぐに、ジョナサンの「自分を信頼できない」という思いが明らかになりました。たとえ何年も経験を重ねていても、瞑想しようとすると思考や感情が次々にわいてきて集中が妨げられるものです。しかし、ジョナサンはそんなとき強いいらだちを感じて、「やっぱりオレはダメなんだ」と感じます。ジョナサンの記録には何度もこういう思いが登場し、「練習してもムダだ。オレにはどうすることもできないんだ。やっぱり死ぬしかないのかもしれない」と綴られていました。しかし、かすかな希望の光も見えます。「父親が、音楽がうるさ過ぎるから止めろと言ってきて、オレはキレた。ムカつく。死ぬほどウザい。でもきょうはいつもと違った。自分が父親にキレているのを高いところから見ている感じだった。頭からモクモクと煙が出ているみたいな感じで、オレはどこかからそれをずっと座ったまま見てた。すごくいやだった。でも止められなかった」。翌日には落ち着いたそうですが、それでも、ジョナサンにとっては「オレの心なのにやっぱりまたオレを裏切った」と感じられたのです。「でも今回は頭が真っ白になるんじゃなくて、自分の姿が見えたんだ」

ある程度の距離をとって、心の動きを客観的に見つめるスキルは、心を調節して安定させるための大切な最初の一歩です。前頭前野のなかに「座って」、ほかの神経エリアから怒濤《どとう》のように押し寄せてくる波に押し流されないための方法を、ジョナサンは身につけつつありました。それは重要な出発点でした。

客観性

初めてマインドフルネスの訓練をするとき、楽器を習うときのことをイメージするとわかりやすいかもしれません。はじめは、弦、キー、マウスピースなど楽器の特徴を学びます。次に、音階を弾いたり和音を奏でたりして、一音一音に気をつけながら基本的なスキルの練習をします。何度も同じ練習をくりかえすことによって、新しい能力が獲得されます。実際に、新しい能力のために必要な脳の部位が鍛えられるのです。

マインドフルネスの訓練は基本的なスキル練習と同じです。楽器を心に置き換えてください。観察の段階で「ターゲットに意識を集中し、その集中を維持する」スキルを高めたわけですが、これによって集中が保たれ、心が安定します。次の段階では、意識の対象から気づきそのものを区別するスキルを高めることになります。

ジョナサンの訓練では、この段階を「ボディ・スキャン」からはじめました。床に寝た状態で、指示された身体の部分に意識を集中します。つま先から鼻先まで順番に、各部位でじっくりと時間をとって、その身体の感覚を十分に味わえるようにします。呼吸のときと同じように、意識がそれたときには「気が散ったな」とだけやさしく注目して、その注目を手放し、もう一度、元の場所へ意識を向けます。身体感覚をひとつひとつゆっくりと味わうことで、気づきの車輪のスポークを新しいところにつなげることができます。このスキル訓練のなかで、ジョナサンは心の底、気づきの中心となる中心軸に座ったまま、意識だけを身体から送られてくるさまざまな感覚に向けて、どこが緊張しているのか、どこがリラックスしているのかを理解することができました。自由自在に第六感を味わいながら、気が散ったことにも注目することができたのです。

次のステップは歩く瞑想です。部屋のなかをゆっくりと二十歩進みながら、足の裏またはひざ下に意識を集中します。このときもこれまでと同じように、意識が足の感覚からそれてしまったら、集中しなおします。これは、「ターゲットに意識を向け集中し、その集中を維持する」ための観察力を高めながらも、客観性獲得のための準備を行うものです。各プログラムで集中のターゲットは異なりますが、感覚は同じものです。ジョナサンの心の世界のなかで意識を集中し、ありのままに気づく力が強化されつつありました。

このころのジョナサンの記録には次のようなものがあります。「すごいことに気がついた。確かに変わった感じがする。すごくいやな気持ちとか激しい感情は、もちろんいまも浮かんでくるけれど、前は『全部オレそのもの、オレはやっぱりダメ』って思ってた。でも、いまでは『この気持ちはオレそのものじゃない、一時的な思いで、わいては消えていくものなんだ』ってわかるんだ」。また、弟に対して怒りを感じたときのことについては、「ほんとうに頭にきた。……でも、オレは弟にキレるんじゃなくて散歩に行くことにした。外に出てから、頭のうしろのほうに自分が二人いるみたいに見えた。はっきりと。一人のオレは自分ことを客観的に落ち着いて見ている。もう一人のオレはキレて頭の中が真っ白。すごく変な感じだった。教えてもらったみたいに、自分の呼吸を観察してみたけれど、役に立ったのかどうかはよくわからない。でもしばらくすると、なんとなく穏やかな気持ちになった。なんか、頭にきたのがそんなたいしたことじゃないって思えたんだ」。

ジョナサンは、呼吸瞑想、ボディ・スキャン、歩く瞑想を順番に自宅で練習していました。ところがある日、以前のいらだちの感覚が新しいかたちをとってもどってきました。ひどい「頭痛」がして、「声」みたいなものが聞こえてくるというのです。「もっとこう感じるべきだ、こうするべきだ、おまえの瞑想のやり方はでたらめだ、おまえはなにをやってもダメなんだ。すべてムダだ」という声が。

わたしはジョナサンに言い聞かせました。「この声は君の心の活動によるものなんだ。そんな声が聞こえてくるのは君だけじゃないんだよ。わたしたちはみんな、心のなかに自分を批判する声をもっているんだ」。とはいえ、ジョナサンがさらに一歩成長するためには、その声にしばられないようにする必要がありました。ジョナサンはもうすでにこの課題に立ち向かう準備ができています。

オープンさ

観察を通じて、ジョナサンは心を動かす力である「意図と集中」に気づくことができるようになりました。次にジョナサンは客観性を獲得し、心の活動と自分の気づきそのものを区別できるようになり、心の海の嵐は自分そのものではないということを学びました。ところが、ここで心の嵐が姿を変えて「〜するべき」という期待となって、再びジョナサンの心の中心軸のなかへ浸入しようとしています。これは人生を牢獄に変えてしまうものです。「こうあるべき」と自分に言い聞かせ、実際に感じているはずのことを変えようとする行為には、なんの効果も意味もありません。オープンな気づきとは、すべてをありのままに受け入れ、心がつくりだした批判に流されないことです。

皮肉に聞こえるでしょうか？　ジョナサンは変わるためにわたしのところへ来たのに、わたしはジョナサンにあるがままの自分を受け入れろと励ましているのです。でも、ここには違いがあります。実際に感じていることを打ち消し、それに対抗しようとすると、緊張が生まれ、自分で自分を苦しめることになります。自分の心の世界にずかずかと踏みこみ、「ダメだ、それはやめろ！」と命令するのではなく、そこにあるものをそのまま受けとめ、そこで起こることをただ見つめればよいのです。不思議なことではありますが、ありのままを受け入れることが、変化を受け入れることにつながるのです。このことは多くの歴史によって明らかにされています。先入観をもって判断したり批判したりすることなく、心の世界をオープンに受け入れればよいのです。こんなふうに考えてみてください。友人が悩み、あなたのところへやってきたとしたら、きっとまず耳を傾け、「思いつくことをなんでもいいから話して」と声をかけ、心を開いてその言葉を受けとめ、寄りかかるための肩を差し出すことでしょう。オープンさというのはまさにこのことなのです。あるがままの心の状態に波長を合わせ、やさしく自分をサポートし、対抗するのではなく受容するのです。

しかし、ジョナサンはまだ自分にやさしくすることができずにいました。たとえば、呼吸に集中しようとしているときに、先週末の出来事、勉強についての心配ごと、友達との言い争いなどを思い出して気が散ると、ジョナサンは「オレはきちんと瞑想していない、ダメだ」という気持ちをもってしまいます。厳しい自己批判が浮かんできたときも、「ああ、こういう思いが浮かんできたな」と気づけばいいのだと、わたしはジョナサンに伝えました。批判的な思考が浮かんできたときには、ただ単に「批判……批判……」と思考にラベルを貼ればいいのです。そしていつものように、自分の意識を呼吸のところへもどすだけです。ジョナサンは自分で「疑い……疑い……」と思考にラベルづけをしました。この思考のために気が散りやすいことをすぐに思い出せるようにしたのです。

オープンさは、マインドサイト・レンズを安定させる三脚の三本目の脚です。「〜するべき」に押し流されず、自分自身と自分の経験をありのままに受け入れることを意味します。しかし、この心の情動調律、心の受容へといたる前に、わたしたちはまず自分で自分を牢獄に閉じ込めようとしていることに気づかなければなりません。

心の安定

ジョナサンは自分が変わってきたことに気がつきました。心が荒れ、嵐にのみこまれそうになったとき、そこから抜け出そうとジョギングやサイクリングに出かけます。リズミカルに身体を動かすと、身体が落ち着いて感覚をとりもどすことができ、心のバランスをとりもどすための手がかりが得られます。何週間かたったところで、ジョナサンは新しい経験について話してくれました。激しい怒りで荒れ狂って、強い感情がわきあがってきたとき、以前よりもそれをくっきりと自覚できるようになりました。そして、理由がわからないながらも、強い感情をもちながらそれに押し流されないでいられるようになったというのです。ジョナサン自身がなによりびっくりしたのは、心の嵐を鎮めるコツがなんとなくつかめたことです。これにはジョナサンの両親も喜びを隠せませんでした。

ある晩のジョナサンの記録には次のように書かれています。「きょうの午後、母親とケンカして、夕食も食べずに部屋に入ってそのまま出なかった。死にたいと思った。やっぱり。思った通り、オレはずっとダメなまま。ちょっとよくなったと思ったとたん、こうなるんだ。学校から帰ってくるのが少し遅かったからって、母親はすごく怒ったんだ。……オレはベッドに座って、とにかくいろいろ考えた。どうせ、ダメだ、なにやってもムダなんだって。でも、そのとき『どうせダメ、なにやってもムダ』って考えが、なんだか急に頭のなかでふわっと浮き上がったみたいに感じた。筏《いかだ》とかボートとか、丸太みたいなやつが海に浮いたみたいに。いつものオレだったら、そのボートに乗っかったまま流されていくのに、そのときは違って、流されなかった。ボートに乗っているのはオレじゃない。『どうせダメ、なにやってもムダ』って感情が乗っかっているだけなんだってわかった。いちばんすごかったのは、『まあ、変な感情が乗っかったボートがそこに浮かんでてもいいか』と思って放っておくことにした瞬間に、それがイヤなものじゃなくなったこと。もちろんボートはオレの一部なんだけれど、自分そのものじゃないっていうか、オレはそれに乗っているわけじゃないんだって思ったら、苦しくなくなった。『へぇ、こんな感じなんだ』って眺めていたら、そいつ自身がなにもできないって感じになって消えた。びっくりした」。その日のセッションでは、この「ボート」の経験について話し合いました。そのなかで、絶望感にとらわれる必要はないということにジョナサンは気づきました。いきなり激しい感情に襲われても、なにもできないわけではないのです。自分の心の状態をあるがままに見つめ受け入れるだけで、苦痛が癒されるということをジョナサンは学んだのです。「自分の考えとか感情から逃げないで、正面から受けとめてじっと見つめることができれば、そいつらの威力がやわらぐことがわかった」とジョナサンは言います。自分自身の力で、感情や思考の流れをコントロールできることがわかり、ジョナサンは自信をとりもどしつつありました。このことは多くの点において、マインドフルネス経験者の脳が、困難を避けるのではなく立ち向かう「アプローチ志向」へと変化するというエビデンスと一致します。これこそが、レジリエンス（回復力）の強化を示す脳のサインです。

ジョナサンはさらにこう書いています。「なんかありきたりに聞こえるかもしれないけれど、ほんとに人生の見方が変わった。前のオレだったら、これは全部ダメなオレ自身なんだって思ったけれど、いまはただの一時的な経験にすぎないんだってわかる。オレの脳はヤバいくらいおおげさな感情をつくってオレにいろいろ経験させてくるわけだけれど、だからってそのヤバい感情がオレそのものじゃないんだ」

ジョナサンの気づきは深く、洞察に満ちています。その表現力のすばらしさに心を打たれます。体内の情報とエネルギーの流れを変化させ、心が「ヤバい感情」であふれかえるのをとめるために、ジョナサンはさらにこの新しい豊かな観察力を磨きあげました。すでに獲得していた自己観察スキルを使って心の嵐を客観的に眺めることができたので、次のステップではその心の嵐への対処法を学びます。わたしが次にジョナサンに教えたのは、基本的なリラクセーションのスキルです。苦しいときやつらいとき、記憶にある静かな安らぎの場所、あるいはそんな空想の場所を思い浮かべるように指示しました。最初は、セラピールームのなかの安全な環境で練習して、安らぎのイメージを椅子に腰かけている身体の感じ、あるいは呼吸を感じているときの基本となる感覚（grounding feeling）に結びつけました。リラクセーション、心のなかでのイメージテクニックを練習しておくことによって、不安定になったときに落ち着くための備えになります。ジョナサンはだんだん自分の身体の状態変化――心臓がドキドキしたり、お腹の辺りがキリキリしたり、握った手に力が入ったり――に気づくことができるようになり、自覚することによって落ち着くことができるようになりました。そうすることで、爆発して「低次元の道」へ進む自分をとめることができるようになってきたのです。心のもつ気づきの力が安定することによって、心のバランスがとりもどされたのです。ジョナサンはまさにそのプロセスを体験していました。

数カ月たつと、ジョナサンは面接のなかで上手に自分の心の状態を客観視して、変化させることができるようになり、自信がつきました。記録にはこう書かれています。「感情への注意の向け方が変わると、感情のもつ影響力が変わるんだ。だんだんコツがわかってきた。前はすぐに爆発して何時間も続いてた。いまだったら数分くらいで感情はバラバラになって、『オレはダメだ』みたいに思わずにただ見てると、どっかに消えてっちゃうんだ。なんか不思議なんだけれど、自分のこと、信頼してもいいかなって気持ちになってきた。もしかしたら、生まれて初めてかもしれない」

ジョナサンが変わるためには、心が不安定になってから安定をとりもどすまで、そこにあるものをあるがままに受け入れる力と、そこのあるものをそのままにしておく強さが必要でした。これまでの道のりは、ジョナサンにとってほんとうにつらく大変なものでした。心の嵐はジョナサンの人生をめちゃくちゃにしようとしていましたが、そのぶん「なんとしても心の平和をとりもどしてやる」という強い動機を生み出していました。

ジョナサンのなかで変化したものはいったいなんだったのでしょうか？[21]　神経の変化を確認するための脳のスキャン画像はありませんが、想像では、週に二回の面接時の訓練、ほぼ毎日のマインドフルネスの実践と有酸素運動という努力を数カ月重ねた結果、ジョナサンの前頭前野中央部において統合機能をもつ神経線維が成長したのではないかと考えられます。ジョナサンがこれまでにないやり方で意識を集中し、統合することによって、前頭前野中央部のシナプス結合が増え、GABA抑制機能をもった神経線維（GABA inhibitory fibers）が形成され、大脳皮質下の嵐を鎮める力が強くなったのではないでしょうか。その結果、「ねばねばGABAゼリー」が大脳辺縁系の扁桃体の怒りをなだめ、下位の脳幹が「闘争―逃走―活動停止ルート」に向かうのを止めることができるようになったのです。また、ジョナサンの脳は「左モード」（第6章参照）になりつつあると考えられます。新しく獲得された統合によって、ジョナサンは脳の発火を新しく適応的な方法で調整してバランスをとれるようになりました。新しい気づきが心の聖域となり、そこに「座った」ままで、これまで圧倒されるだけだった心の嵐に押し流されずふみとどまる力を獲得したのです。マインドフルネスのトレーニングによって、心のジェットコースター状態がおさまっただけでなく、レジリエンス（回復力）が高まり、ジョナサンは自分らしさをとりもどしました。「まるで生まれ変わったみたいだ。強くなった。あんまり言い過ぎると効果が薄れるんじゃないかって心配だけれど、すごくいい気分。すっきり、くっきりっていうか、そんな感じ」

セラピーをはじめて半年がたったころには、ジョナサンの症状はほとんどなくなりました。面接室での雰囲気もすっかり変わりました。リラックスして、気持ちが澄んだ状態で、明るいのです。本来の自分をとりもどし、楽しそうにしています。「いやな気持ちとか激しい感情がわいてきてもあまり深く考えなくなりました。オレはもう、そいつらに乗っとられることはないんです！」。そこから、さらにもう少しセラピーを継続し、ジョナサンが新しいスキルを完全に自分のものにできるようにしました。セラピー開始から一年がたち、終結の日が来ました。ジョナサンが立ち上がって、わたしと握手をしようと手を伸ばしたとき、その瞳には輝きが満ちていました。これまでずっと苦しみと恐怖の陰になっていた輝きです。いま、ジョナサンは澄んだ瞳をわたしに向け、落ち着いた顔つきで、自信たっぷりに力強い握手をしてくれました。ジョナサンが初めて診察室のドアを開けたときのことがもう何年も前のことのように感じられます。ジョナサンの背はあのときから十センチ近くも伸びていました。

ジョナサンは高校卒業後、街を出て大学へと進学しました。それから数年後、わたしは近所の店で偶然ジョナサンの両親と再会しました。ふたりは、ジョナサンが「とっても元気」で、ジェットコースター状態はその後一度も再発していないと教えてくれました。ジョナサンが大学で専攻しているのは映像学と心理学だそうです。

第6章

脳の片方が隠れるとき——左脳と右脳のバランスをとりもどす

スチュアートが息子であるランディーに連れられてわたしのところへ来たのはちょうど九十二歳になったばかりのときでした。「わしは精神科医なんかの世話にはならん。一生そんなもんの世話にはならん」と宣言しながら、ランディーの腕をふりほどき、悠々とした足取りで面接室に入ってきます。スチュアートはどうみても六十代、ハンサムで、ひげをきちんと剃って、ウェーブがかかったふさふさの灰色の髪をきれいにセットしています。「わしがここに来たのは息子がどうしてもと言うからだ。こいつはわしに助けが必要だと思っているんだ。まったくばかげた考えだ」

ランディーからは事前に、父親がうつ病ではないかと心配していると電話で相談がありました。高齢者のうつ病に関する新聞記事を読んで、六カ月前に母親のエイドリアンが肺炎で入院したことがきっかけで父親がうつ病になったのではないかと考えたのです。スチュアートとエイドリアンは結婚して六十二年になります。エイドリアンの退院後からスチュアートは、ランディーの表現を用いるなら、「無気力な人」になりました。週に何回も通っていたかつての職場である法律事務所にまったく顔を出さなくなったばかりか、散歩にも出ず、友人にも会おうとしません。息子たちに電話することもなくなりました。孫たちとも、もともとそんなに親しいわけではありませんでしたが、これまで以上に距離ができてしまいました。家族の行事のときには部屋の端に座って新聞を読み、テレビのニュースを見ています。自宅でエイドリアンといっしょにいるときでさえ、スチュアートは冷たい態度をとり、自分の殻に閉じこもっているように見えました。

ところが、ランディーが退室したあと、スチュアートとふたりで話してみたところ、うつ病の空虚さとは少し感じが違うように思われました。むしろ、際だっていたのは平板さでした。声は一本調子で、無表情。この半年の話を詳しく聞いてみると、まるで他人事《ひとごと》のようです。見たいテレビ番組を探しているときにたまたま目にした興味のない番組について語っているかのような調子でした。活力も注意力もあるのですが、どこかよそよそしく感情のこもらない話し方なのです。

スチュアートの瞳を覗《のぞ》きこみ、その心のなかで起こっていることが、わたし自身の感情や感覚として映し出されてはこないかと探ってみました。すでにお話ししましたが、身体はすべてマインドサイトの「目」です。ぼんやり、なんとなくではありましたが、なにかが足りないと感じました。うつ状態の人といっしょにいると、こちらも多少なりとも落ち込んだ、重く悲しい気持ちになり、人との距離を感じて孤独感を味わいます。ところが、スチュアートといっしょにいても、そういう感じはないのです。かすかな恐れ、隠された不安はなんとなく感じられます。これは九十歳を超えた人を前にして、「この患者を助けられないかもしれない」と感じるわたし自身の恐れなのでしょうか？（確かに、「あなたのお力にはなれないかもしれない」とお伝えはしましたが……）。あるいは、わたし自身が加齢、病気、喪失を恐れていて、それが投影されているのでしょうか？　それとも、わたしの共鳴回路がスチュアートのなかで起きているものを正確に映し出したのでしょうか？

　世間話をして数分がたつと、スチュアートは少しリラックスしてきたようでした。スチュアートはこれまで歩んできた人生についていろいろと語ってくれました。知的財産分野の弁護士としての仕事、フットボールと野球のひいきのチーム、学歴、そしてエイドリアンとの出会い。地元の法律事務所との共同経営から引退したのはたった十年前のことで、いまでもその法律事務所の顧問として多くの案件に助言していて、知恵ある年配者としての立場を楽しんでいるそうです。エイドリアンの入院中でさえ、会議に出席していました。確かにいまは自宅にこもりがちで読書ばかりしているけれど、それ以外には「なにも問題ない」とのことでした。この間、わたしはスチュアートに認知症の初期症状がないかどうかを観察しましたが、とくに異常は認められませんでした。記憶力、注意力、現実検討力にはいずれも問題ありません。

次に、エイドリアンが病気になったときにはどのように感じたかを尋ねました。「正しいことじゃないとはわかっているんだが、正直に言って、わしはとくになにも心配しなかったんだ。優秀な医師たちがついていたし、医師が大丈夫だと言ったのだから。それにな、弁護士仲間のひとりがリンパ腫と診断されたときでさえ、わしはなにも感じなかった。人は病気になり、死んでいくものだ。そういうものなんだ。普通の人はなにかを思うもんだとわかっちゃいるが、わしにはどうも、そういう気持ちがないんだ」

スチュアートが「正しいことじゃないとはわかっている」と話したことが、気になりました。スチュアートは自分の反応がなんとなく普通とは違うことに気がついているようです。それを見分けるために、「正しい・正しくない」というカテゴリー分けを試みているようです。スチュアートのなかに「自分の感じ方は普通とは違うのではないか、もっと違う感じ方があるはずではないか」と考えている部分があるということは、その部分と手を組んで治療ができる可能性があるということではないでしょうか。なぜそんなに無関心、無感動になってしまったのでしょうか。いったいどうすればスチュアートの力になれるでしょうか。

面談の終了間際、ランディーにもう一度入室してもらいました。スチュアートはこれまでずっと穏やかな性格だったとふたりは言います。「機嫌が悪くなる」こともありましたし、他人に意見を言うときには「融通が利かない」ところもありますが、自分を見失うほど怒ったことはありませんでした。不機嫌になって長いあいだ黙りこんだままということもなければ、調子に乗ってばかなことをすることもありません。要するにスチュアートは、ランディーいわく、「家族にとっての堅牢でゆるぎのないジブラルタルの岩」だったのです。スチュアートはこれを聞いてもとくになにも言いませんでしたが、瞳の奥の光から、息子のことを深く気にかけている感じがうかがわれました。その光を見て、もしかするとうまくいくかもしれないという希望を感じました。スチュアートが「もう何回かなら来てもいい」と言ってくれたときには、ほっとしました。

過去から現在へ

スチュアートは言葉通りまた来てくれましたが、むっつりした様子は変わりませんでした。幼少期の記憶について聞くと、「ばかげている。九十二歳にもなれば、子ども時代の記憶などまったく頼りにならんものだってことがわからんのか？」と言います。「なぜいまさらそんなことをほじくりかえす？　精神科医どもはやっぱり頭がおかしいな」

裁判官のように「異議は却下する！」と言いたいところでしたが、やめておきました。ユーモアは人と人とのつながりをつくる大切なものですし、神経可塑性を促す働きもありますが、いまこの場にふさわしいようには思えませんでした。代わりに、「治療のうえで心のなかへ入っていくために、過去の記憶を概観しておくことが科学的に有効であることがわかっているんです」と伝えました。弁護士スチュアートの反応は、ご想像できるでしょう。「治療なんかいらん！　だから、そんなことを話しても無意味だ」

わたしはいつも、次の二つの目的で患者さんに幼少期について尋ねています。まずは、ライフイベントを詳しく知るため。そして、その人が自らの人生の物語をどのように語るのかをつかむためです。喪失体験やトラウマなど、適応困難な発達上の出来事がなかったかもチェックします。パーソナリティは、内気さや神経質さのような遺伝的素因をもつ生得的な気質と、両親、仲間、教師といった人々、家庭や学校での経験とが相互作用するなかで形成されます。また、子宮内、幼少期だけでなくその後も、偶然の出来事が発達に予測不能な影響を与えます。わたしたちは与えられたもの、出会ったもののすべてに適応します。それ以外については知らないままですが、そのなかでベストを尽くしているのです。このような生得的な特性、経験への適応、そして偶然が混じり合って自己感覚がつくられています。

ひとたび話し出すと、スチュアートは、育った街、子どものころの遊び、初めて買った車、そして当時の歴史的および政治的出来事についてさえも、抜群の記憶をもっていました。しかし、質問が家族との生活に及ぶと、スチュアートの反応は決まってあいまいになります。「母は、普通の人だった。家を切り盛りしていた。父は、仕事をしていた。わしと兄弟との仲はまあまあよかった」という具合です。家族との生活が成長の過程でどんな影響を及ぼしていると思いますかという質問には、「影響はとくにない。……きちんとした教育を受けさせてくれた。次の質問は？」と答えます。

スチュアートは、両親および二人の兄弟との関係についてはあまりよく覚えていないと話していたにもかかわらず、自分の子ども時代は「問題なかった」、家でどんなことをしていたか、子どものころの自分にとって人生が**どのように感じられたか**を、「ただ思い出せないだけだ」と主張しました。話の細部はいかにも事実を報告したという感じで、生き生きとした体感がともなっていません。お兄さんがスキーでひどいケガをして片足を切断することになったのですが、その場面に居合わせたことを話したときにも、やはりそうでした。「兄は回復した。問題ない」

面接は手ごわいものでしたが、重要なことがわかりました。スチュアートの記憶があまりに一般化されていること、家族との思い出がないこと、「小さいころの家族との関係はわしの人生になんの関係もない」という言葉は、すべてあることを指しています。わたしはこのタイプの自伝的ナラティブを長年にわたって研究してきました。膨大な量のエビデンスが支持しているように、このようなナラティブは情緒的な温かさがない家庭で育ったときによくみられるものなのです[1]。

翌週、スチュアートと妻のエイドリアンがいっしょに面接に来て、スチュアートの家族歴が裏づけられました。エイドリアンは、「スチューの両親は、この地球上で出会った誰よりも冷たい人間でした。いったいどうしたら、あれほど風変わりで、冷血で、思いやりのない人間になれるのか、想像もできません……かわいそうなスチュー」と言いました。八十三歳のエイドリアンは心身ともに健康で、スチュアートに向けるまなざしには誇りと愛情がこもっていました。エイドリアンはわたしの目をまっすぐ見て、「スチューが自分の殻を割って出てこられるようにしてあげてください。お願いします」と熱心に頼みました。

エイドリアンの入院をきっかけにスチュアートが自分の殻に閉じこもる傾向は強くなったわけですが、やはりそれ以前から同じ傾向があったのではないかというわたしの推測は、エイドリアンの話によって確信に近づきました。エイドリアンが入院したときにスチュアートの身になにかが起きたはずです。言葉にしたくない、できないなにかがスチュアートを打ちのめしたのです。エイドリアンから見ると、スチュアートはふたりの暮らしになんの興味ももてなくなり、歴史書と法律ジャーナルの世界に自ら進んで引きこもったという感じでした。「セラピーを受けることで、スチューがいまより幸せになってくれたらいいなと思っています」という妻の言葉を聞いて、スチュアートは「どういう意味かははっきりとはわからんが、わしが引退してからふたりで暮らす生活になるわけだから、まともな話し相手になってほしいと望むのは当然だ」と答えました。わたしたちはさらに三〜四カ月治療をつづけ、なにができるかをいっしょに見極めることにしました。

右と左

スチュアートの根底にある硬直性を招いたのは、「地球上でいちばん冷たい人々」に育てられたせいかもしれませんし、親から受け継いだ遺伝子のせいかもしれません。[2] あるいは、もしかしたらまだわからない他の要因のせいかもしれません。しかし、セラピーを行ううえで理由を確定する必要はありません。それが統合的アプローチのすばらしさです。幸せと心の健康（well-being）の三角形の三つの頂点――心、脳、関係性――に焦点をあてれば、FACESの流れに向かってシステムは動くはずです。そのための大切な問いは次の二つです。いま、なにが起きているのか？　硬直しきったシステムをほぐして新たな連結を促すためになにができるか？

スチュアートを理解する手がかりとして、右脳と左脳がかなり違ったやり方で現実をとらえ、相互にやりとりをしているという点について考えてみましょう。[3] スチュアートの過去の思い出についての話しぶりには、この右脳と左脳の違いという神経学的な裏づけがあります。子どものころに冷たくされ、愛情を十分に受けられなかった場合、多くのケースにおいて片方の半球の発達が抑制され、もう一方の半球が過度に優位となります。スチュアートは思い出を語るとき自分の気持ちではなく事実だけを語ります。また、職業として高度に論理的な知的作業が要求されるものの他者と情緒的に関わる必要がほとんどない弁護士を長く続けてきました。これは左脳優位であり、右脳が未発達であることを強く示唆しています。このごろは右脳と左脳の違いについて雑誌やテレビでよく目にしますし、世間話のなかで耳にする機会も増えました（少なくともわたしのまわりでは）。しかし、一般的に言われる右脳と左脳の違いはそんなに単純なものではありません。ここで詳しく学んでいきましょう。

人生早期から、わたしたちは「非言語」的な方法を使ってコミュニケーションをとります。表情、声の調子、姿勢、ジェスチャー、反応のタイミングと強さを通じてシグナルの送受信を行います。乳児期にとってはこの非言語的シグナルこそがライフラインであり、ほしいものや必要なものを伝達するための唯一の手段です。空腹、恐怖、苦痛、さみしさを伝えるために、赤ちゃんは泣き、腕や脚を振り回し、顔をしかめ、そっぽを向きます。安全で、安心できて、満腹だと感じたときには、微笑み、満足げな声をあげ、保護者の心地よい腕のなかですやすや眠ります。非言語的なエネルギーと情報を保護者がキャッチし、反応してくれることによって、親と子は互いにつながります。第1章に出てきたバーバラが交通事故に遭う前、リアンが「ママに思われていると思った」のはまさにこのやりとりによってです。わたしたちはみな、こうやって両親と「わたしたち（we）」としてつながり合う感覚をつくってきたのです。

非言語的なシグナルをつくり、知覚するのは、どちらも脳の右半球の働きです。神経学者の研究報告から、生誕後数年間は右半球のほうが優位に発達し、活動的であることがわかっています。わたしはスチュアートとの最初の何回かの面接で、非言語的なシグナルがとても少ないことに気づきました。賢く、理路整然と話す、老練した専門家ではあっても、人とのコミュニケーションにおいて欠かせない大切な手触りのようなものが抜け落ちているのです。もちろん、言語的なコミュニケーションも人とつながりあうための手段です。本書もそうですし、スチュアートがキャリアのなかで熟練の技をもって使いこなしてきたのもそうです。人生の最初の数年以降では、言語的コミュニケーションのほうがはるかに重要になるとともに、左半球がより活発になります。幼少期から青年期を通して、左右の大脳半球は交互に発達します。

右半球は左半球に比べ、より直接的に大脳皮質下とつながっています。情報は、身体から脳幹へ、大脳辺縁領域へ、そして右半球の大脳皮質へと流れます。左半球は右半球に比べ、大脳皮質下から来るダイレクトな身体感覚、脳幹の生存反応、大脳辺縁系の感情や愛着から隔てられています。

身体全体、感情の波とそのアップダウン、自伝的記憶をつくりあげる生き生きとした体感については、半球の発達の仕方と解剖学的な位置のために右半球が直接扱っています。情動的自己と社会的自己は右半球にあるのです。わたしたちは、古い祖先から遺産として受け継いだ右半球の大脳皮質があるからこそ、自分の心と他者の心のイメージをつくることができるのです。ストレスコーピング、大脳皮質下の活動統制においても、右脳はより大きな役割を果たしています。しかし、こういったことが右脳と左脳の決定的な違いというわけではありません。左半球もまったく同じように重要な、しかし異なる機能を果たしており、右半球優位の働きと左半球優位の働きがチームとなって活動することによって、日々の活動が営まれているのです。

本書のなかでみなさんに説明しているいま、わたしには概念構成と分析に優れた事実ベースの左半球が必要です。これを読んでいるみなさんも、内容を理解するために左半球が必要でしょう。本能的で情動的な右半球と比べると、大脳皮質下の出来事から直接的な影響を受けにくい左半球は、概念と論理的思考でつくられた「象牙の塔」に住んでいるようなものです。ですが、二つの半球は、確かに相互にコミュニケーションをとりあっています。左右の大脳皮質は、脳の奥深くにあるニューロンの束、脳梁《のうりょう》によってつながっていて、エネルギーと情報が行き来できるようになっています。隔離された二つの脳は、それぞれに異なるエネルギーと情報の流れのパターンをつくりだし、連携もすれば競合もする「二つの心」を生み出します。ここでは二つの心を「右モード」「左モード」とよびます。二つの半球が協働することによって、「両側統合」もしくは「水平統合」が成立します。

左半球が好むのはまっすぐな、言語的、論理的、科学的コミュニケーションです。整理整頓と分類も大好きです。得意とするのは三段論法、論理の連鎖、因果関係の発見。二歳や三歳の子どもたちが「どうして？　どうして？　どうして？」と尋ねはじめたら、それは左半球がオンラインになったサインです。

左モードと右モードについて簡単にまとめると次のようになります。

・左モード――遅れて発達、まっすぐ、言語的、論理的、事実に忠実、分類と整理整頓を好む。

・右モード——早くから発達、全体的、非言語的、イメージ、メタファー、全身感覚、ダイレクトな生の情動、ストレス軽減、自伝的記憶。

二つのモードについてこんなふうにも考えられます。左はより「デジタル」で、情報はオン—オフ、上—下、正しい—違う、のいずれかに二分されます。右はもっと「アナログ」です。脳の解剖学的知見から、右脳と左脳の微細構造に違いがあることがわかっており、それがこのような機能の違いを生み出しているのではないかと考えられます。

右モードが「**AもBも**」というスタンスをとるのに対し、左は「**AあるいはB**」のスタンスをとります。右モードを使って世界を見ると、すべてがつながりあう可能性に満ちています。「これもそれもありかもしれない。この二つをいっしょにしてみると、新しいものが創り出せそうだ！」という感じです。左モードを使うと、くっきりはっきりと分別された世界が見えます。「これとそれ、どちらが真実だろうか？」と。左モードにおいては、正確に現実を反映した見方はただひとつしか存在しません。このとき、「自分はこんなふうに世界を見ようとしている」という自覚はまったくありません。「これがただひとつの正しいものごとの見方である」からです。左モードからすれば、右モードは「間違ったものの見方」にすぎません。

カップルセラピーでは、ひとりが左モード優位、もうひとりが右モード優位という組み合わせのふたりに何組も出会ってきました。夫が「悲しい」と言うと、妻は「バカじゃないの？　悲しいことなんてなにもないじゃない」と返します。夫は困ったような顔で黙り込みます。妻は自分が勝ったと感じます。なんという悲しいゲームでしょう。バラバラの、統合されることのないふたり……このゲームに勝者はいません。

頭のなかに強力な、まったく異なる処理システムが二つもあるなんて、自分のなかでその二つがケンカをしてしまうのではないか、先のカップルのように、自分とは違う優位モードをもつ人ともケンカになるのではないかと思われるかもしれません。ときには、ケンカも起こるでしょう。片方のモードがもう片方に対して長期にわたって優勢であった場合、結果として硬直性またはカオス、あるいはその両方が起こります。それがまさにスチュアートに初めて会ったときの印象でした。よそよそしく堅苦しいのです。

成長過程で左脳優位となるには多くの理由が考えられます。だれかと親密になりたい、非言語的なシグナルを共有し、見守られ、安全だと感じたいという思いがありながら、だれとも愛情やつながりを感じられなかったとしたら？　さらに恐ろしいケースとして、幼少期の他者との相互作用が恐怖感をもたらすようなものだったら？　そんな恐ろしい感覚を抱きながら生きていくことができるでしょうか？　愛も思いやりもない心の砂漠のようなところで生まれ育ったとしたら、あるいは激しい怒りや恐怖にさらされ続けたとしたら、右半球は萎縮してしまうかもしれません。感情から遠ざかり、左優位モードへと退却するほうが安全だと感じられることでしょう。これは適応と生存のためによくとられる戦略です。しかし、ほんとうはもっとよい戦略があるのです。いまこそ、スチュアートがその戦略をマスターできるように手助けするときです。

脳をSNAGする*——刺激して（S）神経を（N）活性化させ（A）成長させる（G）

九十二歳の人にセラピーを行うのは「老犬に芸を教える」ようなものでしょうか？　スチュアートの右モードの神経回路が一世紀近く休止していたのだとしたら、その神経回路の活性化を促すことは可能でしょうか？　この休止が経験、遺伝、偶然のいずれか、またはそのすべてによるものだったとして、現在の神経機能を変える方法はあるのでしょうか？　もしも右脳の神経回路を活性化することができたとして、新しいシナプス結合の生成、統合的なニューロンの新生は実際にありうるのでしょうか？　神経可塑性の科学と神経リハビリテーションの臨床知見は、その間に「可能性はあります！」と答えてくれます。

わたしは、スチュアートのために脳の絵を描き、右脳と左脳について説明しました。そして、「わたしたちの目標は、脳を全体としてバランスよく発達させることです。あなたの左脳の能力はすでによく発達しているので、これから右脳の新しい能力をプラスして、いまもっている力を強化します」と伝え、ＳＮＡＧ——刺激して（Stimulate）神経を（Neuronal）活性化（Activation）して成長（Growth）させる方法——を紹介しました。脳をＳＮＡＧすることで、神経の結合を新しくつくり、強化することができるのです。神経発火が起きた部位では、**シナプス形成**

(synaptogenesis) が起こり、既存のニューロンの神経結合が新生、強化されます。また、**ニューロン新生**（**neurogenesis**）が起こり、新しいニューロンが生まれます。さらに、ミエリンが肥大し、相互につながったニューロン間の電気伝導度が高まることも先にお伝えした通りです。神経の成長を促す鍵となるのは、新奇性、注意集中、有酸素運動です（第5章でジョナサンに話しましたね）。スチュアートはＳＮＡＧという頭字語を気に入ってくれました。どうやらスチュアートの左モードが言葉遊びを楽しんでくれたようです。

電極を使うことなく、脳の特定部位にねらいを定めて強化するためにはどうしたらよいのでしょうか？　そう、「注意を向ける」が答えです。あるスキルに意識を集中してなんども練習をくりかえすと、神経可塑性の力が働き、その時々の神経活動が特性として確立されます。はじめに、スチュアートに意識を集中してもらって、右脳と左脳の違いに気づくための部位を刺激し、その後、二つの脳を連結させる部位を刺激することによって、右脳をＳＮＡＧします。

この訓練を成功させるためには、左モードにあるスチュアートが自分から積極的に取り組む必要があります。スキル構築のために、事前にこれから行うことを説明し、例として楽器演奏の習得時に起きる脳の変化についての研究結果を紹介しました。先にお伝えしたように、バイオリニストは左手の指に注意を向け、難解な動きをくりかえし練習します。その結果左手の感覚と運動

＊訳注：snagは、「ひっかく」という意味。

をつかさどる大脳皮質の部位が発達することが研究によって示されています。右手でも弓をあやつりますが、左指ほど繊細な動きは要求されません。そのため左手を調節する大脳皮質の部位は、右手を調節する部位よりも顕著に発達します。

それから、わたしはスチュアートに次のように説明しました。「これから説明する方法を使って意識を集中することによって、右半球が発達します。やるべきことは反復練習のみです。そうすれば、そのあいだに新しいシナプスとニューロンが勝手に成長して、新しいシステムをつくり、脳を統合してくれるのです」

右脳を発達させる

治療計画の一環である、脳についての論理的かつ科学的な説明にスチュアートは興味を示しました。脳に関する話し合いのなかでは、スチュアートを責める必要はまったくありません。わたしは、スチュアートのいまの状態は、脳が人生の初期の経験に対して正しく反応し、常に「ベストを尽くして」適応しようとしてきた結果であることを強調しました。原因がなんであれ、スチュアートが望めば、新たな経験が脳の発達を促し、脳は必ず変化するのです。わたしが最後に最も強く伝えたのは次のことです。「これはあなた自身を変えようとするものではありません。あなたの脳のなかでまだ使われず未発達のままの回路を一セット刺激して成長させることによって、あなたがすでにもっている可能性を広げるという試みなのです」。これから行う作業をこのような枠組みでとらえるねらいは、スチュアートが安心して最終的なゴールに向かって自ら進んで取り組めるようにすることです。最終的なゴールとは、心を開いて感情を受け入れ、自分の弱い部分をあるがままに認めることです。

面談の終了後、スチュアートはちょっと黙りこんでから、エイドリアンと仕事仲間が病に倒れたときに「なにも感じなかった」ことを再び語りました。それから、決して忘れられないようなことを言いました。「まわりのものがこう感じるとかこういう気持ちになるという話をするのはわかってるんだ……。でも、わしはなにも感じない。普通の人が普通に話していることがなんなのか、ほんとうにわからないんだ。……できれば、死ぬ前にわかりたいもんだ」。このときわたしは確信したのです。わたしたちはひとつのチームになれる、ひとつのチームとしてスチュアートの脳を配線しなおす作業をやりとげられると。ふたりはいま同じ決意を胸に立ち上がったのです。

身体感覚

感情について話したり考えたりするのは難しいとスチュアートが自覚していたので、形がある手ごたえの感じやすい身体からはじめることにしました。

身体感覚にアクセスするために、まずはジョナサンと同じボディ・スキャンを使って、右足から少しずつ意識を上のほうに向けます。第1章の「脳の働きを心にとめよう―手のひらのなかの脳」でお伝えしたように、身体の右側は脳の左半球に表象があり、左側を右半球が担当しています。身体全体としてのイメージは右半球がマッピングを行っています。でもここでは、スチュアートの脳において優位な左半球を刺激する訓練からはじめます。右脚にうまく注意を向けられるようになったら、次は左脚に注意を向けます。すると、左右どちらの脚の感覚もかなりうまくつかめることがわかりました。これは、身体の片側を反対側の脳へつなぐ神経回路には基本的に問題がないことを示唆しています。

「それでは、次に両脚の感覚を同時に心のなかで思い描きます」と教示すると、スチュアートはためらいました。「うまく思い描けないな。右足と左足が交互に見えては消えてしまう」。つまり、脳の基本的な機能は問題ないにもかかわらず、心のなかで右足と左足のイメージを統合することができないのです。それから全身について、右側に注意を向け、そのあと左側に注意を向け、それから両方のイメージを統合する練習を何度もくりかえしました。

「意識を身体の内側に向けます。内臓の感じに注意を向けます」という課題はスチュアートにとってさらに難しいものでした。ある研究から、内臓感覚――身体の内的状態に対する知覚――は主に右脳が扱っていることが示唆されています。第3章の「脳の働きを心にとめよう―共鳴回路を使いこなす」で考察したように、身体の内側からのシグナル、そして大脳辺縁系のシグナルは島皮質を通じて右半球の前頭前野中央部へと送られます。スチュアートが内臓感覚をうまくとらえられない原因は、共鳴回路が未発達であるためか、あるいは内臓感覚を言葉に置き換えるための左脳の言語中枢との連結が未発達であるためなのかはわかりません。原因がなんだとしても、ほかのスキルと同じように内臓感覚に注目するスキルも、何度もくりかえし練習すれば獲得できるものです。でも、最初にあまりにも難しい練習を重ねてスチュアートを苦しませたくはありません。そのため、右モードを訓練する別のプログラムにとりかかることにしました。

非言語的なつながり

生まれて最初の数年間、右半球がどんどん成長し、活発に機能する時期に、人との関係性が発達します。生涯を通じて右モードが親しい関係性をつかさどる部位として特化するのはこのためかもしれません。自分の気持ちをなだめ、落ち着かせる（self-soothing）のも、右モードの専門分野です。赤ちゃんは自分の気持ちをやわらげるために左手（右脳がコントロールする）を使い、右手は世界を探索するために外へ向かって動きます。脳画像においても、新しい探索活動を行っているとき、左の前頭前野が活性化していることが示されています。それとは逆に、新奇条件や外界から目を背けて心のなかに目を向けているとき、右の前頭前野が活性化します。興味深いことに、文化的な情動表出のルール（social display rules）は左モードが専門です。つまり、左モードは外向性であるのに対し、右モードは内向性であり、自他の内的な世界を探索しているようです。このことから、なぜスチュアートが法廷や会議の場ではうまく人とかかわれていたのに、家族とはよい関係が築けずにいたかがわかります。

スチュアートに豊かな心の世界に目を向け、家族との絆をとりもどしてもらうために、言葉を使わない非言語的コミュニケーション「ゲーム」をやってもらいました。最初は簡単です。わたしの表情を見てもらって、それが悲しみ、恐れ、怒りなどどんな感情をあらわしているのか当てるのです。次に、わたしの表情をまねてもらいます。スチュアートはいやがっていましたが、この訓練の意味を伝えるとしぶしぶ挑戦してくれました。しかし、わたしの表情をなかなかまねることができませんでした。それでも回を重ねるうちに少しずつうまくなりました。「家で音を消してテレビを見てください」という宿題も出しました。これは右半球の非言語的知覚能力を養うためのものです。すぐに眠ってしまわなければ、左半球が退屈してきて、その支配力が弱まる可能性があります（スチュアートとの面接時は、互いが左モードのみで会話し続けないように注意する必要がありました。スチュアートは論理的な説明を好み、研究についてかなりたくさん質問します。また、魅力的かつ論理的なディスカッションにわたしを誘います。でも、わたしたちにはやらなければならない作業がありました。わたしたちは右脳を使って対面しなければならなかったのです）。いっしょに非言語的コミュニケーションゲームをしていると、この遊びこそがスチュアートの脳が生涯待ち続けていたものだったのではないかと感じられました。

イメージ

スチュアートが表情といったノンバーバルなコミュニケーションをわたしと交わせるようになり、身体感覚にうまく注意を向けて感じとれるようになったので、そろそろ心のなかのイメージの世界に目を向け、気持ちを語る練習をしてもいいころだと思われました。そこで、「きのうの夜のことと、きょうの朝食のことを思い出してください。なにをしてなにを食べたという事実ではなく、イメージを教えてください」と教示しました。スチュアートにとっては身近な過去の経験であり、語っても不安になりにくい課題です。しかし、ここがポイントなのですが、自分の経験のイメージという自伝的表象は右モード優位のもので、言葉のかたちになっていません。そこで、「どんなことが心に浮かんでくるでしょうか？　浮かんでくるものにただ目を向けてみましょう」と伝えます。「ただ目を向ける」ことによって、右モードの言葉になる前の感覚的なイメージをとらえられるようにサポートします。スチュアートは要約し、評価しようとします。「楽しい夜でした」「朝食にはコーンフレークを食べました」というように。なかなか次のようには語れません。「コーンフレークを青いシリアルボウルに入れました。ザラザラという乾いた音がします。牛乳パックはひんやりしています。コーンフレークが浸るまでゆっくりと牛乳を注ぎます。腰を下ろすと、顔に日光があたって、わたしはまぶしくて目を細めました」

次に、不快な気持ちにならないような景色——たとえばお気に入りの海岸、自宅の庭、最近の休暇などといったイメージ——へと進みます。スチュアートにとってはこれもまた難しい課題のようでした。心の情景が言語的な概念に置き換わってしまい、休暇中にどこへ行ってなにをしたかを——描写するのではなく——説明しようとします。それでも、スチュアートは難しい課題をクリアするのが楽しかったようで、少しずつ上達しました。そして、これまではすべてを言葉に置き換えることでうまくいってきたけれども、心の動きとは言葉に置き換わるものだけではないということを理解しはじめたのです。

もちろん、ここにはパラドックスがあります。わたしたちは右脳が扱う言葉以前の感覚、イメージ、気持ちにアクセスするために言葉を使っています。言葉は左脳の専門ではないのでしょうか？　答えは「はい」であり「いいえ」でもあります。科学実験や法的手続きについて**説明する**ときには左脳が必要です。しかし、説明するのではなくイメージを**描写する**ときには、体験的なイメージが豊かに蓄えられた右脳と、言葉の専門である左脳がコラボレーションするのです。スチュアートが、左脳を使って言葉で語りながらも、右脳のイメージにアクセスし続けられるようにサポートすることが肝心です。これがうまくできるようになれば、右脳と左脳とを連結させ、バランスよく使えるようになるはずです。

はじめは一瞬で消えてしまうようなイメージでしたが、何度もくりかえし、「その調子です。いいですよ」と保証し続けると、スチュアートの心の目はしっかりとしたイメージをとらえられるようになりました。心の海に潜れるようになったのです。週に一度のセッションを始めて数カ月が過ぎたころから、これまではイライラしていたような課題も楽しめるようになってきました。ここでわたしは右脳を使って絵を描くという宿題を出し、スチュアートにそのための本を渡しました。[4] また、スチュアートは人生で初めて日記をつけはじめました。そして、ときどきその日記をわたしに見せてくれました。自分がどんなふうに変化しているか、どんな新しい世界が見えるようになったかが書かれています。不安になったときのこと、「やっぱりうまくできない」と自信をなくしたときのこと、イメージをうまく描写できず「やっぱりわしには心が欠落している」と落ち込んだときのことも書かれています。でも、そのうちにスチュアートは「まったく新しいものの見方ができるようになった」と言うようになりました。「ポイントは、コントロールできなくても、このあとどうなるかわからなくても、イメージを恐れることなく身を任せることだな」。なんと法律の世界からかけ離れた世界でしょう！　こんなふうに、確実性とコントロールを愛する左半球の力をゆるめることができれば、スチュアートは自由に心の世界に飛びこめるようになるはずです。

右脳と左脳をリンクさせる

とうとう、感情をテーマとして扱うときが来ました。スチュアートは、最初のころ「自分がなにをどう感じているかわからない」と言い張っていました。いまでは、少しずつではありましたが変化し、腕の筋肉がどのように感じられるか、顔のどの部分が緊張しているか、胸が重く感じられるのはどんなときか、お腹のなかの不安な感じはどのようなものかを表現できるようになりました。身体感覚を味わっているときに、あるイメージ――だれかといっしょにいる、隠れたり走ったりしている――が浮かんでくることがありました。身体シグナルと、そこから生まれるイメージに波長を合わせて注意を向けることによって、自分の感情に気づくためのヒントが得られます。なぜなら、四肢や胴体から、脳幹、大脳辺縁系、大脳皮質までを含め、身体全体のなかで起きていることを主観的にとらえたものこそが感情だからです。しかし、スチュアートにとっては、身体感覚、イメージ、そして感情を言葉にして表現するのはまだかなり難しい作業でした。

この作業が難しいのは、スチュアートだけではありません。言葉のない心の世界を言葉を使って正確に描写するのは、どの年齢のどんな人にとっても難しいものです。このスキルを自在に使いこなせるのは詩人ぐらいではないかと思いますが、感情を言葉にするという詩的才能に恵まれた人は多くはありません。あらためて考えてみれば、離れ技といっていいほど難しい翻訳作業です。わたしたちは左半球の言語という道具を使って、他者の左半球に向けて、その人の経験や感情について尋ねます（あるいは自分自身に尋ねます）。質問を受けて、脳は受けとったシグナルを解読し、脳梁を介して右半球を活性化するためのメッセージを送ります。すると右半球で感情の「実体」である非言語的な体性感覚イメージが浮かびます。それから、プロセスを逆にたどって、右半球の心の調べを翻訳して左半球の言語中枢のデジタルな処理装置へとシグナルがもどります。その結果、文章が口から流れ出るのです。まったく見事な技です。

これが、スチュアートに思考だけでなく、心に浮かんだ感覚、イメージ、感情を必ず日記に記録してもらった理由です。週に一度の面接を続けるあいだ、スチュアートの右モードがどんどん活発になり、日記のなかで夢、詩、人生をふりかえったときの深い思いが書かれるようになりました。心の世界にアクセスできるようになったいま、スチュアートは内省することを心から楽しんでいるようでした。

言葉を使って心の世界を描写し、名づけるという作業は、スチュアートのように情動にアクセスするのが難しい人だけでなく、感情的になり過ぎてしまう人にとっても、バランスを身につけるために役立ちます。感情的になり過ぎてしまう場合は、左脳がうまく右脳と連結しておらず、右脳の活動が過剰になり、情動をうまくコントロールできず混乱して感情を爆発させてしまいます（右脳とのつながりが足りずに左脳の活動が過剰になっていたスチュアートとは逆です）。このようなとき、人は断片的な自伝的イメージに圧倒され、身体感覚に巻き込まれ、激しい情動の波に翻弄されてしまいます。バランスをとるためには、左モードのなかに避難場所を確保する必要があります。右半球は、情動をつくりだす皮質下領域と密接につながっているので、右モードのときは生々しい感情をすぐに、ありのままに感じます。ですから、左半球の言語機能を使って右モードと左モードをリンクさせると、うまくバランスがとれるわけです。実際に、わたしの同僚がUCLAで行った研究において、感情を名づけることによって大脳辺縁系の発火が鎮静化されることが示されました。(5) わたしたちはときに「名前をつけて、手なずける」作業を行わなくてはなりません。過剰に発火している右脳の情動領域を、左脳の言語中枢を使って鎮めるのです。ただし、ここでも大切なのは右脳と左脳をリンクさせることであり、左モードをやめて右モードにするわけではないということを忘れないでください。

マインドサイトを使って「わたしたち（we）」のつながりをつくる

ある回で、スチュアートは孫のひとりがスキーに行って脚を骨折したことを話してくれました。以前、スチュアートがお兄さんのスキー事故について話したときのことを思い出し、もしかしたら未解決の感情があり、いまならそれについて話せるのではないかと考えました。そのテーマにふれると、スチュアートは涙ぐみました。傷つきやすいやわらかな部分に踏みこんでしまったようです。「もしかしたら、まだ生々しいまま残っているのかもしれませんね」とわたしは言いました。

スチュアートは首を振りました。「いや、そうではない」と涙をふきながら答えます。

「それではなぜ涙が？」。この、いつになく強い、新しい情動的反応はいったいどこから来たのでしょうか？

「兄のことでも、事故のことでもない」と、スチュアートはまっすぐにわたしを見て言いました。「わしが何カ月も前に話したことを先生が覚えてくれていたなんて……わしの話をきちんと聞いて、わかってくれているなんて……」

強烈な沈黙のなかでわたしたちは互いに見つめ合いました。これまでスチュアートと何時間もいっしょに過ごしてきましたが、これほど強く「共にここにいる」ように感じたのは初めてです。その回は、いまふたりのあいだに感じるつながりと、そのほかにスチュアートの心に浮かんでいることを話し合って終わりました。椅子から立ち上がると、スチュアートはわたしに近づいて握手をし、そしてふたりの強く握られた右手の上にさらに左手を重ねました。「ありがとう。ほんとうに、なにもかもありがとう。すばらしい時間だった」

なにが起きたのかをうまく言葉で表現できないのですが、セラピーをはじめて半年たったいまここに「わたしたち（we）」が共にいます。もし脳画像の装置がここにあれば、ふたりの共鳴が映し出されたに違いありません。わたしの心がスチュアートの心を感じていると気づいてスチュアートの目に涙があふれたように、わたしもスチュアートの心が――初めて――わたしの心を感じているとわかり、深く感動しました。ふたりのあいだに心と心の深いつながりができたのです。

シナプスの統合を強める

統合がはじまると、次々によい連鎖反応が生まれます。山のてっぺんにボールを押し上げると、反対側の斜面を転がり落ちるという古典物理学のモデルのように。未統合の根深い問題と向き合い、その山を乗り越えるためには（ボールを山のてっぺんまで押し上げるためには）、慎重に注意しつつ、懸命に努力しなくてはなりません。変化のための意識的な作業です。すると最後には、心が統合に向かって自然に進んでいきます。強い力で押さなくても、ボールは「つながりとまとまり」の平地まで転がっていくのです。統合とは心にとって自然な状態なのです。

スチュアートのセラピーを開始したころは、ステップバイステップで少しずつ共感力を高めなくてはならないと考えていました。相手の簡単な情動メッセージをキャッチする練習をして、その次に思いやりのある反応を返す練習をする、次に相手の感情に共鳴する練習をして、その後自分のなかの感情にアクセスできるようにし、最後にマインドサイトを使って相手の心をマッピングできるようにする……というように。しかし、後になってから気がつきました。わたしたちはもうすでにその基本的な作業を終えていたのです。身体感覚に注意を向ける練習を通じて内臓感覚をとらえ、(6)内省と日記を通じて自らの感情に気づき、イメージを扱う作業を通じて非言語的経験に注意を向ける能力が高まっていたのです。どれもが共感に欠かせない要素であり、統合を生み出す力です。ひとたびボールが転がりはじめると、いまや意欲に満ちたスチュアートのすばらしい心は、生まれもった本来の力を発揮しはじめました。他者の心とつながり、自分自身とつながったのです。

初回面接から九カ月が過ぎたころ、エイドリアンから電話がかかってきました。「スチューに脳移植でもしたの？　わたしの気持ちをわかってくれるようになったのよ。ほんとうに、信じられないくらい幸せ！」と話してくれました。そして前の晩に起きたことを教えてくれたのです。訪問客を見送ろうとして、エイドリアンはスチュアートの隣に立ち、片手を彼の肩にのせました。以前ならスチュアートは身体をちょっと硬くするかエイドリアンから一歩離れようとしたのですが、昨晩はそれもせず、「ああ、いい気持ちだ」と言ったのです。それから、エイドリアンに肩まで揉《も》んでもらったのです！　六十二年間の結婚生活で初めて。

次の回、スチュアートはエイドリアンが自分にとってどれほど大切な存在であるかに気づきました。両親の冷たい態度に傷つき、ひたすら学業に逃避し、その後も専門職に逃げ込んで、他者とのつながり、そして自分自身とのつながりを失っていたことを理解したのです。エイドリアンが病気になったときには、さらに深く自分の殻のなかに閉じこもりました。それは、「長いあいだ自分を愛し続けてくれた人を失うかもしれない」という耐えがたい恐怖のためだったのです。セラピーは次の段階に進みました。人生の困難に直面したとき、人生も人との絆もコントロールできないものではあるけれども、それを受容しながらいかに心をやさしく生き生きとしたものに保つかというテーマが課題になりました。このころのスチュアートの日記にはこんなことが書かれています。「本に埋もれて隠れたほうが楽だし、簡単だ。でもそんな暮らしはどう逆立ちしたって、愛のある暮らしよりいいものじゃない」

エイドリアンが肩を揉もうとしてくれたときのことを思い出して、スチュアートは自分からこんなふうに話してくれました。「わしは、自分が妻を必要としていると認めたくなかったんだろうな。生まれてからずっと、だれも必要ないと思っているほうが楽だった。妻はきっとつらかったことだろうな……それでもずっとそばにいてくれた。どう感謝していいかわからんよ。妻は、わしの肩を揉むのが好きだと言ってくれた。わしが『ああ、いい気持ちだ』と言うまでに、三分の二世紀かかったというのにな！」。スチュアートの瞳の輝きが「ほんとうに幸せだ！」と叫んでいました。

最後の面談から一年がたち、スチュアートは九十四歳の誕生日を迎え、わたしに葉書を送ってくれました。「わしがどれほど楽しい日々を過ごしているか、うまく言いあらわせないほどだ。新しい人生がはじまったよ。ありがとう」。ありがとうと言いたいのはわたしのほうです。何歳になっても脳は統合に向かって変化することができる、回復できるということをスチュアートは身をもってわたしたちに教えてくれたのですから。

第7章

脳と切り離された身体——心と身体のつながりをとりもどす

アンが初めてわたしのところに来たのは、ロサンゼルスにしてはめずらしい雨の日でした。長い黒髪はぐっしょりと濡れています。おそらく傘をささずに来たのでしょう。髪は横でゆるく一つにまとめられていて、そこから水滴がしたたり、ジャケットの首と肩が濡れ、どんどん広がっていきます。気になって仕方がなかったのですが、アンはまったく気にしません。あとで知ることになるのですが、「偶然雨に濡れただけだから」と自分の身体のことを気にせずにいたわけではなかったのです。

アンは部屋を見回してからソファーに深く腰を下ろし、前かがみになって話しはじめました。「ええと、きょうお伺いしたのは……実は、自分でもよくわからなくて」。アンは四十七歳の医師で、十一歳の双子の娘がいます。健康診断で異常が見つかり、一年以上前から再検査を受けるように言われ続けているのにそれを放置していました。内科医は、血圧がやや高いことと、心臓の定期検診の結果について気になる点があるため数週間後にまた来るようにと伝えたのですが、アンはどうしても受診する気になれませんでした。「ええ、医者が患者になるといちばんたちが悪いっていうのは、わかってはいるんですが、わたしの心臓には異常はないし、再検査なんて時間の無駄だと思います。いまは血圧も問題ありませんし。動悸について少し気になる点はありますが、ほとんど無視できるレベルのものだと思います」

つまり……心臓について心配しているわけではない……。ではなぜこの女性はここに来てこんな話をしているのでしょう？　アンの言葉は流れるように続きます。「検査を受けに病院に行くような時間はありません。仕事、仕事、仕事、仕事づけの毎日です。平日にこなしきれなかった仕事は土日にしています」。週末、アンはさらに放射線科専門医のグループ指導まで行っています。この女性はどうやってきょうここへ来る時間をつくりだしたのでしょう？　なぜここへ来たのでしょう？　アンは途方に暮れ、瞳の奥には手に入らないなにかを追い求めるかのようなかすかな悲しみが見え隠れしています。わたしの「右モード」は、アンの漠然とした痛みをキャッチしましたが、それがどこから来るものなのか、なんなのかはまだわかりません。とりあえずこの感じを心にとめておくことにしました。

「専門家としてこんなに成功しているのに、まったく達成感がありません。空っぽです。仕事以外にはなにもないのです。夫とは共通点が少なくて、六年前に離婚しました。双子の娘たちが小さかったころは、再婚や異性とのつきあいに興味がもてなかったし、そもそもそんな暇もありませんでしたから、その頃もいまもパートナーはいません。娘たちは、近所にある別れた夫の家にときどき預かってもらっています。子どもとの関係ですか？　あの子たちはもう小さな十代という感じで、親とはあまりかかわりたがらないんです。すごく自立しているの」と誇らしげにつけ加えました。それからアンは一分近く黙りこみました。わたしはアンの言葉を待ちました。するとと困ったような顔でわたしを見て、こう言いました。「とにかく、こうしてお伺いしたのは……、なんというか、人生になにか欠けているような気がするからです。なにかが足りないんです」。わたしはこれをセラピーを受けたいという意思表示として理解しました。

生い立ちについて尋ねると、こんなふうに語ってくれました。

三歳のときに母親が肺がんのために亡くなり、父親は重いうつ病になって入院してしまいました。アンは近くの町に住む母方の祖父母のところへ預けられ、父親とはそれから一年近く会うことがありませんでした。父親の退院後、アンは祖父母と父親といっしょに暮らしました。父親に会えなかった一年について尋ねると、「祖父母は思いやりがある人たちで、温かくて、わたしを愛してくれました。……でも、その生活は長くは続きませんでした。わたしはまだ幼くて、父がもどってきてから、なんというか、なにもかもが変わってしまったんです」

五歳のときに父親が再婚し、アンは父親とともに太平洋側の北西部のシアトル近郊に引っ越しました。アンが次に祖父母に会ったのは大学入学後です。父親と継母ルイザとのあいだには二人の元気な男の子が一年半の年の差で生まれ、父親とルイザは息子たちを溺愛しました。アンは弟たちのことが大好きでしたが、父親からは無視されているように感じました。ルイザは「ロボットみたいな女」で、しつけが厳しく、とげとげしい言い方で、アンをいつも容赦なくしかりつけました。父親は決して口をはさもうとはしませんでした。

　十一歳のある日ルイザからひどい叱責を受け、アンはつらさのあまり家を飛び出し、自宅の裏にあるリンゴ園に行きました。そして長いあいだリンゴ園を歩いたあと、「これからはもう決してなにも感じない」と決意したのです。この話をしているとき、アンの顔はどんどん無表情になりました。そして、人差し指でのどをかき切るしぐさをしました。「終わりだ」「首を切れ」という意味にとられるしぐさです。ところが、アンは自分でそんなしぐさをしたことにすら、気づいていないように感じられました。

「うまくいきました。両親は二度とわたしに手出しできなくなりました。もともと殴られるとか蹴られるとかいう身体的な虐待や性的な虐待を受けたことはありませんでしたが、そのときから、なにを言われようがなにをされようが、絶対に心を許すことなく、絶対に傷つかなくなったのです。あの人たちはわたしにとって人ではありません。ただ存在しているだけ。それ以来あの人たちのことを無視しました。学校では猛勉強しました。先生たちはわたしをかわいがってくれました。まあ、あれだけ勉強すれば当然ですよね。大学と医学部を卒業して、これでもう大丈夫だと思ったんです。ある意味ではあの環境はよかったんでしょうね。わたしはこうして医者として成功しているわけですし。……あの人たちにも感謝するべきなのかも。でも、あの人たちとはもうずっと口をきいていませんし、たとえ話したとしても、あの人たちはどうしたらいいのかわからないでしょうね。わたしに対して謝るなんて、とうていできるとは思えませんし。以上です。これがわたしの人生」

面談時間が終了し、アンはまた来ることに同意して、雨のなかを帰っていきました。

身体を心から閉めだす

アンの二回目の面談のあいだ、どこかで目にしたジェイムズ・ジョイスの小説の一節がふと頭に浮かびました――ダフィー氏は「自分の肉体からちょっと距離をおくという生き方をしてきた」[1]（ジェイムス・ジョイス著『ダブリナーズ』）。アンの身体の動き、ぎくしゃくとした歩き方、膝のうえに置かれたままのまったく動かない手から連想したのでしょう（あとになればなるほど、初回面接のときの、のどをかき切るしぐさは特別に感じられました）。アンの話からも、これまでずっと頭だけの堅苦しく乾ききった心の世界に生きてきたことが伝わってきました。

アンは、もう何年も「そんなことをする時間はなかった」けれど、子どものころ美術がかなり得意だったこと、デッサンが得意で水彩も大好きだったことを語りました。第6章に登場したスチュアートとは違って、アンの右モードの発達には問題はないようです。右脳の発達が必要とされる美術の技能があり、自伝的記憶を詳細に記憶し、表現できる点からも、そう考えられます。さらに、面接時に非言語的なコミュニケーションがよく使われており、アイコンタクトは良好で、話題が変わるごとに顔の表情や声の調子が変化します。これも右モードがきちんと発達しているサインです。アンの左モードも早くから優秀であり、学校では科学が得意で、数学の問題を解くのも好きでした。また、放射線科医として成功しているという事実は、右脳と左脳の水平統合がある程度は認められるのではないかというわたしの印象を支持するものでした。放射線科医という職業は、右モードの空間的パターンの認知を、左の分析的な臨床モードと組み合わせるという作業が必要なのです。

初回面接では、アンは母親が亡くなったときのことをごく簡単にしか話していませんでした。「母は亡くなりました。わたしは幼かったし……。母がいなくなって、どうしたらよいかわかりません」。過去形（「わたしは幼かった」）と現在形（「わかりません」）の時制の混乱は、悲嘆の問題が未解決であることを示唆しています。母親が亡くなったことだけではなく、アンの幼いころから母親がずっと病気がちであったことが、母子の関係性に影響を与えていたに違いありません。まだよちよち歩きの幼児にとって、母親が自分を見てくれない、守ってくれないということは、どれだけ混乱する恐ろしい事態であったことでしょう。そのうえ、父親も急に消えてしまいました。もどってきたあとも、ずっとよそよそしい関係のままでした。さらに、アンは二年間にわたって自分を愛し、世話をしてくれた祖父母からも引き離されたのです。

その次には、アンの「決意」です。十一歳の子どもが「これからはもう決してなにも感じない」と心に誓ったのです。アンはこれが人生のターニングポイントになったと語りました。現在のことを質問してみると、アンの身体が心と切り離されていることがさらに明らかになりました。「生きるために食べる」のであって、食事そのものを楽しむことはほとんどないこと、事務的な口調で「とくに性的な関心をもつようなタイプではない」と述べたこと、スポーツに励んだこともなく、身体の健康を維持するためにしていることもないこと……。

しかし、百パーセント完全に切り離されているわけでもないようです。動悸の問題がありました。動悸の種類、頻度、強度について尋ねたところ、週に何度か「ごく軽い」ものではあるけれど――それとは裏腹に――なにをしていても、動悸が起こるとやめざるを得ないくらい「不安になる」と言います。動悸の原因はなにも思いあたりません。普段は心臓の鼓動を感じることができるのかと尋ねると、アンは「できない」と答えました。(2) それでも、鼓動が突然速くなり、ときとして激しく普通ではない状態になることで、「困っている」と言います。わたしは身体的な疾患ではないかを確かめるために、もう一度きちんと検査を受けるように勧めました。アンは「考えておきます」としか言いません。身体の内部を詳細に観察する専門医であるはずのこの女性は、自分の身体に注意を向けることを拒絶しているのです。

痛みから逃れる

アンは、自分の気持ちに気づくための回路を遮断することで、苦痛に満ちた生活に適応してきました。それのどこがいけないのでしょうか？　そうやって適応することで生き延びることができるのなら、それでいいのではないでしょうか？　問題はここなのです。アンの子ども時代の条件、つまり母親、祖父母との悲しい別れ、新しい家族からの冷たい仕打ちとネグレクトは、いまとなっては存在していません。アンはその条件に適応し、ベストをつくしました。しかし、だれもアンが失ったものをとりもどすための手助けをしてくれようとはしませんでした。あのころも、いまも。あのころ、アンはそうやって適応することによって強くなり、前に進むことができたわけですが、いまとなってはその適応手段によってがんじがらめになっています。そのために人生を楽しむことができずにいたのです。

「これからはもう決してなにも感じない」というアンの決意は、首から下の身体全体を脳からすっぱりと切り離しました。絶え間なく続く叱責、理不尽な仕打ち、そして孤独の痛みから逃げて、大脳皮質のなかへと閉じこもるかのように。このやり方によって、アンはすべての苦痛のはじまりとなった母親の死という未解決の悲しみを意識の外に追い出すことができたのでしょう。すべての情動と同じく、心を苦しめる強い感情も、身体、脳幹、大脳辺縁系に張り巡らされた神経系のなかでつくりだされ、それが大脳皮質に直接影響を与えています。しかし、もしも大脳皮質下からの強い感情シグナルが大脳皮質へと伝わり、感情が意識のなかに入ってくる過程をストップすることができたとしたら、なんと！　感情は消え去ってしまうのです！

心が脳をどんなふうに駆使して苦痛から自らを防衛しているのかは、まだ正確にはわかっていませんが、臨床経験の蓄積から次の二つのことが明らかになっています。一つ目は、「人はかなり頻繁に脳を使って自分の心を苦痛から守っている」というものです。本書のなかでもくりかえし出てきますが、つらい感情の一時的な回避、長期間にわたる右脳と左脳の断絶、アンのような身体の切り離し……。人はさまざまなかたちで苦痛に満ちた状況に適応しようとします。二つ目は、「わたしたちの心は、必要に迫られれば神経の発火パターンを修正できる」ということです。たとえば、意識を集中して心のなかであるイメージを思い描くとき、右半球か左半球いずれかの前頭前野の必要な部位が活性化します。ひとつの推測としては、心が脳を使ってある感情を意識しないようにするとき、大脳皮質下から送られてくるエネルギーと情報の通り道を文字通りせきとめて、意識をつくりだす前頭前野に到達しないようにしていると考えられます。

もうひとつ明らかになっていることがあります。感情が意識されなかったとしてもなお、感情はわたしたちに影響を与えます。身体からの情報と感情は、意識されないときでも推論と意思決定に影響を与えることが多くのエビデンスによって示されています。[3]自分では気づいていない顔の表情、心臓のリズムの変化でさえ、わたしたちの感じ方と世界の認知の仕方にダイレクトに影響を与えているのです。つまり、感情から逃げ出すことはできても隠れることはできないのです。

　近年、ＵＣＬＡの同僚の研究から、前頭前野中央部における社会的な拒絶の苦痛を処理する領域が、身体的な損傷の苦痛を処理する領域と一致していることが明らかになりました[4]。この領域は前部帯状回皮質（ＡＣＣ）とよばれ、思考をつくる大脳皮質と感情をつくる大脳辺縁系の境界にまたがっています。この領域は、身体感覚と社会的相互作用からの感情を処理し、注意、集中を調節します。ＡＣＣは、身体、情動、注意、社会的認知をつなぎ合わせる働きをするため、共鳴回路の要となっており、他者や自分自身とのつながりの感覚をつくりだしています（事実、このＡＣＣと、第３章の「脳の働きを心にとめよう――共鳴回路を使いこなす」でお伝えした島皮質など関連する領域を使って、自分自身の心の世界に目を向ければ向けるほど、他人の心の世界も感じられるようになります[5]）。

　こうした研究知見をふまえてみると、アンについて新しい見方ができます。アンの幼い心は、身体的な苦痛から逃れたいという思いと同じく、愛する人を失い、大人から拒絶され続けるという苦しみを消去しなければならないと考えたことでしょう。もしもＡＣＣの活動をシャットダウンできれば、痛みを「消去」できるかもしれないのです。アンはリンゴ園のなかにひとりたたずみ、苦痛を意識から排除する方法をみつけたのです。この方法の問題点は、よい感情を残して悪い感情だけを排除するということができないことです。下位からの入力を遮断して、ＡＣＣと島皮質に到達しないようにすることで、情動が意識されなくなります。その結果、死んでいるような感情のない人生、身体の知恵がまったく得られない人生を生きることになります。ＡＣＣと島皮質は連携して、全体的な自己意識をつくりだしています。[6]アンはこの自己意識もうまくもてずにいるようです。

脳幹からのシグナル――注意！　闘争、逃走、あるいは活動停止？

わたしたちは、文字通り「内部の刺激を知覚する」ための内受容感覚を通じて、身体の知恵にアクセスしています。ちょっとここで読書の手をとめて、心臓の鼓動、呼吸の感じに注目しましょう。こうした基本的な生命管理プロセスは脳幹によって調節されています。脳幹は覚醒レベルを調整して心の状態つくりだすことによって、大脳皮質の調節にも貢献しています。呼吸や心拍数の変化、覚醒レベルそのものに目を向ければ、脳幹からのシグナルをいつでもキャッチすることができます。

知らないうちにうとうとしていることはありませんか？　脳の覚醒レベルに注意を向ければ、たとえば講義の内容や、いま読んでいる本書の内容に、自分がどの程度集中できる状態なのかがわかります。何度も同じところばかり読み返していて、まったく頭に入っていなければ、読書を続けられる心の状態にはないということがわかります。そうなると、次の反応を選択することができます。目を覚ますためにコーヒーを一杯飲むか、冷たい水で顔を洗うか、あるいはこのままうたた寝をするか。こんなふうにして、わたしたちは自分の心の状態を調節しています。エネルギーと情報の流れ、すなわちこの場合は脳幹の覚醒レベルを観察して、修正しているのです。

また、脳幹は大脳辺縁系および大脳皮質と連携して、安全性と危険度のアセスメントを行っています。[7]このシステムが「安全だ」と判断を下すと、身体の緊張がほぐれ、顔の筋肉が緩みます。心が落ち着いて穏やかになり、まわりに対して心を開くことができます。「危険だ」という判断が下されると、脳幹は（大脳辺縁系および前頭前野中央部とともに）用意されている選択肢のなかから反応を選択します。対処可能であると判断されれば、「闘争または逃走」のための警戒態勢に突入します。そして自律神経系（ＡＮＳ）の交感神経が活性化され、心臓の鼓動が速くなり、次の行動に備えた準備が行われます。血液中にアドレナリンが放出され、ストレスホルモンのコルチゾールが遊離されます。大量のエネルギー消費に対応できるように代謝の状態が変化します。

「脅威に対してなす術なし」と判断されると、活動を停止するか、その場で倒れます。研究者はこれを、このときに活性化される副交感神経の解剖学的な位置からとって、「背側ダイブ(dorsal dive)」とよんでいます。この反応は進化の早期から人類の祖先の本能に組み込まれており、捕食者に追い詰められた動物がこの反応によって助かることがあったのではないかと考えられています。倒れて死を真似ると、生きた獲物にしか興味のない捕食者は攻撃をやめるかもしれません。また、活動停止状態になると血圧が急激に下がりますが、これも傷口からの失血を減らす効果があるかもしれません。いずれにしても、気を失い地面に倒れて横になることによって、大切な脳への血流が確保されます。

垂直統合が達成されていれば、身体が安全と危険について伝える細やかなサインを受けとることができます。たとえば、道を歩いているときになんとなく緊張を感じ、「だれかにあとをつけられているのではないか」と気づくこともあります。あるいは、「この人はどうも信用できない」という勘が働くこともあるでしょう。日常生活のなかでの大脳皮質下のエネルギーと情報の流れへのアクセスは、思考において欠かせないものです。大脳皮質下の衝動に注意を向けることによって、自分の気持ち、ニーズがわかり、優先順位が明らかとなり、それにそった意思決定が可能となるのです。「内臓感覚」「ハート（心臓）で感じた気持ち」があるからこそ、わたしたちは人生を豊かに生きることができるのです。

アンは内受容感覚をキャッチすることがほとんどできなかったので、安全、危険、脅威についての微妙なサインが仮に出ていたとしてもかなり弱く、気づかなかったでしょう。とはいえ、たとえ気づかないとしても、脳幹がつくりだす神経の変化が「脅威」のサインを発しているとき、思考、推論、活力は直接的な影響を受けます。人は自分でも理由に気づかないまま、無意識に戦いに備えて攻撃的になり、危険に対して警戒して不安になり、無力感でなにもできなくなることがあるのです。アンの動悸も、身体のどこかがストレスを感じているためではないかと考えられます。外界、もしくは身体のなかにあるなんらかの脅威をアンの身体がキャッチすれば、アドレナリンとコルチゾールが遊離され、心臓が高鳴り、アンはそれに気づきます。ところが、アンは自分の心の状態にも、なぜ自分がそういう状態になっているかにも気づくことができないので、心臓が高鳴っている理由がわからないのです。

大脳辺縁系の言葉（limbic language）――「言葉にならない」一次的情動」対「カテゴリー分けできるはっきりとした情動」

「そのときどう思いましたか？」という簡単な質問にも、アンが困ってうまく答えられない場面が数多くあり、わたしは何度も驚きました。また、アンは人との関係も断ち切っており、友達はほとんどおらず、家族とのつながりもありませんでした。父親と継母から距離をおいているのは、子どもとして――いまでは大人としても――ひとつの防衛手段だろうとは思われましたが、双子の娘たちについても他人行儀な話し方をする点が気になりました。娘たちはアンが自分の感情を切り離したときと同じ年齢になっていました。その年齢の子どもたちがどれほど「自立」しているように見えたとしても、やはり心の底では親を求めているはずです。

初回面接で、アンは「わたしの人生は空っぽです」と話していました。それにもかかわらず、アンは何度も「忙し過ぎる」と口にしています。これはある意味では「いっぱいだ」ということです。人生は空っぽというわけではないけれども、人生の豊かさ、深み、意味をつくりだす「いま自分がこれにかかわっているという生き生きとした手ごたえ」が欠けているのです。

　アンのなかに垂直統合の水路を築き、身体、脳幹、大脳辺縁系から送られてくるシグナルを大脳皮質の気づきのなかでとらえられるようにするためにはまず、わたしとアンのあいだの「情動的コミュニケーション」の扉を開かなくてはいけません。では、情動的コミュニケーションとは実際になにを意味するのでしょうか？

　怒り、恐怖、悲しさ、嫌悪、興奮、喜び、恥などのだれもがすぐにわかるような情動[8]にばかり気をとられていると、「一次的情動（primary emotion）[9]」に満ちた豊かな心の世界にふれることはできません。心は一日のなかで、波が寄せては引くように、瞬間ごとに絶えずエネルギーと情報が動き、言葉にならない通奏低音を奏でています。この動きが一次的情動です[10]。この、絶えず揺れ動き変化し続ける心の状態に圧力が加わるような出来事が起こると、覚醒が高まり、怒りや恐怖などの情動が喚起されます。このようなはっきりした情動はすべての文化において共通して普遍的にみられる（分類される）ものですが、一般に思われているほど頻繁には起こりません。たとえば、きょう一日で強い怒りや恐怖をどのくらい感じたでしょうか？　たいていはあまり感じていませんよね。それでも心のなかには常に一次的情動があり、味わいや手ざわりを少しずつ変えながら「いまここに生きている」という感覚を彩っています。

　二種類の情動――一次的情動とカテゴリー分けできるはっきりとした情動――に分けて理解できるようになると、他者と自分自身とのつながりを新しい角度から見ることができます。幼い子どもは、保護者が自分の気持ちに共感し、波長を合わせてくれたときに（情動調律が行われたときに）、「大切にされている、守られている」と感じることができます。子どもの悲しみや怒りなどのはっきりとした情動だけではなく、「活力がある、覚醒している、集中している、眠い、ぼんやりしている」という一次的情動にも、親は共感し、情動調律を行うことができます。子どもがはっきりとした情動をあらわしていないから共感しなくてもいい……と考えていると、子どもとつながり合うための大切なチャンスを逃してしまうことになります。子どもがいまなにを見て、なにを感じているかに注意を向けることができれば、わたしたちはいつでも子どもの一次的情動に波長を合わせることができます。「この子はいまなにかに夢中になっているだろうか、疲れているだろうか、生き生きとしているだろうか、ぼんやりしているだろうか？」というように、子どもの覚醒レベルに注目してもよいでしょう。一次的情動を感じとってもらえると、子どもはその相手と「心がつながっている」と感じます。他者との共鳴が起こることによって、子どもは相手と自分を「わたしたち（we）」という大きなひとつのつながりのなかで感じることができるようになるのです。

自分の一次的情動を自覚し、心の状態をつかむというスキルは、幼少時に獲得され、生涯にわたって成長します。心のなかのエネルギーと情報の流れを感じとるのは、マインドサイトにおいて最も大切なことです。小さなころに親が子どもの心の動きに注意をはらい、共感してくれることで、子どもは自分の心の動きに注意を向ける方法を学び、心というものを理解するようになります。けれどもアンは幼いころに母親を亡くし、やさしい祖父母と別れ、「守られた安全な場所で自分の心に注意を向ける」というスキルを学ぶチャンスがありませんでした。悲しい思いのなかで育った多くの子どもたちと同じように、アンは自分の心から目を背けるためにマインドサイト・レンズを曇らせるしかなかったのです。そして、意味を失った人生を生きることになったのです。

意味にともなう感情

大脳辺縁系が経験を「自分にかかわりがある―ない」「快―不快」「接近―回避」というポイントから瞬時に判断し、評価した結果に、前頭前野中央部からのインプットが加わり、脳のなかで出来事の「意味」がつくりだされます。そして、意味には感情がともないます。垂直統合が達成されれば、アンの人生は意味をとりもどし、心のなかでつくられる生き生きとした感情を感じとれるようになるはずです。

大脳皮質、なかでも前頭葉の皮質は、実際に経験せずとも（皮質下との線維連絡から情報が送られてこなかったとしても）抽象的な表象をつくることができます。「花」の香りを一度も味わったことがなくても、「花」という言葉を使って話をすることができますし、手ざわりや色にうっとりしたことがなかったとしても花の絵を描くことができます。右モードの視空間的イメージさえも、皮質下からの入力にアクセスできないときには、寒々とした乏しいイメージになってしまいます。聴衆を冷めた気分にさせる音楽家もいますし、詩を研究テーマとしながら、その詩にまったく心を動かされない文学者もいます。また、医学的診断はできても患者と信頼関係を築くことができない医者もいます。何層にも重なった豊かな心の世界の存在に気づき、ありのままに受け入れることができなければ、統合は起こらないのです。

言葉とは抽象的な表象であり、連想の海のなかに浮かぶ島です。「娘」という言葉について考えてみましょう。たったいま妊娠がわかったばかりの女性が医師から「娘」という言葉を聞いたとき、さまざまな連想と反応が引き起こされます。「娘だったらいっしょにいて楽しいかな」「母親と娘ってよくケンカするのよね」「男性って息子のほうがうれしいのかな」などの信念が浮かびます。また、母親と自分自身の関係が投影され、娘が生まれることをおおいに喜ぶかもしれませんし、あるいは失望と混乱と苦しみを感じるかもしれません。さまざまな気持ちがわきあがり、落ち込んだり自分の気持ちがわからなくなってしまったりするかもしれません。「娘じゃないほうがよかった。息子だったら、わたしはいいお母さんになれたのに」という思いも浮かんでくるかもしれません。

若い女性が「娘」という言葉を聞くと、自分の成長過程についての記憶が活性化され、古い感情と新しい感情がわきあがります。母親との関係性、母親の養育態度をふりかえり、自分が娘をもつことから母親自身の気持ちに思いをめぐらせるかもしれません。また、思春期のころの母親の対応をふりかえり、身体が成熟して大人に近づき、性的に目覚め、家を出るまでのあいだの母親の態度がどのようなものであったか（サポートしてくれたか、とげとげしかったか、一貫性がなかったか）を考えることでしょう。そして、自分が成長して、大人の女性となって次の世代を産もうとしていることに対して、母親はどんな態度をとるのでしょう。

「娘」の意味はさらに広がります。彼女が、公園で母と娘が明るく笑い合いながら、互いに見つめあい、手をつないでいるところを見たときに感じる感情も含まれるのです。

では、アンにとって「母」とはどんな意味をもつものだったのでしょうか。この言葉のもつ意味――連想、信念、概念、発達過程、情動を受け入れることはできたでしょうか？　きっとこれらすべてがアンの心を息詰まらせ、関係性に侵入し、脳の統合を崩したことでしょう。アンにはどうすることができたでしょう。「問題ないわ。お母さんを失った痛みと苦しみ、継母から受ける耐えがたい屈辱をずっと感じたままでいてもわたしは大丈夫」などと、どうして言えるでしょうか？　不可能です。アンは生き延びるため、あるシステムを身につけました。意味ある人生から自分を切り離したのです。子ども時代にはこのシステムはアンを守り、役に立ちました。しかしそれはやがてアンを閉じ込め、自分自身からのみならず娘たちからもアンを遠ざけるものとなってしまいました。なにも感じることなく、がんじがらめになり、「意味のない人生」を送ることになったのです。

防衛の柵

強い一次的情動もしくははっきりした情動を感じたとき、人は過去に学習された反応をすることがあります。たとえば、激しく破壊的な怒りの感情が飛び交う家庭で育ったとしたら、怒りを感じるたびに不安になるはずです。不安になるたびに、無力感と混乱を感じるように学習していたとすると、怒りを感じるたびに麻痺してしまいます。あるいは、怒りに対して恐怖感を感じるように学習されている場合には、怒りを感じたとき、泣きながらその場を離れることになります。怒りに対して攻撃反応をとるように学習していた場合には、怒りを感じた対象に攻撃しようとします。「闘争―逃走―活動停止」という行動はすべて、情動反応の結果として起こるものなのです。

このような学習された情動反応とは別に、わたしたちは脅威や葛藤に直面したとき、自らの情動反応とその状況にうまく適応するために、「防衛」とよばれる適応様式をもっています。この防衛がパーソナリティの基盤となって、自分の心の世界をどのように経験し、どのように他者とかかわるかを方向づけています。現代心理学における共通理解では、防衛システムは次のようなものとされています。「情動反応が発生→不安・恐怖の喚起→防衛の発動」。防衛により情動反応が起こらなくなる、もしくは情動反応を意識しなくなるため、不安・恐怖レベルが軽減され、通常の機能が保たれるのです。ですから、この防衛システムは役に立つばかりか、必要不可欠なものでもあるのです。

防衛にはさまざまなものがあります。スチュアートのように、知性化、合理化を行い、感情を強く感じる右脳モードではなく論理的な左脳モードを優先的に使うことによって、自分の感情に気づかないようにする方法もあります。ものごとの肯定的な側面しか見ないように認知を歪め、ある状況を無視することもできます（「選択的無視」）。楽観主義ともよばれ、古くからある、ある意味では健康的な戦略です。「レモンしかないならレモネードをつくろう」という発想です。また、苦痛な感情を他者に「投影」し、投影された感情のためにその他者を嫌うという対処もあります。この原始的で破壊的な適応方法は「投影性同一化」とよばれます。攻撃こそが最大の防御というやり方です。

どのタイプの防衛であれ、システムは同じです。ある情動を感じたときの不安・恐怖を避けるために防衛の柵をつくって、その情動に気づかないようにするのです。そうしようと思わなくても、意識しないうちに自動的につくられています。選択の余地も自由意志もありません。アンのリンゴ園での「決意」は、通常はみられないかたちで自分でつくりだした防衛です。意図的につくられた抑制が、無意識の自動的な抑圧へと変わったのは大人になってからです[11]。アンは幼いころ、深い苦しみをやわらげることができず、その「意味」を感じたままではいられませんでした。その結果、とにかく「皮質優位になる」ことでその状況に適応しようとしたのです。垂直統合は妨げられ、アンの身体は感じることをやめてしまったのです。

身体と向き合う

　これまでのアセスメント面接に基づいて治療計画を立て、四回目の面談で今後の方針についてアンと話し合いました。十一歳のときの適応様式がいまも脳内の神経パターンとして持続しているのではないかという仮説に、アンも医師として同意しました。「アン、あなたは幼いころたくさんの苦難を経験しました。その経験がどれだけ重いものだったとしても、きっと失ったものをとりもどすことができるとわたしは思っています」

　アンにはセラピーという心の旅が必要でした。アンが自分の気持ちや感覚をオープンに受け入れられるようになり、自分自身に波長を合わせられるようになるために。そして、新しい気づきの道を切り開くために。アンはこれからなにをするのかよくわかってはいませんでしたが、それでも失ったものを手に入れようとセラピーに前向きに取り組もうとしました。これは幸先のよいスタートです。それからわたしはジョナサンに対してしたように、治療方法について説明しました。「古いパターンの学習を消去し、新しいパターンをつくるには、シナプス結合の状態を変化させる必要があります。そのためには時間がかかりますよ。わたしたちが使う『メス』は注意と気づきです。このメスを使って、これから神経ネットワークをつくりかえていきます」という説明にアンは強い好奇心を示しました。アンの注意がひきつけられたのです。心、そして脳を変えるための大切な第一歩です。

注意が神経可塑性を促進するシステムについて長々と説明し、アンの注意をセラピーからそらせたくはありませんでした。しかし、このとき最近の研究成果がわたしの念頭にはありました。脳幹に隣接している基底核から大脳皮質まで、コリン作動性の投射ニューロンがつながっており、大脳皮質全体にアセチルコリンを分泌します。[12] アセチルコリンは神経を調節する働きをもち、同時に活性化したニューロン同士の連結を強化しています。意識をしっかりと集中することによって、基底核からのアセチルコリンの分泌が促進され、神経可塑性と学習が起こりやすくなるのではないかとする理論があり、もしこの理論が正しいものであれば、集中が脳を変えるというシステムの根拠になります。

アンには簡単に、「このエクササイズを行うと、意識の集中がとても大きな力をもっていることがわかるはずです」とだけ伝えました。そして、基本的な「呼吸のマインドフルネス」、歩く瞑想を行いました。ジョナサンのケースからもおわかりだと思いますが、マインドフルネスのスキルを学ぶと、心の中心軸が強化されます。身体からのシグナルや情動の波など心の感覚をくっきり穏やかに感じられるようになります。アンに対しても同じく、このエクササイズを使って感情を遮断している脳の部位を鍛えることがねらいでした。アンは面接中のみではなく自宅でも毎日「メンタルトレーニング」を意欲的に行いました。週に一回、一時間の面接中の訓練だけでは確かに時間が足りません。それ以外にも定期的な神経のエクササイズが必要です。新しいシナプス結合を強化するには、刺激し（Stimulate）、神経（Neuronal）を活性化（Activation）し、成長（Growth）させる――脳をＳＮＡＧする――ために、くりかえし神経を発火させなくてはいけません。スチュアートの場合と同じく、意識を集中させるエクササイズをくりかえすことによって、幼少期に未発達のままの部位の活動と成長を促すのです。アンのケースでは、心の世界を感じ、調整するための大切な内受容感覚と自己調節の回路を成長させるわけです。

次の回にはボディ・スキャンを行いました。スチュアートのときに行ったのと同じものです。これならアンがおびえることなく自分の身体の感じを少しずつつかんでいけるのではないかと考えました。目を閉じて身体の内側に注目するように指示すると、アンはつま先から脚へ、さらに腰へと注意を向けることができました。ここまではまず大丈夫でした。骨盤のあたりへと進むときには、たとえ性的虐待を受けていなかったとしても不安が喚起されやすい部位なので注意が必要です。アンは問題なく注意を向けることができました。それから腹部へ、そして背中へと移動しましたが、ここも問題なく進みました。

ところが胸に注意を向けると、アンの呼吸が激しくなり、手が震えはじめました。強い感情をおさえこもうとするかのように、手をかたく握りしめ、椅子の肘掛けをぎゅっとつかみます。それから目を大きく見開いて、「中止してください」と言います。過呼吸を起こし、おびえています。硬直からカオスへと急転直下です。

パニック発作ではないかと心配になり、エクササイズを中断して目を開けたまましばらく会話を続けました。アンの動揺は次第におさまりました。しかし、いまの状態については、「話したくありません。もう問題ありません。ボディ・スキャンがいやな感じだっただけです」と言い張ります。これについてはもう少し時間をかける必要がありそうです。もっとあとになって、心を揺さぶるような感覚に対処する余裕ができてから、大切な身体感覚の源へともどりたいと思います。研究からは、心臓に注意を向けることによって、生理的な反応と強い情動への気づきが引き起こされる可能性があることが示唆されています。(13) このときアンのなかで強く反応した感情がなんだったのかはまだわかりませんが、治療を続けていくことによってきっと見えてくるはずです。

心のリソースとしての安全基地をつくる

身体に直接アプローチするボディ・スキャンは、パニックを起こすほどの不安を引き起こしたため、もっとゆっくりとレベルを上げて身体への気づきをつくりださなくてはいけません。次の回では、手をゆっくりと握ったり開いたりしてもらい、そのときの指の動きに注目するエクササイズからはじめました。「ただ注目して、手がどのように見えるか、どのように感じられるかという感じをゆっくりと味わいます」と伝えました。歩く瞑想も再び行い、目を開けたまま足の感覚を味わってもらいました。

次に、いつでも逃げ込めるような心の「安全基地」をつくることを提案しました。いやな感情が浮かんだときはいつでも避難して、心を落ち着けることができるような場所のイメージです。アンは最初、なかなかイメージを思い描けませんでした。休暇を過ごすお気に入りの場所、自宅でいちばん好きな部屋など、記憶のなかにある場所でも、想像上の落ち着いてゆったりとくつろげるような場所でもいいのです。少なくとも安全で、安心して過ごせる場所であればどこでもかまいません。しばらくしてから、アンは医学部の近くの海岸にあった入り江のことを思い出しました。「ただ波を見に行ったんです。波の音を聞いて、波が寄せては引いていくのを見て、海岸のなだらかなラインとか晴れた空を見て……。そこにいればなんとなく心地よかったんです」。わたしはアンに次のように伝えました。「それでは、しばらくのあいだ、入り江のイメージを心に描いておきます。風景を見て、音を感じて、そこにいる感覚を味わいます。……身体に注意を向けます。どんな感じがしますか？」「いい気持ちです」とアン。「そのまま身体に注意を向けます。心に浮かんでくるものをすべてそのまま味わいます」。このようにして、心のなかの安全基地のイメージと身体感覚を結びつけるためのニューロンの結合ができるようにしました。

この技法は、身体志向セラピーのいくつかの学派が用いているもので、スチュアートと行ったイメージ療法とはまったく異なる目的をもつものです。[14] 安全基地のイメージと身体感覚とのつながりをつくることで、アンは身体の感覚に気づき、それを表現できるようになりました。「お腹はやわらかい感じがします。顔はリラックスしている感じ。なんだか前より楽に呼吸ができます。……心臓も感じます。穏やかで安定しています」。ボディ・スキャンのときのような反応性のパニックはもう起こらず、身体の感じをありのままに受容できるようになりました。前頭前野の調節機能が強化され、アンは身体内部の状態を観察し、うまく扱えるようになったのです。

さらに筋弛緩法（身体の筋肉を足から頭まで部位ごとに順番に緊張させてからゆるめる方法）を使い、リラックスし、心を開いた状態をつくりました。ほかにも、身体の両側を交互に刺激する方法があります。[15]両側の耳に交互に音を聞かせたり、身体の右側と左側をそれぞれトントンとやさしくタッピングしたりします。これは、リラックスさせるだけでなく、心のなかのイメージに対する感受性を高めると考えられています。でも、アンは入り江のイメージと、最初に行った呼吸のエクササイズを選びました。そのため、この二つをしばらく続けて練習し、アンがパニックを起こすことなく身体の感じや感情を受け入れられるように、そして自分の力で自分を変えられるのだと自信をもてるようにしました。

アンがこのまま身体の感覚をよいものとして味わっていけるように、次の段階では色を使ってさまざまな感覚を味わうエクササイズを行うことにしました。色のついたメガネをいくつも使います。色は多くの人にとって強い情動を呼び起こすものですが、アンの場合は身体のなかの感覚そのものに注意を向けてもらうようにしました。ゲームのように楽しく安全なやり方で、身体の感じの変化を味わいます。最初の緑色のレンズではなにも起こりませんでした。「とくになにも感じません。いつもと同じ感じ。つまらない感じ」。ところが、二つ目の紫色のレンズのメガネをかけたとたん、アンは「うわぁ！　へんな感じ！」と叫びました。胸の上のほうを指して、「このへんがムズムズする」と言います。

それ以後、アンはレンズの色が変わるたびに身体の変化も感じました。赤色のレンズをかけると、手足にエネルギーが満ち、「まるで、アリが腕を駆け上がってくるみたい」で、青色はお腹のなかがしぼんで「穴があいたみたい」。黄色はのどが締めつけられる感じ。これはテストではありません。正解はありませんし、ひとりひとり違う反応をします。エクササイズのポイントは、単純に感覚の違いをつくりだし、身体の内的な変化に気づくところにあります。

アンは自分の新しい能力に気づいて興奮しました。色メガネのエクササイズに多くの時間を費やし、安全なアプローチをいろいろと試すなかで、身体の感覚を説明する言葉をたくさん見つけました。しかし、次回のセッションでもう一度ボディ・スキャンをやってみようと提案すると、アンは怖がってためらいました。「またパニックになりたくはありません」と言いながら、心臓を守るかのように手を胸にあてます。「あの感じは……ダメなんです。きっとまたうまくできません」

わたしはアンに「いままでは、あなたには心の安全基地があります。いつでもそこにもどれます。ボディ・スキャンはあなたのペースでゆっくり進めます」と約束しました。アンの幼少期の心の世界は、限界を超えた耐えがたいものでした――幼いアンにとっての限界です。いまのアンは違います。かつては耐えられなかったものも耐えられるようになる、そのスキルを身につけることができることを知って、アンはきっと驚くことでしょう。

耐性の窓を大きくする

セラピーのなかでも人生においても、「耐性の窓」を大きくすることができたとき、人は変わります。窓が大きくなると、以前であれば耐えられず調子を崩したはずのストレスに直面しても、バランスを保つことができます。

覚醒のレベルがいろいろあるなかで、この窓の開いている部分にあたるレベルが、ほどよく機能できるレベルにあたります。この窓の大きさは人によって異なります。この窓の枠外に出てしまうと、硬直性のレベルに落ちてうつになってしまうか、もしくはカオスのレベルにまでいってしまいかねません。この耐性の窓が小さい場合、とても生きづらいといえるでしょう。

ひとりにつき、複数の耐性の窓があります。ひとりひとりのもっている窓には個性があり、あるテーマでは大きい窓、ある感情については小さい窓というように、大きさはバラバラです。たとえば、わたしの悲しみについての耐性の窓が大きいとすると、自分が悲しいときも、周りの人が悲しんでいるときも、比較的うまく機能することができるというわけです。でも、もっとささいな悲しい出来事にも、耐えられない人もいます。また逆に、わたしの怒りの耐性の窓は小さいものだと思います。ちょっと声を荒らげるだけで、耐えられないレベルとなってしまい、かたまってしまったり混乱したりするかもしれません。でも、怒りはたいしたことないと感じる人もいるでしょう。こういう人であれば、「すっきりする」ために怒りを爆発させて、なんとも思わないかもしれません。耐性の窓の大きさによって、記憶、悩み、情動、身体感覚をどの程度つらく感じるかが変わります。窓の枠内のレベルのものであれば受け入れることができるのですが、窓からはみだすレベルとなると、うまくコントロールできなくなってしまうのです。

第4章でご紹介した「統合の川」とよく似ていますね。川の幅が広く、生き生きと流れているとき、統合が起こり、一貫性（coherence）が生まれ、維持されます。川幅が狭いと、流れは両岸に阻まれてしまいます。耐性の窓が大きくなると、わたしたちは幸せと心の健康に近づくのです。なぜなら、耐性が大きくなるということは、それだけ心の世界で起こるいろいろな感情や感覚に気づきながら、それを受け入れられるということであり、硬直性（うつ、切り離し、回避）もしくはカオス（動揺、不安、激怒）の状態にならずにいられるということだからです。マインドサイト・スキルが上達するほど、耐性の窓は大きくなり、人生をより豊かに、クリアに受け入れられるようになるのです。

マインドサイトなく生きるというのは、ある感情、ある悩みに対する耐性の窓を小さくする行為です。気がついたときには耐えられるレベルからすぐにはみ出してしまい、カオスの状態となって反応するか、あるいは破壊的な状況を避けようと理由もわからずに息苦しい生き方をして自分をがんじがらめにして、勇気をもって自分を変えることができないのです。耐性の窓を大きくして、ある感情や状況に居心地よく適応できるようにするためには、神経ネットワークに組み込まれてしまったある感情や感覚と反応の結び付きを変える必要があります。

「そのままで共にある」――共にあるという行為がもつ癒しの力

信頼できる人、こちらの気持ちを思いやり、大切にしてくれる人と共にあるとき、耐性の窓は大きくなります。子どものころ、アンにはそういう人がいませんでした。その結果、身体感覚と重要な情動に気づくための耐性が弱いまま成長してしまいました。大脳皮質下からの入力を切り離すことによって、アンは過酷な状況を生き延びてきたわけですが、いまではそれが足枷《あしかせ》となってアンの人生を息苦しいものにしていました。セラピーのなかで、わたしがセラピストとして百パーセント、アンに集中し、アンと共にあり、その心の世界に共鳴しながら、ありのままのすべてを受け入れることができれば、アンはきっと安心して自分の身体感覚をとらえ、その意味を探ることができるでしょう。そして耐性の窓は大きくなるでしょう。

共鳴回路にはミラーニューロンがあることを思い出してください。アンのミラーニューロンは、わたしのリラックスした態度や受容的な反応を鏡のように映し出して、共鳴できるようにするはずです。アンが苦しんでいるとき、わたしが目を背けることなくありのままに安心して共にそこにいることで、アンはその感じをミラーリングできるかもしれません。ここが関係性におけるとても重要なポイントなのですが、共鳴回路は「思われていると思う」感じをつくり、人と人とを結びつけるだけではなく、自分自身の心の状態を調節しているのです（共鳴回路の最上位は前頭前野中央部であり、ここが大脳皮質下の状態を調節しています）。つまり、アンとわたしのあいだに共鳴が起こることによって、アンの耐性の窓が大きくなり、安心して自分の感情を受け入れられるようになるのです。面接室で顔と顔を合わせている瞬間に成長が起こるのはまさにこのためであり、これが面接の外でもクライエントを助ける長期的なシナプスの変容につながるのです。さらに、自宅で「呼吸のマインドフルネス」と歩く瞑想を続けることで、神経の変化がさらに強化され、自分の身体と対話する新しいやり方を身につけることができるのです。

次の回ではまず、以前パニックを引き起こしたボディ・スキャンに再挑戦しようと提案しました。初回面接からすでに十回の面接を重ねています。アンはこれまで家での課題を欠かさず実践してきましたし、ふたりのあいだには信頼と協働の関係ができていました。アンは安全基地のイメージや色メガネのエクササイズを通じて、これまでよりも客観的に自分の心の世界を観察し、受け入れられるようになっているはずです。心臓の再検査も異常が認められず、内科医から「健康体です」というお墨付きをもらいました。それでも、ゆっくりと時間をかけてボディ・スキャンを行い、下肢、腰、腹部のささいな感覚にも気づくことができるようにしました。

胸まで来ると、アンにパニックの兆しがあらわれました。顔をしかめ、胸に手をあて、目を開いて、「もう無理！」と言います。「どのような感覚におそわれたとしても、あなたはいつでも呼吸に注意を向けることができます。あなたのための安全基地もあります。怖くていやな感じに近づき過ぎたと感じたときは、あなたの安全基地である入り江を思い浮かべましょう。しばらくのあいだ、波が寄せては引いていく様子を眺めましょう」。アンは目を閉じて、呼吸に注意を向けました。表情がだんだんリラックスします。アンは目を開け、まっすぐにわたしの目を見つめ、「ありがとうございました」と言いました。

「しばらくこのままで、この新しい、開かれた感じを味わってみましょう」と伝えると、アンの身体がゆったりと椅子のなかでくつろぎ、手の力が抜け、表情がさらにやわらかくなりました。「あなたはいま注意の力を使って身体と心をリラックスさせています。その感じを味わってみましょう」

アンが「大丈夫です。準備ができました」と言ったので、ボディ・スキャンを再開しました。胸のあたりに注意を向けると、再びパニックがあらわれましたが、「今回は、少し遠くからパニックを感じます」と報告してくれました。このとき、アンはいやな感覚ともそのまま共にあることができ、それが「大丈夫」なだけでなく、感覚そのものが変化して以前ほど恐ろしいものではなくなるということも学んだのです。

これがパニックの不思議なところです。パニックを受け入れたとたん、その力が緩みます。人生のどんな局面でも、うまく内省することができれば、困難に対して引き下がることなく前に向かって進むことができるのです。ありのままの感情を受け入れ、共に過ごし、必要な時間をかけてゆっくりとその感情に意識を向けることができれば、どんなに激しく苦しい感情であっても、海岸に打ち寄せる波のように、一度高まったのちに消えてしまうのです。パニックもほかの感情と同じように、脳のなかで起こる神経発火のひとつのパターンにすぎません。パニックを含め、つらく苦しい感情を受け入れ、共にあるという姿勢を身につけるのは難しいものですが、防衛という壁をのりこえて前に進むための大きな一歩になるのです。

身体の知恵

アンが自分の不安に向き合い、不安をやわらげることができるようになり、耐性の窓が大きくなったいま、明らかになったことはなんでしょうか？　どのような感覚、イメージ、感情、思考が浮かんでくるのでしょうか？　面接の後半、再びボディ・スキャンを続けると、アンの胸のなかに冷たい感じがこみ上げ、手足がこわばりました。「また息苦しくなってきました」。でもそのときアンは、心の安全基地の入り江でしばらく過ごし、海岸に打ち寄せる波を眺めるような気持ちで呼吸のリズムを感じることができました。「大丈夫です。続けられます」

身体の感じをそのまま味わっていると、父親と継母のイメージが浮かんできました。「怖い顔……。あの人たちの仕打ちや冷たい態度が怖くて、わたしはパニックになったのかしら……」。そして再び呼吸に注意を向けました。そうすることによって、心の中心軸にもどります。前頭前野の機能を高め、心身の状態を調節し、バランスをとりもどし、自分の気持ちや状態を落ち着いて観察できるようになります。

アンは震えはじめました。表情がこわばり、涙が頬を伝います。「なにかが見えます。記憶のなかの景色じゃなくって……見たことのあるもの、わたしがもっていたもの。たった一枚だけの写真、それしか残っていない。わたしと母がいっしょに写っている写真です」。アンは、目を開けてわたしを見つめました。「その写真は物置のなかのどこかに埋もれている……。もう何年も見ていません」。アンはそれに気づいてどこかほっとしたような表情を見せましたが、同時にかなり消耗しているようでした。そろそろ終わりの時間が近づいていました。そこで、「しばらくのあいだ、呼吸に注意を向けましょう。身体をリラックスさせて、いまあったことをゆっくりと心に落ち着かせましょう」と勧めて、面接を終えました。

次の回では、心臓がアンに伝えようとしている苦しい気持ちをしっかりすべて受けとめられたかどうかを確認するために、もう一度ボディ・スキャンをしました。アンはやはり最初にパニックを感じましたが、それは少しずつ変化しました。胸が重苦しくなり、のどが締めつけられるように感じました。それから、目に涙があふれました。防衛的な反応に妨げられなかったので、パニック感情はゆるやかにほどけて最後まで自然な経過をたどってから消えました。そして、アンのなかでさらに厳重に隠されていた情動があらわれました。深い悲しみの感覚です。ここからは、アンが時間をかけて喪失と悲嘆と向き合うことになります。わたしの役目はそのかたわらによりそい、共にあることです。

そのあとの時間、わたしたちはただいっしょに座って、幼いアンを抱いている母親のイメージ――記憶のなかにある写真に写った母のイメージ――がアンの心を満たす時間を味わいました。涙がアンの頬をゆっくりと伝いますが、アンはそれに気づかず、拭こうともしません。でも、なにかを感じています。わたしはそんなアンとともにその感じを大切にしていました。すると、アンはコントロールを失ってすすり泣き、さらにひざに顔をうずめて嗚咽《おえつ》をあげました。わたしは呼吸を合わせ、ため息や静かな相づちなどの非言語的コミュニケーションを使ってつながり続けている感じを伝えました。アンが目を開き、わたしと目が合ったとき、わたしは自分もまた涙を流していたことに気がつきました。

「なんだか変な感じなのですが」と、アンはこれまでに見せたことのないようなやさしい瞳で話します。「母がいま、わたしといっしょにいてくれるような感じがします。目には見えないけれど、母の存在を感じるんです」

それからアンは前の夜に見た夢の話をしました。「もう何十年も夢なんて見てなかったのに。すごく不思議な夢でした」。夢は、睡眠下において記憶と情動を統合するという重要な役割を担っています。夢を見るのは、大脳皮質の抑制がゆるみ、皮質下の大脳辺縁系と脳幹が覚醒に近い活動水準となって、空想と感情が盛んになったときです。夢とは、解決すべき記憶、日常の断片、睡眠中の感覚入力、レム睡眠中の活性化した脳がつくりだしたランダムなイメージなどが織りなす混合体です。

とうとうアンの皮質下領域が夢見る脳のなかへシグナルをしっかりと送り届け、目覚めたときにも覚えていられるほど強くなったのです。これはすばらしいサインだと思いました。わたしはアンの話に気持ちを集中しました。

「夢のなかで、わたしは岸のほうへ向かって泳いでいます。でも、潮の流れは沖へ向かっていて、どれだけ泳いでも岸に近づけません。沖に流されていくボートに足が結びつけられているんです。でも、わたしは必死で岸にもどろうと泳いでいます。やみくもに水をかくのですが、だんだん疲れてきます。ボートはどんどん沖に流され、もう岸は見えません。今朝目が覚めたときには、軽いパニックになっていました。ひどい気分でした」

目覚めたときになにを感じたか、夢についていまここで詳しく話すあいだにどんなことが心に浮かんだか、もっと話してほしいと頼みました。アンは「わかりません。変な夢。すごく疲れていただけじゃないかしら」としか答えませんでした。

ところがその一週間後、アンは二番目の夢と、セラピーのあとに書いた記録について話してくれました。「また水の中にいます。今度は岸が見えます。でも、やっぱりボートはどんどん沖に流されます。このままじゃおぼれてしまうと思いました。でもそのとき、わたしは手を伸ばして足に絡まったロープをほどきました。あたたかく感じたので、夢の中だけじゃなくって、実際に自分で足に触れていたのかもしれません。ロープがほどけて、狂ったように水を蹴りはじめました。やっと岸にたどりついて、あたたかい砂のなかに倒れこみました。そして、空を見上げて、太陽を見て、ああ、もう安全だと感じたんです。そこで目が覚めました。ぜんぶ夢なんだってわかっていましたが、それでもほっとしました」

今回は、アンには心の準備が整っていました。このイメージがどんなことを意味するのか、あたたかくて確かだと感じられた大切なものすべてから引き離される無力感はどんなものか、再び岸にたどりついたときに感じる安心感はどんな感じかについて話し合いました。

癒しのイメージ

次の回のはじめに、アンは大きな封筒をわたしに手渡しました。母親といっしょに写っている写真をみつけたのです。二歳くらいのときの写真です。「父親は再婚してから、母のことを思い出させるようなものはすべて破棄して、母のことは決して口にしませんでした」。アンは大学進学のために家を出たあとに、やっと母方の祖父母を訪ねることができ、この写真をもらったのです。

封筒には写真が二枚入っていました。古いスナップ写真と、その写真の拡大コピーです。アンは写真をスキャンしてパソコンにとりこんでから、背景に写っていた父親の姿を消したのです。「あたたかい気持ちになる記憶だけもっていたいんです。父の悲しみにも意地悪な継母にも、もう縛られたくはありませんから」

　写真の拡大コピーの真ん中で、幼いアンが母に抱かれて古風なロッキングチェアにすっぽりとおさまっています。アンは母親の膝のうえで、目を丸く見開いて右手でカメラのほうを指さしています。左手はアンを抱く母親の腕にしっかりとつかまっています。母親はアンを見つめて微笑《ほほえ》んでいます。母親に抱かれた子どもが安心して外の世界へ手を伸ばす、そんな子どもの姿に幸せを感じている母親という一瞬が写真というかたちで永遠のなかに刻まれています。

　写真を返すと、アンはこう言いました。「母はなんだか少し悲しい目をしています。母のガンが発見されたのはわたしが一歳半のときです。子どもを育て、成長を見守ることができないなんてわかったら、どれほどつらいでしょう……」。美しく澄んだ感情がそこにあり、わたしたちはただ静かにその気持ちをゆっくりとかみしめました。

　それから数週間のうちに、アンは父親にとっても状況がかなり大変だったのではないかということに思いをはせるようになりました。父親がどれほど母親のことを愛していたか、そして母親が死んだときにどれだけショックを受けてうちひしがれていたかを祖父母から聞いていました。

「母が死んだあと父も、あの人なりにできることをしようとしてくれたのかもしれません。あの人はあのとき二十六歳だったんですよね。若過ぎますよね。でも、だまって消えてしまったことについては、いまでもやっぱり理解できません。それに、どうしてあんな恐ろしいロボットみたいな人と再婚したのか……。母が死んだとき、ある意味では父も死んだんでしょうね」

アンは心を開き、すべての感情を受け入れました。愛情、喪失、混乱、怒り、そして許しさえも。すると、悲嘆は自然な経過をたどって消えていきました。

最初は数カ月だけセラピーを受ける予定だったのですが、アンはもう少し続けてみると言いました。セラピーを続けるうち、これまでずっと感じたことのなかったような生き生きとした活力を感じるようになり、定期的な運動もはじめました。異常な動悸を感じることはほとんどなくなり、ついには完全に消えました。職場の外で同僚と付き合う時間もできました。そして、双子の娘たちと「ただいっしょに過ごす」ための時間をつくり、そのなかでもいっしょに楽しめることを見つけました（娘たちも絵を描くのが大好きだということがわかったのです）。週末にやり残した仕事をするためにオフィスに残ることはなく、娘たちと出かけるようになりました。「あっというまに子どもたちは大きくなってしまうし、いっしょにいられる時間もあとちょっとですから」

アンは自分がいま確かにここに存在していると感じられるようになりました。いまでは姿勢すら違います。自分の身体を心地よく感じ、スムーズに身体をあやつり、とてもリラックスしています。肩にサラサラとかかるように髪を下ろすようにもなりました。「心のなかが空っぽな感じは、もうなくなりました」

第8章 過去の囚われ人――記憶、トラウマ、そして回復

わたしとブルースは、これからはじまる敵との戦いに備えています。ブルースはわたしのことを敵ではなく、戦友だとみなしてくれたのはラッキーでした。ブルースの顔は緑と茶色でペイントされ、三十四歳の退役軍人というよりはむしろ遊びに熱中する四歳児のように見えます。でも、目にはほんものの恐怖があり、身長一九三センチ体重九〇キロ超という体格はあまりに迫力があり、状況は真に迫って見えました。

ブルースは心身ともに傷ついたベトナム帰還兵です。わたしたちが出会ったのはロサンゼルスの退役軍人病院ブレントウッド分院のベッドの下でした。[1] ブルースは心的外傷後ストレス障害（PTSD）という、その当時はまだ真新しい診断名をつけられて入院していたのです。わたしは精神科の研修生として病院に来たばかりで、ブルースはわたしが受けもった最初の患者でし

た。なんの心構えもなく病室に入った瞬間、ブルースはわたしの足首をつかんで「塹壕《ざんごう》」へと引きずりこみ、わたしの手にほうきをもたせて叫びました。「やつらが殺しに来たら撃つんだ」

ブルースが空想の世界に囚われていることは間違いないでしょう。でも、四歳児のごっこ遊びとはわけが違います。わたしにはブルースの記憶が暴走しているように感じられました。過去の記憶の欠片がありありとした現実のように感じられ、ブルースを（そしてわたしを）恐怖に陥れているのです。ブルースは雨期のベトナムに見えているらしい部屋のなかから目を凝らし、ときおり敵がこちらに向かってくるのを見つけては、ほうきで射撃して敵を一掃しました。ブルースはわたしにこう言ってくれました。「君がいてくれてよかった。ぼくたちはいいチームだ」

恐怖と不安に満ちた警戒態勢が一時間つづいたのちに、やっとほうきの柄を握りしめるブルースの手から力が抜けました。緊張した荒々しい声はやみ、顔から緊張が抜け、ブルースは静かにすすり泣きます。わたしはベッドの下からブルースを助け出し、毛布の下の安息所に導きました。そして、兵士が眠りに落ちるまでそばにいました。

身体の震えもおさまらないまま、混乱した気持ちでナースステーションへ向かい、起きたことを治療チームの看護師に話しました。「あら、そう。フラッシュバックね」。わたしがＰＴＳＤについてすでに理解していると思っているようですが、わたしにはさっぱりわかりません。

その日の研修後にスーパーヴィジョンがあったので、教授に「フラッシュバックとはいったいなんですか」と尋ねました。教授は、「過去の記憶がまるで現在のことのように感じられて、その人を何度も苦しめるんだ。フラッシュバックがどのようにして起きるのかについては、まだよくわかっていないんだよ」としか答えてくれませんでした。その当時は、本当にそれだけしかわかっていなかったのです。それを聞いて、わたしはなんだか落ち着かず、心もとない気持ちになりました。もっと調べる必要があるようです。

人には選択的注意という力があり、想像の世界に集中して没頭し、判断を留保することができます。[2]「健常な解離（normal dissociation）」ともよばれますが、想像の世界に熱中するために、意図的に「これは想像ではないか」と疑う気持ちをしばらく停止するのです。遊んでいる子どもたちに限らず、大人であっても本や映画に夢中になったり、思い出に浸ったり、あるいは音楽に没頭したりするときには正常範囲の解離状態になります。注意のスポットライトをあてる範囲を狭いポイントに絞り、ほかの心的活動に注意が向かないようにするのです。もちろん日常生活のなかで「ご飯だよ」とよばれれば、夢中の状態を抜けだして食事をとることもできます。でも、ブルースの状態はこれとは違いました。

ベッドの下で過ごした一時間、ブルースは過去の記憶を思い出していたわけではなく、いまここで実際に起きていることとして経験しているようでした。また、ほうき、ベッドの下の塹壕、わたしという新しいアイテムをその経験のなかに組み入れています。記憶や想像に夢中になるという範囲を超えています。遠い昔の感情、視覚、音、行動が心のなかで生き生きとよみがえり、いまこの瞬間の経験と混じり合っています。わたしにはそれが過去の記憶であることが明らかでしたが、ブルースにとっては「これは過去の記憶の回想ですよ」という目印のようなものが失われてしまった——あるいは元からなかった——かのようでした。目印を失った生のデータは過去からのパズルのピースとなって「いまここ」の知覚のなかで炸裂し、ブルースを苦しめているのです。

脳の機能を画像として見ることが可能となったごく最近まで、記憶のメカニズムと、「この経験は現実のものである」と感じられる手ごたえをつくりだすメカニズムについては想像するしかありませんでした。わたしがブルースと出会ったこのとき、彼の記憶は傷ついた心に何度も侵入し、彼をますますきつく痛めつけていました。くりかえし襲ってくるフラッシュバックのために、ブルースは壊れかけていたのです。

次の週、ブルースの病棟の玄関近くの茂みから本物の手榴弾がいくつか発見されました。ブルースは知らないと言いましたが、病室の引き出しから手榴弾の安全ピンが見つかり、彼は閉鎖病棟へと移されました。それから間もなくして、別の病院へ移され、わたしが再びブルースとチームを組むことはありませんでした。あの手榴弾は、ブルースの記憶の窪みにきっとぴったりとあてはまったのでしょう。

記憶の形成と修復

ブルースとの出会いから長い時間が経ち、PTSDに関する研究が蓄積され、いまではその理解と治療の枠組みができつつあります。[3] 一九八〇年代の後半には、脳内における記憶の仕組みについて多くの研究センターがそのパズルのピースを提供してくれました。ここではその初期の知見をまとめ、対人神経生物学的な観点からトラウマとトラウマ治療についてご紹介します。ブルースを助けるためには間に合いませんでしたが、いまも数多くの兵士が戦争から帰還し、心の治療を必要としています。また、多くの人々が未統合のトラウマに苦しみ、自分でもなにが起こっているのかわからないままに、ストレス対処能力、日常生活、対人関係に障害をきたしています。[4] 本章の後半に登場するアリスンもそのひとりです。わたしが初めて受けもった長期入院患者です。トラウマがどのようにして人生を打ち砕くか、どのようにすればトラウマが解決されるのかを、わたしはアリスンの治療を通じて学びました。

トラウマの記憶を理解するには、記憶と脳の基本的なシステムを理解する必要があります。記憶とは、ある時点での経験であり、現在そして未来の行動や思考に影響を与えます。[5]

「脳の働きを心にとめよう――頭蓋骨に包まれた可塑性」（62ページ）のところで考察したように、脳にとって経験とは神経発火を意味します。わたしたちがなにかを「経験」するとき、ニューロン群が活性化し、ニューロンの長い軸索にそって電気信号が送られます。神経発火によって遺伝子が活性化し、タンパク質が生成され[6]、新しいシナプスがつくられるとともに、既存のシナプスが強化されます。神経伝達物質、もしくはそのレセプターが変化し、ニューロン新生が起こることもあります。また、神経線維をとりまく絶縁体であるミエリン鞘が厚くなり、電気的信号の伝導が速くなります[7]。

同時に発火するニューロンはつながり合います[8]。記憶の用語を使って表現すると、ニューロンが集合で発火することで、経験が「符号化〔訳注：符号や表象に変換され、記銘されること〕」されます。ニューロンのまとまり、「神経回路網（neural net profiles）」が頻繁に発火すると、同じニューロン群、神経回路が今後ともに発火しやすくなります。思考や感情などの内的なきっかけでも、外的なきっかけでも、脳が過去を連想した場合、記憶の想起が起こります。脳は過去に起きたことに基づいて将来に備える「予測装置」です。記憶が現在の知覚にフィルターをかけ、この先起こりそうなことを予測させてくれるのです。このように、記憶のなかで符号化され、蓄積されたパターンがいまこの瞬間の知覚にバイアスをかけ、他者や外界との接し方を左右しているのです。

ここ二十五年で、ようやく記憶の想起に関する次のようなエビデンスが明らかになりました[9]。記憶の貯蔵庫から符号化された記憶が想起されたとき、それが常に過去のものとして意識されるとは限らないということが示されたのです。たとえば、自転車に乗るという記憶について考えてみましょう。自転車に乗るとき、なにも考える必要はありません。ペダルをこぎ、バランスをとり、ブレーキをかけるためのニューロンクラスターが発火します。過去の記憶（乗り方の学習）が想起されて、現在の行動（自転車に乗る）に影響を与えているわけですが、いちいち自転車に初めて乗れた日のことを思い出すわけではありませんね。

では、「初めて自転車に乗ったときのことを思い起こしてください」と言われたらどうでしょうか？　あなたは少し考えて、記憶の貯蔵庫をスキャンします。父親または姉が自転車の隣を走ってくれている光景、転んだときに怖くて痛かったこと、曲がり角までひとりで行くのに成功したときの浮き立った気持ちなどが浮かんでくるかもしれません。こういったことを意識しているときには「過去の記憶だ」とわかります。これもまた記憶なのですが、自転車に乗るための記憶とは異なるものです。

日常生活のなかでは、この二種類の記憶が混じり合っています。自転車に乗るための記憶のようなタイプのものは**潜在記憶**（**手続き記憶**）とよばれます。自転車の乗り方を教わった日のようなエピソード記憶は**顕在記憶**です。この区別はとても大切なものです。なぜなら、わたしたちがふだん「記憶」と言うとき、専門的には顕在記憶のほうを指しているからです。近年の脳科学研究から、この潜在記憶と顕在記憶の違いが明らかになっており、潜在記憶が現在に影響を及ぼしていること、そのとき「過去の経験がかかわっている」とは気づかないことがわかっています。このような知見から、ブルースのケースのようなフラッシュバックのシステムが理解されるようになりました。

それでは、ここで胎内にいるときから築かれる潜在記憶について詳しく学んでいきましょう。

潜在記憶――心の経験の基礎となるパズルピース

妻が第一子、第二子を妊娠していた時期に、わたしは子宮のなかの子どもたちのためによく歌を歌いました。祖母がよく歌ってくれた古いロシアの歌です。子どもが命と母親を愛する思いを歌ったもので、「いつもおひさまがニコニコ、いつもみんながニコニコ、いつもママがニコニコ、いつもわたしがニコニコ」というような歌詞の歌です。妻が妊娠七カ月を過ぎて、赤ちゃんの聴覚神経系がほぼ完成し、羊水ごしに聞こえてくる音をキャッチできるようになった時期に、わたしはこの歌をロシア語と英語で歌いました。出産後はその週のうちに同僚が来てくれて「調査研究」をしてくれました（対照群はもちろんありませんが、楽しい研究でした）。胎児のときにわたしがよく歌った歌はどれかを同僚たちには秘密にしたまま、三つの歌を順に歌いました。疑いの余地はありませんでした。息子も娘も、なじみの歌を聞くと目を大きく開き、注意深い表情になります。同僚たちは乳児の注意レベルの変化を簡単に見分けることができました。胎児期に聞いていた歌が符号化され、知覚記憶として残っていたのです（いまでは、子どもたちはわたしの歌をいやがります。羊水のなかで聞いていたほうが心地よかったのでしょうね）。

潜在記憶は生涯を通じて符号化され続けます。現在は、生後十八カ月までは潜在記憶しか符号化されないと考えられています。家と親の匂いや味や音、空腹時のお腹の感覚、あたたかいミルクを飲んだときの幸せ、大きな怒鳴り声の怖さ、親戚のだれかが来たとき母親の身体が緊張する様子などを乳児は符号化します。知覚、情動、身体感覚、行動（ハイハイ、歩く、おしゃべりする、自転車に乗るなど）なども潜在記憶として符号化されます。

また、脳は経験を一般化する力をもっているため、潜在記憶が蓄積されたなかからメンタルモデルを構築します。同時に発火するニューロンによって連想が起こるだけでなく、似たような出来事が要約されて組み合わされ、スキーマ〔訳注：基本的行動図式。情報処理・知的理解の基本的な枠組みとしての表象〕がつくられます。たとえば、母親が毎晩仕事からもどったときに幼い子どもを抱きしめたとすると、その子の心のなかには「母の帰宅＝愛情と絆」というモデルがつくられるのです。

潜在記憶には、「プライミング記憶」も含まれ、脳を効率化し、ある準備状態をつくりだします。先ほどの例でいえば、母親が帰宅すると、子どもは「ママが帰ってきた。抱っこしてもらえる」と予測します。母親の車の音を聞いた瞬間に、母親の愛情ある行動を知覚しやすい状態となり、ハグをうけとめるための腕の筋肉の準備も行われます。成長に従い、さらに複雑な行動がプライミング記憶として蓄えられます。たとえば、泳げるようになると、水着を着た瞬間に、泳ぐときの一連の動作が脳内で準備され、プールに飛び込んだときにすぐに泳げるようにセットされるのです。

知覚、情動、身体感覚、行動、メンタルモデル、プライミングという六つの潜在記憶が現在に影響を及ぼす過去のパズルピースです。経験が過去のものになると、そのとき使われたシナプス結合が残り、それが知覚のフィルターとなって、未来にわたしたちがなにをどう経験し、そこからなにを感じるかが変わってきます。脳はこのように過去の経験から蓄えられた潜在記憶を使って連想し、予測を行い、現在と未来のために常に準備を行っているのです。

潜在記憶の三つの特徴をあげると次のようになります。①潜在記憶は意図的な注意集中なしでつくられる（符号化される）、②記憶の貯蔵庫から潜在記憶をとりだす際に、「過去の記憶」という認識が起こらない、③潜在記憶には海馬が関与しない。この三つの特徴について深く知ると、ブルースのフラッシュバックの謎が解けます。

気づかないうちに符号化される

注意の分割（divided attention）を調べるための古典的な実験に次のようなものがあります。[10] 被験者は左右の耳に違う音を聞かせるヘッドホンを渡され、左側だけに注意を向けるように指示されます。一分後、「なにが聞こえましたか」と尋ねられます。すると被験者は「動物園にいる動物リストを読み上げているのが聞こえました」と答えることができます。また、その声の性別を尋ねられても答えることができます。しかし、「右の耳にはなにが聞こえましたか？」と尋ねられると、はっきりと答えることができず、その声の性別すら覚えていません。

しかし、被験者がその後連続して間接記憶テスト（indirect memory test）を受けると、右のヘッドホンからの情報がしっかりと潜在記憶として蓄えられていることがわかります。右耳が「花の名前を読み上げる女性の声を聞いた」ことを意識していなくても、空欄のある単語の穴埋め問題で、「r _ _ e」という問題を見ると、「o」と「s」を書き込んで「rose（バラ）」と答える傾向が高くなります。右耳から聞いたのが食品のリストだった場合は、被験者は「ふと思いついて」、空欄に「i」「c」と記入し、「rice（米）」と答えます。被験者の言語中枢でプライミングが起こっているのです。

このとき右耳には注意が向けられていなかったにもかかわらず、脳はデータをとりこみ、知覚的潜在記憶のかたちで登録したのです。このプロセスは、海馬（大脳辺縁系にあるタツノオトシゴの形をしたニューロン群：脳のなかで遠く隔たった領域を統合する）を通さずに行われます。意図的に注意を向けたときには海馬が働きます[11]。しかし、意識して注意が払われることのない間接的な注意の場合は、海馬が使われずに記憶が符号化されます。

くりかえしますが、純粋な潜在記憶には「これは過去の記憶だ」という目印がありません。ですが、これは「無意識の記憶」とはまったく異なるものです。無意識の記憶とは、意識化にのぼらないように「抑圧」され、アクセスできない状態になっているものを指します。しかし、潜在記憶は「いまこれを思い出している」という認識が起こらないだけで、きちんと意識することができます。

潜在記憶の独特な感覚をつかむのは、神経学を専攻する学生でもなかなかできません。そのため、十九世紀の神経学者クラファードと女性患者の有名なエピソードをご紹介しましょう。患者のマダムXは、主治医のクラファード医師と日常生活について雑談していても、クラファードが部屋を出て数分後にもどると、主治医のことも交わした会話も忘れてしまいます。そのたびに、クラファードは初対面のような自己紹介をして、問診をやり直していました。ある日、クラファードは針をもったままマダムXと挨拶の握手をかわしました。マダムXは鋭い痛みを感じて思わず声を上げました。次に会ったとき、クラファードはいつもどおりに自己紹介をしてから手を差し出しました。すると、マダムXは後ずさりをして握手を拒みます。なぜかと尋ねられると、マダムXは「先生方はときどき痛いことをされますから」と答えたのです。

マダムXの脳は、潜在記憶から「医師は痛いことをする」というメンタルモデルを形成しています。しかし、この信念を意識することができても、信念をつくりだした過去の記憶にはアクセスできません。

潜在記憶によってつくられたメンタルモデルは、現在の知覚にフィルターをかけ、ものごとを経験する前に、予備的な判断を行います。自己について、そして他者についての態度や信念をすべて左右しているのです。メンタルモデルは、身体感覚として感じられる感情、情動反応、認知の歪み、行動パターンとなってあらわれます。しかし、過去の経験が自分の行動や反応にバイアスをかけていると自覚できません。わたしたちは、いまここにあるものから最善の判断をしていると信じ込んでいます。

たとえば、学校でソフトボールチームの選抜メンバーに選ばれて興奮しながら家に帰ってきたときに両親に無視されたという経験があった場合、「スポーツの選抜チームに選ばれても認めてもらえない」というメンタルモデルが形成され、自分の子どもがスポーツをはじめたいと言ったときの態度に影響を与えることになるでしょう。あるいは、両親が自分たちとは異なる人種、宗教、性的指向の人々について明らかな否定的な発言をしないようにしていたとしても、子どもがそういう友達を家に連れてきたときにかすかな苛立ちや嫌悪の非言語的サインを見せたとすると、きっと子どもはそれを感じとり、潜在記憶として蓄えているでしょう。

だれもがこのような潜在的なメンタルモデルをもっています。[12]でも、マインドサイトをもつことによって、メンタルモデルの呪縛から自由になることができます。過去がつくる強力な認知の歪みから逃れ、「いまここで」の知覚と信念をとりもどすことができるのです。マインドサイトを使って心の世界を深くクリアに見ることで、意識をうまく集中し、記憶を統合することができます。記憶が統合されると、バラバラな潜在記憶のパズルピースが組み合わせられ、柔軟で適応的な、そして豊かな顕在記憶が生まれるのです。

顕在記憶——心のパズルピースを組み立てる

顕在記憶は二歳ごろまでに可能となり、観察されるようになります。しかし、五、六歳以前の出来事については、学齢期前であればかなり鮮明な記憶をもっていることもありますが、成人になるとほとんど思い起こすことができません[13]（この現象は「幼年期健忘」とよばれます）。注意を向け、経験を事実についての表象、自伝的表象として統合する能力がついてくると、健在記憶の符号化ができるようになります。これによって世界、他者、自己についての知識の土台がつくられ、それをもとにして意図的に想起し、内省し、新しく柔軟なやり方でものごとを整理することができるようになります。親が子どもに「きのうは動物園に行ってなにを見たかな？」「きょうの朝は公園でだれに会ったかな？」と尋ねるのは、本能的に幼い子どもの健在記憶をつくる能力を強化しているのです。

顕在記憶を想起するときには、「過去のことをいま思い出している」と認識することができます。「去年の誕生日について思い起こしてください」と言われると、どこにいたか、何曜日だったか、だれがプレゼントをくれたかという話をすることができますね。「自分が過去にこのような経験をした」という主体的な感覚があり、「こういうことがあった」という事実があり、そのいずれもがセットになって心のなかにイメージとして浮かぶはずです。この事実としての意味記憶と、主体的な体験としてのエピソード記憶が顕在記憶の二つのかたちです。スチュアートのように、いずれか一方の顕在記憶は思い出しやすいけれど、もう一方はうまく思い出せないというケースもあります。

人が生まれ、年を重ねていくと、エピソード記憶が時系列にそって並べられ、蓄積されて大きなファイルになります。これが自伝的記憶です。十歳の誕生日と二十歳の誕生日を比べて、悲しい物語あるいは面白い物語を語ることもできます。自伝的記憶があるからこそ、自分の人生について一貫性のあるナラティブを語ることができるのです。

顕在記憶を符号化するために必要な脳の部位――海馬――が成熟すると、意味記憶とエピソード記憶がつくられるようになります。海馬は生涯を通じて成長し、潜在記憶を形成し、蓄え、世界や自己についての理解を深めてくれるのです。

海馬――パズルピース組み立て名人

脳のハンド・モデルを思い出してください。海馬は両手の親指のあたりの大脳辺縁系にあります。左脳の海馬は主として事実を取り扱い、右脳の海馬は自己にまつわるエピソード記憶を扱っています。海馬は、恐怖をつくりだす扁桃体などの大脳辺縁系のほかの部分とも密接に連携をとり、感情や意味と経験を組み合わせています。さらに、海馬は広い範囲にわたる神経結合をもち、大脳辺縁系と、知覚と計画にかかわる大脳皮質エリアで起こっていたバラバラのニューロン群の発火をまとめることができます。左脳では、事実的な知識と言語的な知識がつくられ、右脳ではライフストーリーが時系列とテーマごとにまとめられます。海馬はこのように記憶の「検索エンジン」を効率化してくれます。海馬は記憶パズルピースの組み立て名人であり、バラバラの潜在記憶のイメージや感覚のピースをつなぎ合わせ、意味記憶とエピソード記憶でつくられる「絵巻」としてまとめあげるのです。

海馬を活性化し、神経網のなかで散らばっている潜在記憶のパズルピースを神経連結するためには、「注意を向ける」という作業が必要です。経験したイメージや感覚が純粋な潜在記憶のまま、海馬によって統合されていないと、「過去の記憶だ」という目印なく脳のなかでバラバラの断片のまま存在し、「自分はこうである」という意識的なライフストーリーに組み込まれません。しかし、自覚されることのないままに「いまここで」の現実について感じる主観的感情や自己感覚に影響を与え続けます。これを自覚できるようにするためには、潜在記憶のパズルピースを顕在記憶として組み立てなくてはならないのです。

海馬がオフラインになるとき

クラフォードの患者マダムXは、海馬に近い領域の損傷のために経験を顕在記憶へと符号化できませんでした。わたしも、同じような症状をもつ男性とディナーパーティーで同席したことがあります。その男性は「脳卒中によって両側の海馬に後遺症があるので、席を離れてもどられたとき、あなたのことを覚えていないかもしれませんが、どうかお気を悪くなさらないでください」と丁寧に伝えてくれました。そして実際に中座したあと、再び自己紹介からはじめることになりました。

顕在記憶を損なうのは永続的な脳損傷だけではありません。ある患者さんはこんな話をしてくれました。「夜間の長時間フライトのために睡眠導入剤を主治医に処方してもらったんです。主治医は、認可されたばかりの新しい睡眠薬を処方してくれました。そのとき、わたしはよく眠れるようにと倍量を服用しました。三日間の旅を終えてもどってみると、行きの飛行機に乗ったあとのことをまったく（顕在的に）思い出せなかったんです。でも、目的地で会っていた人たちは、わたしにはちゃんと意識があっていつもどおりに行動していたと言ったんですよ」（その睡眠薬の初回投与量は後に半分に減らされました）

睡眠導入剤と同じく、アルコールも海馬を一時的に機能停止させることで悪名高いものです。アルコール性の健忘は失神とは違います。酔ってもうろうとしてはいますが、意識はあります。しかし、経験したことを顕在記憶として符号化することができません。どのようにして家にたどりついたのか、朝いっしょにベッドのなかにいる人とどのようにして出会ったのかを「覚えていない」のです。

怒りも海馬を遮断することがあります。[14] 激しい怒りで自分を抑えられなくなった人が、「あのとき自分がなにを言ったか、なにをしたか覚えていない」と言うのは、あながち嘘ではないのです。

　近年の研究から、耐えられないほどの強い情動を感じたとき、ストレスが高まり、海馬が機能停止することが示唆されています。たとえば、強い恐怖を感じたとき、大量のストレスホルモンが放出され、それによって海馬の統合機能が障害される可能性があるのです。

　この研究を初めて目にしたとき、(15)ブルースと出会ってからずっと謎だった「フラッシュバックとはなにか」という問いの答えを見つけたように感じました。フラッシュバックとは、トラウマが純粋な潜在記憶のまま活性化されたものなのではないでしょうか。過去のある時点での知覚、情動、身体感覚、行動が、ブルースの意識のなかでありありと生々しく再体験されており、そこには「過去の記憶だ」という目印がありません。トラウマ体験によってブルースの海馬の機能が低下し、過去の経験が潜在記憶のバラバラの断片のまま残されたのです。経験を知覚、感覚、そして情動へと符号化する回路は機能していましたが、符号化されたイメージと感覚が「過去のもの」として認識されないのです。フラッシュバックとは、純粋な潜在記憶が再活性化され、溢《あふ》れ出た状態なのです。

トラウマ、記憶、脳

ブルースにベッドの下の塹壕へ引きずり込まれる前から、わたしたちは面接でベトナムでの体験を話し合っていました。ある回のはじめにブルースは「当時のことは話したくないけれども話すべきだということはわかっている」と言いました。彼のいた部隊で生き残ったのはほんのわずかでした。話すあいだ、表情は張りつめ、眼球は上部でゆらゆらと揺れ、手が震えます。途切れ途切れの断片となってブルースの体験が語られます。言葉で、悲鳴で、イメージで。手を振り上げ、目を覆い、叫び、声を押し殺して……。いまもわたしの耳に残っています。

ブルースの部隊には同郷出身の親友ジェークがいました。非武装地帯の近くを巡回しているとき、部隊は敵の待ち伏せに遭遇しました。ジェークは頭を撃たれ、ブルースは脚を撃たれたのです。ブルースは身動きできないまま、だらりとした親友の身体を抱きかかえました。救助のヘリコプターが降りてくるなか、ジェークはブルースに抱かれたまま死んだのです。まわり中で爆発が起きていましたが、ブルースの心はうつろで、なにも感じませんでした。次の記憶は、サイゴンの入院病棟まで飛んでいます。ブルースは何週間も話すことができず、カルテには脳損傷が疑われたことが記録されています。ブルースはアメリカに送還され、通常の生活にもどろうと努めました。脚は治癒しましたが、心は粉々になっていました。そして除隊から十年後に退役軍人病院に入院し、その直後に研修に来たわたしと出会ったのです。

ブルースの脳のなかでなにが起きたのでしょうか？　研究により、理論的には次のようなことが示唆されていますが、現時点ではまだ実証はされていません。重度のトラウマ体験のなかで、ブルースは強い恐怖を感じ、ショック状態になりました。極度のストレスを受けたとき、ストレスホルモンであるコルチゾールが大量に放出され、闘争—逃走—活動停止反応が起きます。コルチゾールは海馬の機能を妨げます。先に述べましたが、海馬が機能停止すると顕在記憶の形成が妨げられます。つまりコルチゾールは、アルコールや睡眠導入剤と同じ作用をもつと考えられます。このとき、ブルースの脳ではコルチゾールが解離と一過性健忘を引き起こしていたのです。ところが、ストレスによる身体反応は、一方ではコルチゾールを分泌して「顕在記憶」の形成を妨げておきながら、もう一方では扁桃体からアドレナリンを分泌して「潜在記憶」の形成を強く促進します。トラウマ体験の恐怖感、詳細な知覚的情報、自分がどんな闘争—逃走—活動停止反応をしたか、そのときの身体的苦痛のレベル——これらがすべて高レベルのアドレナリンによってくっきりと潜在記憶として焼きつけられるのです[16]。

ＰＴＳＤのパラドックスはこうしてつくられます。ストレス体験についての顕在記憶がほとんどないにもかかわらず、フラッシュバック（もしくは潜在記憶の断片）があらわれ、鮮明な潜在記憶があるのはこのためなのです。異なった脳の部位が顕在記憶と潜在記憶という二つの異なる記憶をつくっているというシステムを理解することによって、トラウマにみられる記憶の矛盾の謎を解くことができるのです。

さらに、トラウマは解離を起こし、海馬を一時的に機能停止させます。極度のストレスや生存の危機にさらされながら、その環境からの逃走が不可能であるとき、脳はストレスホルモンを放出して顕在記憶の形成を妨げるだけでなく、注意の範囲を小さく絞ることで心理的な逃走を図ります。このときの脳内のメカニズムについてはまだ正確には理解されていませんが、解離状態となると、脳は脅威のない外的環境もしくは想像上の風景などに完全に意識を集中させるのです。

敵の待ち伏せによって親友を失ったとき、ブルースが解離を起こしたかどうかはわかりません。しかし、トラウマに苦しむ人の多くが、トラウマ体験の最中に起きた解離を鮮明に報告しています。ブルースとの出会いから数年後、わたしはある女性患者を担当しました。彼女は十四歳のときに三人の男に捕らえられ、古い倉庫のなかで性的暴行を受けました。暴行がはじまったとき、彼女は床の隅の壁が一部壊れていること、そしてそこから小さな花が何輪か顔をのぞかせていることに気がつきました。小さな花に意識を集中すると、想像のなかで花畑が一面に広がりました。彼女はその花畑で過ごすことによって、無力感と苦痛から意識をそらし、自分を守ったのです。

しかし、この解離という生き残りのための戦略には問題点もあります。海馬の一時的な機能停止によって顕在記憶の形成と、そのときの意識は妨げられているのですが、潜在記憶の形成は防ぐことができません。トラウマ体験から十五年後、彼女がボーイフレンドといっしょにシャワーを浴びているときに、床に落ちるシャワーの水の音が突然、強力なフラッシュバックを引き起こしたのです。暴行があった日、激しい雨が降っていました。そのためいきなり潜在記憶が意識のなかに流れ込み、あたかもあの倉庫で――ボーイフレンドによって――暴行を受けているかのように感じられたのです。彼女がわたしのところに治療を求めて訪れたころには、幸いにもすでに注意、海馬、記憶についての最新の知見が治療に組み込まれていました。そのため、その経験の意味を理解し、彼女を助けるためになにをするべきかがわかったのです。

記憶の統合において海馬が果たす役割が数多くの研究によって明らかにされつつあったころ、わたしは臨床家として、妨げられた統合がＰＴＳＤの症状の多くを説明できると確信するようになりました。過覚醒、感情の爆発、感覚の麻痺、身体感覚のシャットダウン、離人感、フラッシュバック、覚醒中に周期的に起きる断片的な想起といったトラウマの再体験——この根底にはバラバラのままの潜在記憶と統合の遮断があるのではないでしょうか。

悪夢やレム睡眠行動障害などの睡眠障害もＰＴＳＤの特徴です[17]。トラウマ体験から数年後に、潜在記憶として符号化されたトラウマの記憶断片が、驚異的な力を保ったまま日常生活に侵入する現象を理解する手がかりがここから得られます。記憶は「固定（consolidation）」とよばれるプロセスを通じて永続的な顕在記憶として大脳皮質に統合されます。この記憶の固定化にはレム睡眠が重要な役割を果たしていると考えられています〔訳注：現在は記憶の固定化に関してノンレム睡眠の重要性が研究結果から示されつつあるようです。エピソード記憶、意味記憶など記憶のタイプによって、レム睡眠とノンレム睡眠の働きが違うとも考えられています〕。ＰＴＳＤ患者の多くではレム睡眠が妨げられています。もしかすると、そのためにトラウマ体験が潜在記憶のまま残り、悪夢や覚醒時のフラッシュバックなどのかたちで再体験されているのかもしれません。

これまで何世紀にもわたって、感覚麻痺をともなう侵入的かつ破壊的なトラウマ反応が戦争帰還兵にみられることが報告され、「シェル・ショック：戦争神経症」などさまざまな名前でよばれてきました。ＰＴＳＤという診断名ができたことで、戦場体験と、兵士以外の多くの人々を苦しめるトラウマとの共通点が見えてきます。ここでＰＴＳＤに苦しむふたりの患者さんをご紹介したいと思います。

海馬の力でトラウマを癒す

アリスンが初めてわたしのところへ治療を求めてきたのは三十一歳のときでした。幼いころからずっと人間関係がうまくいかず、さらに結婚後の性生活にも問題があったためです。幼少期について尋ねると、三歳のときに両親が離婚したことをのぞけば、あとはすべて「問題なかった」と話しました。五歳のときに母親が再婚し、ふたりの異父きょうだいが生まれました。その後の生活は「ふつうだった」そうです。「ふつう」が実際にどのような状態を指しているのかよくわかりませんでしたが、もう少し待つことにしました。まだ、いまの生活について話し合うべきテーマがたくさんありました。

セラピーをはじめて数カ月後、アリスンは「ここのところずっと悩んでいる身体の症状があるんです」と訴えました。前から腰痛がときどきあったのですが、それがどんどんひどくなってきているというのです。アリスンは地元の学校の美術教師でしたが、痛みのために仕事に支障が出はじめていました。整形外科医に相談すると手術を勧められました。「まだそんな年じゃないのに、手術なんて大げさなことはできればしたくないんです。それに、腰痛はストレスと関連しているって聞いたことがあったので、先生のご意見を聞きたくて」

そこで、ボディ・スキャンをやってみることにしました。「足から少しずつゆっくり上に向かって進みます。注意を向けたところの感覚をしっかりと味わいます」。スキャンを背中まで進めたとき、アリスンはあることを急に思い出し、恐怖にとらわれました。ある晩に近所の人の家にいたとき、その家の息子の友達が酔っぱらって入ってきて、卓球台の角にアリスンの身体を押し付けてセックスを無理強《むりじ》いしようとしたのです。アリスンは何度も卓球台の縁に腰をぶつけました。わたしたちはこの記憶について回数を重ねて話し合いました。話し合いのなかで、相手が隣人の息子の友人ではなく継父だったことが少しずつはっきりとしてきました。それに気づくとアリスンの腰痛は消え、再発することはありませんでした。手術の予定はキャンセルされました。

そんな簡単に痛みが消えるなんてありえないと思われるかもしれません。わたしも、自らその場面に立ちあったのでなければ、あるいは似たような臨床現場を何回も経験したのでなければ、そう思うでしょう。実際、アリスンは決して「魔法のように治った」わけではありません。この隠れていた事実の発覚はただのはじまりにすぎず、アリスンはこのあと人生を立て直すためにもがき苦しみ、勇敢に闘ったのです。

記憶はコピー機ではありません。想起された記憶は過去の体験とぴったり同じではないのです。検索時に活性化された神経網（neural net profile）は、符号化されたときのものと類似してはいますが、同じではありません。記憶は歪んでいるのです。アリスンが被害時の状況を話したときのように、だいたいのところは正しく思い出せても、細部についてはそうはいきません。アリスンのケースでは、「そんなにつらくなかったし、たいしたことではなかった」と思い込んでいたのですが、時間をかけてセラピーを行ううちに、より正確なナラティブとして語れるようになりました。

アリスンは十六年近く記憶の検索を封印していました。最初に語られた記憶は大きく歪んだものので、アリスンにとって重要な保護者であった継父のよいイメージだけを保持していました。トラウマ犠牲者の多くがこのように歪んだ記憶をもっています。実際、記憶は被暗示性が高く、多層構造をもっています。しかし、他者がうまく不確かな記憶を修正してくれる場合もあります。アリスンの腰痛が改善してから数カ月後、家族が集まる機会がありました。二年以上会っていなかった異父きょうだいたちに、過去のパーティーのときに起きたことについてなにか知らないかと尋ねると、ふたりは勇気を出して虐待を目撃したことを話してくれました。彼らもまた、幼いときに暴力を目撃させられるという虐待を受けていたのです。

アリスンの記憶の歪みが、子どもにとってさらに重要な人物である母親を守っていることに注目してください。継父に襲われた後で、なぜ母親のところへ行かなかったのでしょう？　仮にアリスンが恐ろしさのあまり話せなかったとしても、なぜ母親は虐待に気がつかなかったのでしょう？

子どもがつらい出来事を経験したあとに、家族がその話をやさしく聞き出し、感情を表現できるようにサポートしなければ、潜在記憶が統合されずに残り、経験の意味を理解することができません。(18) セラピーを続けるうちに、事件が起こるよりもずっと前からアリスンの家族はみな継父におびえ、黙り込んでいたことがわかってきました。再婚してすぐに、継父は横暴にふるまうようになり、母親は見て見ぬふりをするか、アリスンの虐待に加担し、アリスンを新しい家庭のための生贄《いけにえ》として差し出したのです。このケースのように、幼少期に虐待がくりかえされ、守ってくれる人がいない状況で育った場合、解離性障害を発症する可能性が高くなります。心の中核ともいえる場所にくっきりと潜在記憶として刻まれた恐怖について、アリスンは意識することもできず語ることもできなかったのです。ライフストーリーに死角が生じてしまったのです。

アリスンのセラピーはその後何年にも及びましたが、ここではその大まかなところしかお伝えできません。セラピーの目標は、混乱した記憶を統合するだけではなく、現在の人間関係を立て直し、ストレスに直面したときに解離を起こすことなく乗り切る力をつけることでした。強さとレジリエンス（回復力）をとりもどすためのスキルを身につける必要があったのです。自分を守り、愛してくれるはずの家族に裏切られたあと、いったいどうすれば安心して他者を信じることができるようになるのでしょうか？

わたし自身は、治療の経過をこんなふうにイメージしていました。愛着の喪失とトラウマは統合を妨げ、潜在記憶は未統合のままバラバラに残されています。これが無意識のまま現在に侵入し、フラッシュバックや腰痛として再体験され、回避（理由がわからないまま卓球と水泳を避ける）、感覚麻痺（性生活を楽しめない）という症状をつくりだしています。セラピーでは、潜在記憶の断片を顕在記憶として統合し、それらをすべて経験し、乗り越えてきた者として「自己」を再統合するのです。

セラピーのなかで未解決の記憶表象を扱うとき、二つの場所に注意のフォーカスを合わせます。「いまここ」と「あのときあの場所」です。いまここに安心していられる安全な場所を確保し、リラックスできる状態をつくり、そこにいつでももどれるようにしてから、あのときあの場所の潜在記憶に注意を向けます。

わたしの仕事は、アリスンが潜在記憶に意識を向けたときに、「守ってくれる人がいまここで、ずっとそばにいてくれるから大丈夫、わたしは守られている」と安心できるようにすることです。そういう感覚をもつことができれば、過去に目を向けるときの苦痛がやわらぎ、直面しやすくなります。また、いまなんのためになにをしているのかを理解できるように、脳、心、記憶のしくみについて教えました（わたしはセラピーでは常にこうしています）。さらに、呼吸のマ[*1]

＊1　訳注：呼吸に意識を集中し心を落ち着ける方法。１４５ページ参照。

インドフルネスなどの基本的な技法を教え、安全な場所づくりを行いました。

アリスンは「気づきの車輪」のこんなイメージを好みました。「あなただけの秘密の家があります。そのなかに鍵のかかった部屋があります。部屋のなかには、さらに鍵のかかった戸棚があります。このなかにはあなたの記憶がしまわれています。とくに厳重な場所にしまわれているものもあります。これがあなたのなかで未解決のまま強い力をもっています。この部屋の鍵も、戸棚の鍵もあなただけがもっています。あなたはいつでも好きなときに記憶のＤＶＤを戸棚からとり出して、違う部屋に行き、そのＤＶＤをプレイヤーにセットして再生することができます。あなたはそれを自由に再生したり、途中で見るのをやめたり、一時停止、巻きもどし、早送りすることができます」。このようにイメージすることによって、潜在記憶の世界のなかで迷子になることなく、ちゃんともどってくることができるという自信をつくり、記憶の統合に取り組むための準備を行ったのです。

短い時間に区切りながら、潜在記憶のなかにあるその瞬間の感覚をしっかりと感じとることができなければ、次に進むことはできません。そのときに切り離されてしまった、その瞬間の身体とのつながりをとりもどすのです。しかし、トラウマをまったく同じように再体験してもらうわけではありません。「自分はもうあのときの弱い子どもじゃない。いまは安全で、守られていて、強い力があり、自分を守ることができる」と感じながら、そのときのつらく苦しい思いや痛みをともなう自分の身体感覚をとりもどすのです。わたしに記憶のことを教えてくれたすばらしい先生はこんな力強い格言をもっていました。[19]「記憶の検索とは、記憶の修正である」。自分の心身の状態に波長を合わせ、共感し、情動調律してくれる他者がそばにいて、自分の意思でコントロールできる安全な戸棚のＤＶＤのイメージを使うことによって、アリスンは潜在記憶を検索し、顕在記憶に変えることができました。フラッシュバックの場合は、それが起こるたびに未統合の状態が悪化してしまうのですが、セラピーのなかで「いまここ」で安全に記憶を検索している自己を感じながら、過去の記憶に目を向けると（内省と解放をともなう検索をすると）、海馬がこれまでとは違うやり方で使われるようです。セラピーの終結から十年以上経ってアリスンに再会したとき、アリスンは「フラッシュバックはあれから一回も起きていません」と報告してくれました。

アリスンが真実を受けとめられるようになって変わったのは、症状だけではありません。子どものころほんとうにつらく苦しい思いをしたこと、自分がさまざまな方法を使ってそれを乗り越えてきたことに気づき、「自分はこんなにもすばらしい力をもった人間なんだ」という新しい自己感覚を手に入れたのです。力が満ち、喜びを感じるようになりました。そして、「わたしはもっと幸せになれる」という自信をもった人物として自己をとらえなおすことができました。勇気をもって記憶を統合するというつらく苦しい作業をやり遂げたことで、アリスンとそしてそのまわりの人も、「自分が自分の人生という物語の主人公なのだ」とする強い主体性をとりもどすことができたのです。

「まっさかさまに落ちる！」

生命の危機を感じるような事件に遭遇していなくても、くりかえし精神的外傷を受けなくても、潜在記憶によって牢獄に閉じ込められたような人生を送ることがあります。イレーンのケースはそのなかでも非常に驚くべきものです。

イレーンは二十六歳の経済学を専攻する大学院生で、卒業を前に強い不安におそわれ、わたしのところへ来ました。面接室に入るやいなや、イレーンは「今学期に入ってすぐ就職の内定をもらったんですが、ここに行ったらまっさかさまに落ちちゃうんじゃないかって怖いんです」と話します。それから数回にわたって、イレーンの不安がどこから来るのかについて話し合いました。新しい環境が怖いのか、理想どおりの就職先ではないからなのか、雇用状況が厳しいからなのか……。イレーンはセラピーに対して協力的でしたが、不安と恐れはまったく変わる様子がありません。

イレーンが使った「まっさかさまに落ちる」という言葉がどうも気になったのですが、どんなふうに今回の問題にかかわっているのかよくわかりませんでした。ある回で、イレーンがいつものように「財務と物流のしくみがよくわからなくて不安なんです」というような話をしていたとき、わたしは「いまの身体の感じはどうですか？　ちょっとその感じを味わってみましょう」と提案しました。イレーンは黙り込み、震えはじめました。自分の腕をギュッとつかんで「痛い！　なんで？　どうしちゃったの！」と叫びます。「その感じをそのまま味わってください。痛い感じはどうなっていくのでしょうか？」。痛みは顎《あご》へと移動し、イレーンは顎に手を当てて泣きはじめました。「思い出しました。三歳のときです。買ってもらったばかりの三輪車から落っこちたんです。腕の骨が折れて、前歯が二本折れたんです」。わたしもイレーンも、あまりに強い身体感覚に驚きました。この記憶は、イレーンのなかで顕在記憶として回想される前に、「痛みだけ」がよみがえったのです。

事故のあと、腕は治り、永久歯も生えそろいましたが、心には後遺症が残りました。「新しいことにチャレンジしようとするととても痛いことが起こる」という潜在的なメンタルモデル、スキーマが形成されたのです。この学習された恐怖は、学業、就職、人間関係にも適用されていました。イレーンは、努力を重ねてやっと手にした就職先で仕事をはじめると、文字どおり「まっさかさまに落ちる」と恐怖を感じていたのです。

アリスンのケースと同様に、イレーンにも恐怖を感じたときに安全を感じながらそのまま恐怖と共にいるためのスキルを教えました。その結果、イレーンは少しずつ学校で新しいことに挑戦したり友達とのかかわりを楽しんだりできるようになりました。潜在記憶として潜んでいた恐怖を顕在記憶としてまるごと受けとめ、痛みも含めたエピソードとして意識することによって、「あれは自分が小さくて無力な三歳児のときの出来事だったんだ。怖くて痛くて当たり前だったんだ」というように受容することができ、新しい統合的な物語のなかへ組み込むことができます。イレーンは未統合の過去にとらわれることがなくなり、のびのびと新しい人生に向かっていきました。

イレーンやアリスンのようなケースから、トラウマ治療には「いまここで」と「あのときあの場所で」のデュアル・フォーカスが必要不可欠だと確信するようになりました。過去と、過去を再体験している自己の両方に同時に注意を向けるのです。このように積極的に意識を二つに向けることによって、海馬が潜在記憶を顕在記憶として統合しはじめます。「観察自我」は、過去からのイメージと、いまここで身体感覚を感じている自分自身を見ることができます。そばには信頼できる他者がいて、苦しくつらい記憶を共に受けとめてくれます。このように安全な状況で検索された記憶のネガティブ・インパクトは弱まります。セラピストが共にあることによって、クライエントは痛みや苦しみをいまここで起こっているものとしてではなく、「過去のもの、終わったもの、いまは大丈夫なもの」として区別することができます。その結果、潜在記憶の断片は、自己感覚として統合され、一貫性のある大きなナラティブの一部になるのです。ひとたび海馬が統合をはじめると、イレーンの記憶は生き生きとやわらかく花開き、これからのイレーンの人生という物語をかたちづくっていくのです。

このように、未統合のままの潜在記憶が信念や期待にバイアスをかけている可能性がありま す。それが「直感」として感じられたり、「体がそうしろと言っている」ように思われたりします。イレーンのように、このような反応にもっともな理由を見つけて、それに従うことを正当化しようとしてしまう場合もあります。でも、それは決して従ってはならないような、過去の経験に汚染されたバイアスかもしれないのです。わたしが子どもたちのクレープ争いの際に怒りに我を失ってしまったときのように、もう一度経験したいとは夢にも思わないようなことにわたしたちを縛りつけてしまうのです。

しかし、それを現在の意識のなかへ統合することができれば――それがすばらしい直観でも論理的に考え抜かれた決断でもなく、潜在記憶にすぎないと気づくことができれば――主体的な人生をとりもどすことができます。そして、次の章でお伝えするように、新たな統合に取り組み、自らの人生に新たな意味を見つけ出すことができるのです。

第9章
人生の意味を見つけ出す——物語を紡ぐ脳と愛着

レベッカとは医師としての卒後研修を受けているときにいっしょになりました。レベッカは幼いころ虐待を受け、長く苦しい闘いをくぐりぬけてきました。アルコール依存の母親と双極性障害の父親とのあいだに生まれた七人きょうだいの五番目で、家はいつもめちゃくちゃだったそうです。母親の調子は日によってガラリと変わりました。父親は気分安定薬を飲もうとせず、躁とうつを行ったり来たりしていました。病院で当直していたある夜、レベッカはこんな話を聞かせてくれました。「母親が一階で暴れていたときね、わたしたちきょうだいはみんなで屋根裏部屋に隠れていたの。いちばん上の姉のフランシーンが懐中電灯の光で本を読んでくれたりしてね。フランシーンはみんなをぎゅっと抱っこしてくれて、わたしたちはいま外でキャンプしているんだって、そういうふりをしたの。怒りの台風からのがれて。……悪夢だった。いつ終わるかわからない悪夢」

そんな環境で育ったにもかかわらず、わたしの目から見る限りレベッカはほんとうに穏やかな人でした。精神科の患者に対しても、仲間の研修医たちに対しても、一対一のときにも、白熱したグループディスカッションでも、どんな難しい場面でもうまく対応しています。わたしはレベッカに尋ねてみました。「そういう家庭のなかを、いったいどうやって切り抜けてきたんだ？」

「簡単じゃなかった、もちろん。でも、フランシーンだけじゃなくって、母の姉のデビーがわたしの人生を救ってくれたの。伯母は、わたしがおかしいわけじゃないって何度も伝えてくれた。伯母の家まで行けないときも、いつも心のなかでいっしょにいてくれた。伯母の胸のなかにいつもわたしがいるんだって教えてくれたの」

わたしはこの言葉を決して忘れないでしょう――「伯母の胸のなかにいつもわたしがいる」というように、自分はだれかの「なか」にしっかりと抱かれていると感じたことが、レベッカに大きな違いをもたらしたのです。

それから何年もあとにわたしはある研究を見つけました。[1]情動調律してくれる他者が近くにいて、「自分はその人の内的な世界、頭、胸のなかにいる」と確かに感じられること、そういう関係が多少なりともあることが、発達において非常に重要であることが示されていました。そういった関係があると、心の健康と豊かさ、そしてレジリエンス（回復力）がつくられることが明らかになったのです。さらにその後、心臓周辺、身体全体に張りめぐらされた神経ネットワークが脳の共鳴回路に密接に組み込まれていることを知りました。だからこそ、他者に「思われていると思う」とき、自己調節のための心の力が向上し、意識を集中して深くものごとをとらえ、豊かな心の資源にアクセスすることができるようになるのです。人生の初期に他者との親密な関係をもつことによって、自分の気持ちをしっかりと感じとれるようになり、他者と親しくなるための力が育ちます。この神経のメカニズムが明らかになるずっと前から、詩人やレベッカのような子どもたちは、「胸（ハート）」が紛れもなく大切なことを教えてくれる場所だということを知っていたのです。

愛着のパターン

レベッカは伯母との心のつながりによって救われたと感じていました。でも、どのようにして？　そして、あの当直の夜に、レベッカはなぜあんなに心を開いて率直につらい過去の記憶を語ることができたのでしょうか？

わたしが見つけた答えは、人生初期の愛着形成に関する研究にありました。(2) 三十年前からはじまり現在も進行中の、心理学分野のなかでもいちばん興味深い研究です。人生初期の周囲の人との関係性が、大人になったときに自分の人生をどのように物語るかだけでなく、乳幼児期と小児期の心の発達過程にも影響を与えることが明らかになったのです。本章ではじめに、愛着が子どもに与える影響に関するすばらしい知見について述べ、次にわたしがこの知見をどのように成人の治療に適用しているかをご紹介します。

研究の第一段階は、生後一年以内の乳児を対象に行われます。訓練を受けた観察者が一年間にわたって家庭を訪問し、標準化された評価尺度に基づいて母子の相互作用を調査します。一年の終わりに、母子は研究室で二十分間のテストを受けます。このテストは「乳児ストレンジ・シチュエーション」として知られるもので、一歳の乳児が母親と引き離されて「ストレンジ・シチュエーション（新奇場面）」で見知らぬ人とふたりきり、あるいはひとりきりになったときどんな反応をするかを見るものです。仮説では、一歳児にとって母親からの分離は本能的なストレスとなり、愛着システム――乳児が築き上げた、主となる養育者とのつながりのシステム――が活性化されると考えられます。観察ポイントは、乳児が分離そのものに対してどう対応するか、母親がもどったときにどう反応するかの二点です。

これまでこの研究方法を発案したグループが同じ実験を何千回とくりかえし、世界中の研究者が何百回と追試を行っています。研究室でのストレンジ・シチュエーションに対する乳児の反応は、自宅での母子関係の観察結果と強い相関がありました。そのなかでも、とくに再会場面が鍵だということがわかりました。母親がもどったときの子どもの反応、苦痛のやわらぎ方、再び部屋においてあるおもちゃを使って遊びはじめるまでどのくらいの時間がかかるかという観点から、母子の愛着パターンはまず三つに分類され、その後四つ目が追加されました。

健常群では三分の二の乳児が**安定型**の愛着を形成しています。[3] 母親が部屋から出ていくと、乳児は泣き叫ぶといった態度で明らかに苦痛を感じていることを示します。母親がもどると自分から母親にくっついていきます。多くのケースでは、抱っこなど身体の触れ合いを求める姿がみられます。その後すぐに落ち着いて子どもらしい探索と遊びの世界にもどることができます。自宅訪問時の観察では、母親は乳児が泣くなどしてつながり合いを求めるとすぐに敏感に反応し、乳児が発する合図を読みとって要求を上手に満たしていました。

約二〇％の乳児は**回避型**の愛着を示しました。終始おもちゃをさわったり部屋を探索したりするほうに注意が向いていて、母親が去ったときにも苦痛や怒りの徴候を見せることなく、母親がもどったときには無視するか、明らかに母親を避ける様子がみられました。このような子どもたちの人生一年目の経験はどのようなものだったと思いますか？　もうおわかりかもしれませんが、自宅での観察からは、親は子が発する合図に責任をもって敏感に反応することはなく、合図を無視することもあり、子の苦痛に対して無関心な様子がうかがわれました。子どもはこんなふうに学習したことでしょう。「ママはぼくを助けてくれないし、抱っこして安心させてくれない。だから、ママがいなくなってももどってきても、ぼくにとってはなにも変わらない」。このような関係性への適応として、子どもの回避行動が発達したと考えられます。状況に対処するために、愛着回路の活性化が最小限に抑えられたのです。

残りの一〇％〜一五％の乳児は、**アンビバレント型**の愛着を形成します。[4] 親の態度は一貫性のないものであり、あるときは敏感に子どもの気持ちに寄り添った反応をしますが、別のときには完全に無視します。あなたが赤ちゃんだったとしたら、このような状況にどう対応するでしょうか？　この親に抱きしめられて大脳辺縁系の苦痛はやわらぐでしょうか？　アンビバレント型の愛着をもつ子は、ストレンジ・シチュエーションにおかれると、母親との分離前からすでに強い警戒心を見せ、苦しそうな表情をします。再会後は母親を求めますが、すぐに落ち着きをとりもどすわけではありません。おもちゃをさわることなく泣き続けることもありますし、不安げな様子で母親に必死になってしがみついたままということもあります。この母親との接触が子どもを安心させるわけではないことは明らかで、愛着回路が過剰に活性化しているのではないかと考えられます。

のちの研究で、愛着の四つ目のカテゴリーが追加されました。**無秩序型**愛着は健常群の一〇％程度にみられますが、薬物依存の親の子どもなどハイリスク集団では約八〇％にもなります。母親がもどったときの子どもの様子は見ていてこちらが苦しくなるほどです。おびえた表情で、母親の方へ行ったかと思うともどり、動きがぴたっと止まり、床に崩れ落ち、そしてしがみついて泣きながらも身体を引いて親から離れようとします。無秩序型の愛着は、親がまったく情動調律を行わないとき、親が恐怖の対象であるとき、そして親自身がなにかに恐怖を抱いているときに形成されます。ほかの三つの愛着パターンでは、子どもは敏感に反応してくれるやさしい親、無関心で冷たい親、一貫性のない親に対処するためのシステムをつくりだしています。しかし無秩序型の愛着では、子どもはなにをどうしてもうまく対処することができず、愛着システムが崩壊してしまうのです。

この知見は、統合の概念にどんな意味をもつのでしょうか？　安定型の愛着では、エネルギーと情報の流れが調和に満ちています。回避型では硬直へと近づき、アンビバレント型ではカオスの方へ近づきます。そして無秩序型では、硬直とカオスの両方を行き来します。ただし、エネルギーと情報の流れが「耐性の窓」（第7章参照）の枠外に出て、対処不可能なレベルとなっているのは無秩序型だけです。本章の後半では、初期の行動パターンが成長後も心の特性としてどのように維持されるかを考えていきましょう。

乳児ストレンジ・シチュエーションにおいて初期の研究で対象となった子どもたちの多くは、四半世紀以上にわたって追跡研究されています。その間の発達に影響する他の因子から独立して、乳児期にみられた愛着パターンが成長後の特性を決定することが明らかとなっています。

安定型の愛着をもつ子どもたちは概して、知性を存分に発揮し、他者とよい関係を築き、仲間から尊敬され、情動調節が優れている傾向にあります。愛着の研究者が子どもの脳のデータを直接検討したわけではありませんが、この研究成果はすべて、わたしたちが提唱する前頭前野中央部の機能と多くの点で重なります。安定型の愛着をもつ子どもは、身体機能の調節、他者への情動調律、感情のバランスを保つ力、反応の柔軟性、恐怖をやわらげる力、共感と洞察、そして倫理観が優れて発達しています（前頭前野中央部の九番目の機能である直感についてはまだ研究されていません)。これは対人神経生物学の観点からすると、安定型愛着を形成するような親子の相互作用が、子どもの脳の前頭前野中央部において統合機能をつくりだす神経線維の成長を促すことを強く示唆しています。

それとは対照的に、回避型の愛着を示した子どもは成人後、豊かな情動を表現することがなく、まわりから「人嫌い、支配的、いやなやつ」と思われる傾向にあります。アンビバレント型の愛着を示した子どもは成人後、強い不安を感じ、自信がもてない状態にあります。無秩序型の愛着を示した子どもは成人後、他者と心を通じ合わせることができず、自分の情動を調節する能力が著しく阻害されていました。その多くが解離症状を呈しており、心的外傷後ストレス障害(PTSD)のハイリスク群であることが示されました。

こうした違いは遺伝子に基づくものではないのでしょうか？　読者のみなさんと同じく、わたしも実際にそう疑いました。研究対象となった母子のほとんどが遺伝子の少なくとも半分を共有しているのですから、もしかすると愛着の型と後々のパーソナリティとのあいだの相関関係は、親の養育行動に帰属するものではないのかもしれません。実際に、遺伝的距離が近いほどより多くの特性――知性、気質、パーソナリティ特性(政治的信条、喫煙習慣、テレビを見る習慣などまで)――が共有されることがいくつかの研究によって明らかにされています[5]。しかし、愛着はこれらのような遺伝的要因によるものではないと考えられています。これは心理臨床家のみの意見ではなく、パーソナリティ遺伝学の指導的な立場にある研究者が、アメリカ国内の学会でこれに関する発表を行っています。(6) 愛着のパターンは、人間のもつ特性のなかでも遺伝的影響から大きく独立した数少ない次元のひとつであると考えられます。たとえば、子どもが父親と母親に対して異なる愛着を形成することからも、このことは明らかです。愛着が遺伝的に決定されるのであれば、なぜ両親に対して別々の愛着様式が形成されるのでしょうか？　さらに、養育者と遺伝的なつながりのない里子や養子研究においても、遺伝的なつながりのある親子と同様の愛着傾向がみられます。(7)

もちろん、初期の愛着のほかにも、遺伝子、偶然、経験など多くの要因によって人格特性は形成されます。親が子に与える影響の大きさについて疑問を感じるならば、膨大な数の愛着研究を調べてみるとよいでしょう。(8) 親の行動が子どもに大きな影響を与えるということが明らかに示されています。

一貫性のあるライフストーリーをつくる

なぜ親は親らしくふるまえるのでしょうか？　研究者はこの問いに対して、だれもがそう考えるように、次のような仮説を立てました。親自身の幼少期の経験が、養育態度を予測するのではないか。これはもっともらしく聞こえますが、実際にはそうでは**ない**ことが明らかになりました。

研究によって明らかになったことを初めて知ったとき、わたしの人生も、心のあり方についての見方も変わりました。安定型愛着の形成を最もよく予測する因子は、親自身の幼少期の経験ではなく、親が幼少期の経験したことをどのように意味づけたかという点なのです。「あなたの幼いころのことを教えてください」と質問するだけで、自分の過去をどのように意味づけているかがわかります。つまり、心が過去の記憶をどのように使って現在の自分自身を理解しているかということがわかるのです。個人のライフストーリーは、過去についてどう思っているか、「あの人はこんな理由であんな行動をしたのではないか」という理解の仕方、成長の過程において過去の出来事や周囲の人が自分にどんな影響を及ぼしたと考えるかという内容で構成されます。さらに、「あなたの幼いころのことを教えてください」という質問の答えから、自分に言い聞かせているナラティブが現在の自分の在り方をどんなふうに縛りつけているか、幼いころ自分が味わったのと同じ苦しみを子どもに与えようとしているかどうかがわかります。たとえば両親が子どものころつらい経験をして、それが自分にとってどんな意味があったのかを理解できずにいると、子どもにも同じつらさを経験させようとする傾向があります。するとその子どもは、今度は同じ思いをまたその子どもに伝える可能性があります。その一方で、子どものころにつらい経験をした親でも「あの経験は自分にとってこんな意味があったんだ」という物語を見つけることができれば、親子は安定型の愛着関係を形成することができます。非安定型愛着という負の遺産を親の世代で止めることができるのです。

この知見は大きな希望を与えてくれるものですが、疑問も残ります。「意味づける」とは、実際にはどうすることなのでしょうか？　どうすれば自分の人生に意味を見出すことができるのでしょうか？　そのとき、脳のなかではどんなことが起こっているのでしょうか？

ここでは、研究者が「ライフ・ナラティブ」とよぶものが重要な鍵となります。ライフ・ナラティブとは、「わたしがこれまで生きてきた道のりはこうです」と言葉にして他者に物語るものです。成人にこれまでの人生の道のりを語ってもらうと、多くのことがわかります。たとえば、安定型愛着が形成されていた人は、家族のよいことも悪いことも率直に話すことができ、家族とのかかわりがいまの自分にどんな影響を及ぼしているかについても言葉にすることができます。過去について話しても、いまにいたるまでどんなことがあったかを話しても、**一貫性のある**説明になります。それに対して、つらい子ども時代を経験した人のライフ・ナラティブは**一貫性の欠けた**ものになりがちです。これについてはさらに詳しく述べます。例外は、レベッカのような人です。幼少期の経験から言えば、レベッカのような環境で育った子どもは回避型、アンビバレント型、あるいは無秩序型の愛着を示し、成人後に語られるライフ・ナラティブは一貫性を欠いたものになると予想されます。しかし、もしも心から思いやりを示し、情動調律を行ってくれる親戚、隣人、教師、カウンセラーのような人がすぐ近くにいれば、ライフ・ナラティブは異なってきます。その人の存在が子どもの健康な心を育み、「つらくて苦しいことがいっぱいあったけれど、それにはこんな意味があったんだ」とふりかえるための力を与えてくれるのです。こうした子どもたちは、成長後「後期獲得・安定型（earned secure）」ライフ・ナラティブを語るようになります。ここでの重要なポイントは、一貫性のあるライフ・ナラティブを語ることができなかったとしても、あとから獲得することができる、人生を変えることができるということです。レベッカのように。

とても重要なことなので、ここでもう一度まとめます。子どもの愛着形成に関して、親自身の幼少期の経験はあまり関係がありません。むしろ、親自身が「あの経験にはこんな意味があった、わたしはあの経験からこれを学んだ」と言えるかどうかが、子どもの愛着形成に大きく関係するのです。このようにして人生に意味を見つけることができると、強い力が生まれ、レジリエンス（回復力）が獲得されます。わたしは二十五年間の臨床経験からも、この意味を見いだす力こそが心の健康と幸福において必要不可欠な要素だと確信しています。

成人愛着面接（ＡＡＩ）

成人が自分の人生にどのような「意味づけ」をしたかを測る研究手法に、成人愛着面接（Adult Attachment Interview：ＡＡＩ）があります。[9] ＡＡＩでは、次のような質問をします。「どんな子ども時代でしたか？」「父親、母親との関係はどのようなものでしたか？」「子どものころ、ほかに親しくしていた人はいますか？」「いちばん仲がよかったのはだれですか？　なぜその人と仲がよかったのですか？」「父親、母親、その他の養育者との関係はどのようなものだったかを言いあらわす形容詞を三つあげてください」「各形容詞について思い出すことはどんなことですか？」「親としばらく会えなかったとき、不安になったとき、おびえたとき、怖くなったとき、どんなふうになりましたか？」「子どものころ、大切な人やものをなくしたことはありますか？　あなたにとって、またあなたの家族にとって、それはどのような経験でしたか？」「ご両親や他の養育者との関係は、大きくなるにつれてどのように変化しましたか？　なぜそういう態度をとったのだと思われますか？」「ここまでの質問をすべてふりかえってみて、子どものころの経験はあなたが成長するうえでどのような影響を与えたと考えますか？」。子どもがいる場合はさらにこのような質問をします。「子どものころの経験が、親としてのあり方にどのような影響を与えたと思いますか？」「子どもがどんなふうに育ってほしいと思いますか？」「子どもが二十五歳になったとき、親から学んだいちばん重要なことはなんだと言ってほしいですか？」。重要な質問はだいたいこんなところです。

ＡＡＩは半構造化面接であり、オープン・クエスチョンばかりです。この質問に答えていくと、記憶の未踏領域に踏み込むことになります。ＡＡＩを使って研究を行っていたころ、これまでに受けたセラピーのなかでこのＡＡＩがいちばん役に立ったと言う人がたくさんいました。セラピストとして不思議に思わずにいられません。ＡＡＩのなかではセラピストは個人的な意見をまったく言わず、可能な限り中立な存在です。それにもかかわらず、淡々と幼少期に関する質問をされることで、それまで何年もセラピーを受けてきた人でさえ、いくつもの新しい発見があったというのです。

研究のためにＡＡＩが行われた場合は、被験者の反応は録音され、逐語録としてデータ化されます。訓練を受けた担当者がその内容を分析し、コード分類します。記憶の細部がその概要として使われた言葉と合っているか、話のつじつまが合っているか、論理的におかしいところはないか、「覚えていない」と言う、現在と過去とのつながりを語るときに混乱するなど、何度もくりかえされるパターンはないか、といった観点からコード化されます。また、自分の語りをどのようにとらえていたか、インタビュアーに対する態度はどうであったか――自分の話を理解したかどうか確かめようとしたなど――についても評価されます。ＡＡＩのナラティブ分析は心のプロセス研究なので、対人コミュニケーションのアセスメントによく似たものになります。

ＡＡＩでは、記憶が事実と異なるものであったとしてもそれにとらわれることはありません。これまで見てきたように、記憶はコピー機ではありません。暗示にかかりやすく、他者もしくは自分の期待に応じて変化しやすいものです。どれだけ正直になろうとしても、まわりに期待されていると感じたことを話してしまいますし、こんなふうに見られたいという思いを捨てきれません。このような理由から、話されたことが事実に基づくものであるかどうかは分析対象とはなりません。むしろ、物語が一貫性をもつものであるかどうかに注目するのです。

ＡＡＩの分析結果から、愛着にかかわる成人期の「心の状態」が明らかになります。この心の

成人と子どもの愛着の対応関係

成人のナラティブ	乳児ストレンジ・シチュエーション行動
安定型	安定型
愛着軽視型	回避型
とらわれ型	アンビバレント型
未解決・無秩序型	無秩序・無方向型

状態は、親としての行動、その子どもたちが乳児ストレンジ・シチュエーションで見せる反応をかなりよく予測することが判明しました。また、後の研究から、子ども時代の愛着行動は成人後のナラティブを予測することも明らかになっています。本章の後半ではこのことについてさらに詳しく述べますが、主要なカテゴリーについては簡単にここでまとめておきます。

この二つには因果関係が認められますが、先にもお伝えしたように、親から子へと伝えられる負の遺産は絶対に変えられないものではありません。レベッカのように、たとえ幼少期の経験がつらいものであり、安定型愛着を形成できなかったとしても、「後期獲得・安定型」のナラティブを手に入れることは可能なのです。

新しい心の窓

ＡＡＩ研究を行うために初めてナラティブ分析を知り、夢中になって学んでから二十年がたちましたが、わたしの臨床においてＡＡＩはいまだ大切な役割を果たしています。患者さんのナラティブに耳を傾けると、どんな統計的分類も及ばないほど深く患者さんのことを理解することができます。それによって、心のなかで重なり合っているいくつもの「心の状態」が見えてきます。ＡＡＩから見えてくるのは、幼少期の周囲との関係が心の世界のありようにおいてあるパターンをつくりだしているということ、そのなかでもとくに耐性力と内省力に大きな影響を与えているということです。一貫性のあるナラティブを語ることのできる患者は、耐性が強く、しっかりとしたマインドサイト・スキルをもっています。[10] 言いかえれば、安定型の愛着が形成されると同時に、脳の統合も発達するのです。患者の幼少時の愛着が非安定型だった場合には、ＡＡＩを行うことによってヒントを見つけ、患者が統合へ向かえるように、そして「後期獲得・安定型」のナラティブを語れるように援助を行います。

ここから、患者のＡＡＩにおける反応と、そこからわかる人生の意味づけの傾向についてご紹介します。まず、幼少期の四つの愛着パターン――安定型、回避型、アンビバレント型、無秩序型――が、大人のナラティブのなかでどのように語られるのかを見てみましょう。次に、養育者の耐性の違いによって子どもへの接し方がどう変わるのかを検討します。最後に、非安定型の愛着がつくりだした硬直／カオスの状態から抜け出すにはどうしたらいいのか、どうしたら安定型の関係をもてるようになり、人生のなかに調和と一貫性を見いだすことができるのかを考えたいと思います。

安定型の心

まず、ベースラインとして一貫性のあるナラティブをご紹介します[11]。わたしの最初の著書"*The Developing Mind*"からの抜粋です。

「失業してからというもの、父はまいっていました。数年間はうつ状態だったんじゃないでしょうか。すっかり気難しくなっていました。仕事を探しに行くんですが、見つからずに帰ってくると怒鳴るんです。小さいころはそれがすごくいやでした。だから、父のことが嫌いでした。でも、大きくなってから母の話を聞いて、父に対する見方が変わりました。あのころ父はかなりつらい状況だったんだ、そんな状況だったのならあんな感じになって当然だとわかったんです。でもまずは父に感じる怒りをなんとかしないと仲直りはできそうもないなと思いました。その道のりはかなり大変でした。でもあの経験がなかったらいまのわたしはいないと思うんです。こんなにやる気をもっていろいろなことに挑戦できなかったでしょうね」

ほとんどの人がそうですが、この女性の子ども時代もどう聞いても理想どおりではありません。それでも、過去について客観的に話し、よい影響と悪い影響の両方を言葉にし、成長するにつれて理解が変化したことをふりかえることができます。記憶を語り、それについての内省を語り、聞き手にわかりやすく具体的な出来事をふまえて伝えることができます。

安定型ナラティブがすべて、これくらいすっきりとしているわけではありませんが、非安定型ナラティブと比べてみるとその差は歴然としています。ふだんはとてもしっかりしている人でも、ライフ・ストーリーを語りだすと内容がボロボロと崩れていくのです。

愛着軽視型の心

第６章でご紹介したスチュアートとの面接のなかで、わたしがＡＡＩの質問を使っていたことに気づかれたでしょうか？　スチュアートが自分の幼少期についてなんと答えたか、ここでもう一度ふりかえってみましょう。スチュアートは、九十二歳という年齢にもかかわらず、昔の住所、学校名、主なスポーツイベント、初めての車の色や型などの事実については、たやすく思い起こすことができました。それとは対照的に、人との関係についてはスチュアートの物語のなかにまったく登場しません。子ども時代の家族とのかかわりを「思い出せないだけ」だと言います。そのうえ、両親は「よい教育」を与えてはくれたけれど、それ以外は自分になんの影響も与えていないと言うのです。そして、「次の質問は？」と急《せ》かし、このあたりの質問をさっさと終わらせようとしました。

家族とのかかわりを思い出せないのに、自分になにも影響を与えなかったとどうしてわかるのでしょうか？　つじつまが合っていませんね。これが一貫性のないナラティブの例です。つまり、自分の言葉を裏づける実例をあげることができないのです。スチュアートは弁護士です。ふだんはこんな言い方をするわけがありません。ナラティブの統合が妨げられているのは明らかです。脳の左半球は、スチュアートが問題なく想起できたような事実に関する顕在記憶を扱っています。右半球は、スチュアートがうまく語れなかった自伝的記憶を扱っています。スチュアートの脳では左半球が過度に優位となっていて、その左モードは物語を意欲的に語ろうとしていたのですが、自分の感情や思いを語るための「材料」を右半球からもらえないのです。そのために、「ふつうだった」「問題なかった」という根拠のない一般化を使って「作話」したのです。

スチュアートには、AAIの「愛着軽視型（dismissing）」にあてはまる三つの特徴がありました。①関係性についての詳細な記憶を想起できない、②反応の簡略化、③家族関係が自分の成長になんの影響も与えなかったという主張です。わたしの臨床経験から言うと、愛着軽視型の人は左半球優位の傾向にあります。

愛着軽視型の人は、幼少期に「小さな大人」のようにふるまい、早熟な自立をする傾向にあります。右半球の関与を減らして、「愛されたい、かまわれたい」という気持ちを抑え、小さな耐性の枠からはみ出てしまわないようにするのです。左半球優位となるのは、愛を求めながら満たされない苦しみを感じないようにするためです。そうやって、そのときの境遇のなかで最善となるような適応戦略をとるのです。

では、スチュアートの息子、ランディは父親にどんな愛着をもっていたでしょうか？　スチュアートがどんな父親だったのかは簡単に想像できます。お金を出し、なに不自由なく買い与えてくれるけれども、父子のあいだにはよそよそしい空気が流れる……。ある程度息子が大きくなると、論理的な会話ばかりして、息子の非言語的なシグナルを無視してしまうような父親……。妻のエイドリアンいわく、「この世で最も冷たい」両親に育てられたスチュアートは、両親に対して回避型愛着を示した可能性が高いと思われます。そしてランディもおそらくスチュアートに対して回避型の愛着をもっていたのではないでしょうか。愛着の型は、このようにして世代から世代へと受け継がれます。幸いにも、ランディにはエイドリアンというあたたかい母親がいました。エイドリアンはランディにとって父親よりも身近な存在だったはずです。

愛着軽視型ナラティブには中心となるテーマがあります。「わたしはひとりぼっちだ。そして自立している」。この自立が、愛着軽視型の大人のアイデンティティの核です。人とのつながりは意味のないもの、過去は自分にとって関係のないもの、他者は必要ない……。それでも、もちろん「愛されたい、かかわりあいたい」という欲求はそのまま心の奥底に残っています。だからこそ、スチュアートは治療を受ける気になり、右半球との連結をとりもどし、最終的にはエイドリアンとの絆を深めたいという思いをもって努力を重ねることができたのです。愛着の研究者たちは、ＡＡＩを受けている成人とストレンジ・シチュエーションにある乳児の皮膚を調査し、ストレス反応を測定しました。[12] その結果、愛着軽視型の大人が他者との関係を語ることを避けているときも、回避型愛着をもつ乳児が母親との再会時に母親を無視しているときも、皮膚反応において脳が不安を感じていることが示されました。

ここでは、子どもも大人も同じ適応手段をとっていることがわかります。愛着システムの機能停止です。ところが、大脳皮質はうまく適応して「平気」なそぶりで愛着対象を避けたとしても、下位の大脳辺縁系や脳幹は「人とのつながりがほしい」と感じています。大脳皮質が無視しようとしたこの「人とつながりたい」という衝動こそが、スチュアートを動かし、治療を受けようと決意させたのです。

愛着軽視型ナラティブの人にとって、統合とはまさに何十年ものあいだ休眠状態だった種を芽吹かせるようなものです。これまで眠っていた右半球を毎日の生活のなかで活発に使い、大脳皮質と下位システムとのつながりをとりもどし、感情や素直な欲求を感じ、表現できるようにするのです。その結果、脳梁による右半球と左半球の連結が強くなり、水平統合が起こります。すると、事実と感情が同じくらい大切なものとして感じられるようになります。もちろん、すべてが修復されるわけではありません。スチュアートのようなケースでは、幼少期の自伝的記憶はつくられていません。そのため、思い出をとりもどすことはできません。それでも、ナラティブの統合が起こることで、いまの人間関係、自伝的な記憶、身体感覚ははるかに豊かなものになります。人生の物語に「意味を見つける」とは、過去の出来事を理屈で理解することではありません。身体の感覚すべてで納得し、「腑に落ちる」ことです。スチュアートの記録にもそのことが書かれていましたし、エイドリアンが肩をマッサージしてくれたときに「ああ、気持ちいい」と感じたあの瞬間が、スチュアートが人生に意味を見つけた瞬間です。本人にとっても、家族にとっても、忘れられないすばらしい瞬間です。

とらわれ型の心

四年間同棲しているガールフレンドのサラが事前に電話することなく仕事の帰りが遅くなると、グレッグはいつもパニックになりました。グレッグはハンサムな三十五歳の俳優で、表面上は自信に満ち堂々とふるまっていますが、心のなかではいつも自信がもてず、強い不安を感じていました。サラに対して何度も「自分のことをほんとうに愛しているのか？　浮気しているんじゃないか？」と問いただすのです。サラはグレッグの「不安が強過ぎて」ほんとうに結婚していいのかどうかわからないと言います。グレッグ自身も「この関係がいつまで続くかわからないし、サラの気持ちが本物かどうかわからないから、結婚についてはためらう気持ちがあります」とわたしに語りました。グレッグは心のどこかでは、サラは自分を愛しているとわかっているのです。でもその一方で、サラの言葉を信じられずにいます。ほかの女性たちが自分を捨てていったのに、サラだけが違うとどうしていえるでしょう？

グレッグにＡＡＩを行ったとき、知的でしっかりした人物がどんどん崩れていくように見え、衝撃を受けました。「幼いころの両親との思い出にはどんなものがありますか？」と尋ねると、グレッグはこう答えました。

「まあ、ちょっと複雑というか。小さいころは、父との関係は問題なかったと思います。週末には、わたしと兄とよくいっしょに遊んでくれました。そこまではよかったんです。でも、わたしが大きくなって十代になり、親離れしようとするころになると、父はうまくわたしのことを扱えなくなったんでしょうね。なんというか、父は仕事にのめりこむようになって、まったくわたしとはかかわろうとしなくなりました。でも、母は違いました。わたしといるとき、すごく神経質な感じでピリピリしていました。理由はさっぱりわからないんですが、いつもなにか不安な様子なんです。だからわたしは母といっしょにいると落ち着かなくて、なんだか疎外感を感じていました。兄といるときは、そんな感じじゃなかったのかもしれません。母はどちらも愛してくれてはいましたが、なぜか兄のほうをかわいがっていました。兄弟げんかをすると、わたしが負けていても母はわたしを怒鳴りつけます。わたしが兄に怪我をさせられたとしても『おまえが悪い』と言うんですよ。先週も、母が遠くからわたしと兄の住む街に来たのですが、わたしのほうが空港の近くに住んでいるにもかかわらず、先に兄の家に行くんです。母はいまでも兄のほうが好きなんですよね。兄もそれをわかっているんです。昨夜、みんなで兄の家で夕食を食べたときも、母は兄のことばかり誇らしげに話すんです。わたしのことなんてきっとそこまで思っていないでしょうね。兄には妻子があり、持ち家もあります。わたしといえば、仕事はありますが、あとはアパート、犬、そしてサラがいるだけです。まあ、同じではありませんよね」

わたしがグレッグに尋ねたのは子ども時代のことです。ところが、いつのまにか現在のことを話しています。つい先週起きた母と兄に関する出来事について自然に語っています。スチュアート（第6章）のナラティブでは、過去の思い出がすっぽりと抜け落ちていましたが、グレッグのナラティブにも別のタイプの一貫性の欠如がみられます。これもまた非安定型の愛着を示すものです。ＡＡＩのカテゴリーでは「とらわれ型（preoccupied）」とよばれ、過去に根差す問題が現在の経験に侵入していることを示しています。

子どもは自分の心を鏡のように映し出してくれるような反応を求めて親の顔をのぞきこみます。親が子どもの思いを受けとめて、その思いに波長を合わせて、親自身の気持ちを包み隠すことなくまっすぐに伝えてくれれば、子どもは「自分はこういう存在なんだ」とはっきり理解することができます。このとき、親の表情や態度を見ることによって子どもの脳の共鳴回路が働き、ピントの合ったマンドサイト・レンズが育つのです。しかし、もしも親自身がなにかに思い悩んでいて調子が悪いとき、親は適切な反応をとることができず、子どもの心を映す鏡は歪んでしまいます。このときどんなことが起こるでしょうか？　親が、あるときは子どもにやさしくし、またあるときは冷たくはねのけるような一貫性のない情動調律を行い、さらに子どもの心や自由を踏みにじるような侵入的な態度をとるとき、子どもはアンビバレント型の愛着を形成します。親の表情や言動を見ても、子どもは自分の姿をしっかりと映し出して見ることができず、自己イメージが混乱してしまいます。とれわれ型ナラティブの中心となるテーマは、次のようになります。「わたしは他者を必要としている。でも頼ることはできない」

アンビバレント型の愛着は、「親子が絡まりあい渾然一体となっている状態（emotional entanglement）」としてとらえることもできます。グレッグのようなケースでは、母親との一体感はあるのですが、母親を自分とは別の人間としてとらえたり独自の感情をもったりすること（分離個体化）ができず、自分のアイデンティティをもてずにいます。母親は自分自身の不安からグレッグを混乱させるような態度をとっており、そのためグレッグは「つながりながら個として自由にふるまう」という統合のために欠かせないバランスを失ってしまったのです。グレッグ自身は不安を感じていなくても、母親の不安に巻き込まれてしまいます。子どもの心の状態にかかわらず、母親が影響を及ぼし、子どもの心の状態をのっとってしまうのです。独立したふたりの人間が互いに相手を支えるのではなく、この親子は互いに絡まりあって渾然一体となったのです。母親自身のなかにある未解決の問題のせいで、グレッグをひとりの人間としてきちんと見ることができず、そのためにグレッグのマインドサイト・レンズが汚染されてしまったのです。グレッグの脳はうまく統合されておらず、サラの帰りが遅くなったときのように度が過ぎた不安にとらわれ、カオスぎりぎりのところにいます。サラは自分とは違う独立した人間であり、遅れるにはさまざまな理由があると考えられないのです。サラの帰りが遅くなるのは、自分のことがいやになったからではないか、別れたいのではないか、浮気しているのではないかと、自分に絡んだ理由しか思いつけないのです。

グレッグがここで壁をのりこえるためには、「あれは母親のせいだったんだ」と考えるのではなく、「自分の不安はここから生まれていたのか」と理解しなくてはなりません。そうすれば、次のステップとして脳を統合するための治療に取り組むことができます。言い訳と正しい理解のあいだには大きな違いがあります。自分の人生はこんなふうにつながっていたのかと理解し、意味を見つけることができれば、グレッグはきっと人を愛し、信じる力を獲得することができるでしょう。

最初の治療目標は、グレッグの前頭前野中央部の力を高めることです。自分の愛着システムが過剰になっているときに、それに気づくことができるようにし、最終的には自分で調整できるようにしなくてはなりません（グレッグの場合は、スチュアートの愛着システムの機能停止状態とは逆で、愛着システムが過剰に動いているのが問題なのです）。グレッグがサラの帰りを待っているところを考えてみましょう。サラが帰ってくるはずの時間が過ぎるにつれて、グレッグの心のなかに「捨てられたのではないか、嫌われたのではないか」という未解決のテーマが浮かび上がり、不安にとらわれます。愛する人を失う恐れがあやふやなままに高まると、グレッグは耐え切れなくなり、耐性の枠を超え、カオスにおちいります。完全にパニック状態です。この未解決の問題がグレッグにとっての「激昂ポイント」になっています。このポイントにくると、グレッグは冷静に考えることができなくなり、大切な人との関係を歪んだ認知でとらえてしまうのです。

このつらい思いをやわらげるため、まず「気づきの車輪」を使った意識の統合のための簡単なエクササイズを行いました。次に、呼吸に注意を向けつつ安全な場所を心のなかでイメージして気持ちを落ち着かせる方法も教えました。グレッグにとっては、気持ちを落ち着かせる方法を知るだけでも大きな進歩がありました。それができると、前頭前野のメタファーである「気づきの車輪」の中心軸に集中を保つことができます。そうすると、右半球から侵入してくる感情、身体感覚、「彼女はぼくを捨てようとしている」といった自分のなかから流れ出るイメージから少し距離がとれるようになります。すると、パニックに押し流されることなく、「これは意識の車輪のスポークがつながっているただ一点にすぎない、一時的な感情にすぎない」と見分けられるようになります。

また、脳のハンド・モデルを使ってグレッグが自分の脳の動きをイメージできるように説明しました。パニックになるとき、右半球がつくりだす感情や思考が左半球を圧倒してしまい、前頭前野がうまく働かないのです。このような脳の動きを理解すると、水平統合を視覚的イメージとしてつかむことができます。次に、身体の感覚に「ただ注意を向ける」こと、その感じを恐れず、抑圧することなく、ありのままに大切なものとして受け入れることによって、垂直統合が起こります。母親が兄をひいきするという「未解決」問題については、隠れていた記憶に「愛されない存在」という名前をつけ、そのシステムをグレッグが理解できるようにしました。過去に感じた激しい痛みが海馬によって統合されずに残り、それが現在において気づかないうちに活性化され、いまここでグレッグに「自分は愛されない存在なんだ」と強く感じさせていたのです。名前をつけると、このテーマを意識的に扱うことが可能になります。グレッグが練習を重ねたことで、安定した状態で注意を潜在記憶に向け、それを顕在記憶として統合することが可能になったのです。

グレッグは「サラの帰りが遅いとすぐ疑いの気持ちにとらわれていたのは、幼いころ母親から感じた、見捨てられたような悲しい気持ちのせいだったんだ」と理解するようになりました。この過去の悲しい気持ちが潜在記憶として残り、脳の右半球にあるデータ貯蔵庫で強い影響力を放っていました。ＰＴＳＤの症状としての「フラッシュバック」はありませんでしたが、過去の出来事に由来する強い情動がいまのグレッグ自身の感情として流れ込んできていること、それが「いま自分はこういう状況にある」というナラティブに影響を与えていたことをグレッグは理解するようになりました。グレッグのマインドサイト・スキルはいまや新しく強くなっています。これを使うことによって、現実と自分自身のなかから生まれる不安が入り混じった状態を整理するという重要な課題に取り組むことができます。脳の左モードは、右モードがつくりだした雑然としたデータを整理し、選択し、並べ替え、一貫性のあるライフ・ストーリーをつくる準備を行います。いまのグレッグは、不安がどこから来るのかをしっかりと理解しています。その結果、サラへの接し方が変わり、ふたりの関係はきっと違うものになるはずです。

セラピーをはじめて数カ月が過ぎたとき、グレッグは誇らしげに報告しました。「サラがこう言ってくれたんです。わたしがサラのことを前よりもっと理解しているって、少なくともそうしようと努力しているのがわかるって。あと、わたしが落ち着いてきたって。ふたりにとってすごくいいサインですよね」

未解決・無秩序型の心

幼少期の人間関係は、心のなかに未解決のテーマとなって残り、現在に大きな爪あとを残すにとどまりません。あまりに強烈な恐怖の体験は、心そのものをバラバラに崩してしまいます。心の世界を織りなす縦糸と横糸がほどけ、他者のことを正しく見ることができなくなり、自分自身についても一貫性をもってとらえることができなくなります。過去の外傷体験や喪失体験が未解決のまま残っていると、心のなかで自分が自分に対して物語るナラティブも崩壊します。その状態でだれかに自分のことを話そうとすると、「自分の人生においてこれはこういう意味があった」と整理できない感情やイメージがあふれ出てきて、冷静に話すことができないでしょう。

「息子がむずかるたびに、ヒステリーを起こしてしまうんです」。ジュリーは、二歳の息子ピタゴラスとうまく接することができず、悩んでいました。四十一歳で高校の数学教師であるジュリーは、第一子を育てるための「方程式を導きだす」ことができず、わたしのところへセラピーを受けにきたのです。服装や髪型はやつれ、年齢よりもずっと老《ふ》けて見えます。正しい「方程式」さえ見つかればいまの苦しみはすっきりと解決するのにという強い願いがひしひしと伝わってきます。

ジュリーの夫には離婚経験があり、先妻とのあいだに十代の娘が二人いました。その二人は気ままに家を出たり入ったりしていましたが、ジュリーはそのことについてはあまり気にしていませんでした。「二人の娘について気に障ることはないんです。……ピタゴラスのようには。なぜかわからないんですが、とにかくピタゴラスのなにかが気になって、イライラして仕方がないんです」。ジュリーは、子どもが二歳から三歳のあいだに自己主張をはじめるのものだと理解していましたし、「魔の二歳児」についての本を読んでもみましたが、状況は変わりませんでした。「息子はわたしの言うことをきかず、反発ばかりして、その行動すべてがわたしの頭のなかの怒りのスイッチを入れます。そうなるともう、わたしはバラバラになってしまうんです」

どんな親でもときにはカッとなって大脳皮質をショートカットする「低次元なふるまい」をしてしまうものですが、ジュリーはそれ以上のことを心配しているようでした。息子が言うことをきかないとき、「自分がバラバラになってしまう」と言うのです。歯みがきや、お風呂などを息子が嫌がってむずかると、ジュリーの心は激しく動揺します。寝る時間はいつも戦いで、何度寝かしつけてもピタゴラスはベビーベッドから出てきて家中を走り回り、ジュリーはついに泣き出してしまいます。「仕事のあとで、毎日のように息子と戦争をくりひろげるだけでも大変なのに、心のなかでもドカンドカンと爆発が起き、頭がうまく働かないんです。だんだん怖くなってきて、それから麻痺したみたいになるんです。でも、ある瞬間になにかがプツンとキレて、息子に向かって怒鳴りそうになる。いいえ、もしかしたら、叩いてしまうかもしれない。頭がおかしくなりそう」

ジュリーの話を聞く限り、ピタゴラスはやんちゃではありますが普通の子どもです。父親のほうは息子の扱いについてとくに悩むことはなく、むしろそのやんちゃさを喜んでいます。「あいつは元気がいいぞ。男の子らしいじゃないか！」。ジュリーはこれを聞いて傷つき、「夫はわかってくれない」と感じています。

ジュリーにＡＡＩを行うと、とらわれ型と愛着軽視型の両方の傾向がみられました。アンビバレント型の愛着が形成されていた場合、成人後のナラティブはとらわれ型となり、左モードがどれだけきちんとした言葉で論理的に筋の通った物語を語ろうとしても、右モードの回想と情動がじゃまをします。ジュリーのナラティブは、グレッグのようになります。「母はいつも心ここにあらずでした。わたしとふたりきりで過ごす時間がなくて……わたしといっしょにいたいとは思っていてくれましたが、忙しかったんです……ううん、やっぱり、いっしょにいても上の空《うわのそら》だった……変ですね」。また、幼いころの母親との関係について答えているときも、いつのまにか現在の話になってしまいます。

ジュリーには愛着軽視型の特徴もみられ、子ども時代の回想の細かいところがあちこち欠けているうえに、子ども時代の経験はいまの自分にたいして影響を与えていないと言い張ります。スチュアートと同じように、つじつまがあっていません。過去を思い出せないのに、それが自分に影響を与えていないと確信をもって言えるわけがありません。

ＡＡＩを続け、「子ども時代に怖い思いをしたときのことを教えてください」という標準の項目に移ると、新しい展開がありました。ジュリーは数秒間だまりこんでわたしをじっと見つめ、話しはじめました。「そうですね、怖いことはそんなにはありませんでした。怖い思いをしたこともありますが、そんなにはないんです。そういうときもありましたが、たまにしかありません。父はアルコール依存症だったのですが、酔っ払って、わたしが家にいるときで、父が、たとえば深夜に帰ってきたときとか。たいていはそのまま寝ちゃうんです。でもわたしは、父の車の音が聞こえると聞き耳を立てて、車のドアを閉めるときの音の大きさにビクビクしていました。飲み過ぎていれば、そのまま酔いつぶれて寝てしまうんです。それほど飲んでいなければ、ベラベラよくしゃべるだけで済みます。いつのまにかわたしは父の酔い加減を察知できるようになりました。あの、見極めるために、つまり……、あるとき、まあ、父はわりと酔っていて、……よくわかりませんが……その夜は母とケンカみたいな感じになったのかもしれません。母は普段から家にいましたから。でも、父はすごく怒っていて、そしてキッチンで……わたしに怒鳴ったんです。その、たぶん……。包丁を持って……、肉切り包丁を……。でも、酔っぱらっていたんです。そんなつもりはなかったんだと思うんですけど、わたしを追いかけるつもりじゃなかったとは思うんですけど、十代の娘が家のなかをうろうろするなとか、そんな服を着るなとか、なんかそういう感じのことを言いましたけど、そんなつもりじゃなかったと思うんですけど、わたしは走って逃げて、トイレに閉じこもって鍵をかけたんです。でも父はトイレのドアを壊して、わたしは悲鳴をあげて……そのときのことはよく覚えていません……まあ、怖かったんじゃないかなと思いますけど。たぶん」

ジュリーの声はほとんど聞こえませんでした。わたしの正面に座っていましたが、なんだかすごく遠くにいるように感じました。記憶にとらわれて遠いどこかをさまよい、そのときの恐怖をまるでいま現在そこにいるかのように感じています。もはや面接室でわたしに向かって語っていません。ここから消えていなくなったも同然でした。一種の解離状態になっており、タイムトラベルをして過去のなかにもどってしまったかのようです。

第8章に出てきた解離のメカニズムを思い出してみましょう。生命を脅かすような出来事に出あうと、ストレスホルモンが大量に放出され、強い恐怖と無力感によって海馬の機能が停止します。すると、潜在記憶のローデータは、顕在記憶として統合されずに残ってしまいます。生き延びるために、外傷体験そのものからは目を背け、日常のささいなことに意識を集中させるという、意識を分割させる解離のシステムが働くと、外傷にまつわる記憶もまた意識されない潜在記憶のかたちとなって心の奥底にしまいこまれます。

こうして、外傷体験が意識に統合されることなく潜在記憶のまま残ってしまうと、思わぬときにコントロール不能な感情、知覚、行動、身体感覚にとらわれやすくなります。遠い過去に脳に刻みこまれた「闘争―逃走―活動停止反応」が隠れたまま維持され、ある条件がそろうと、ささいなきっかけで活性化してしまうのです。外傷体験を思い出させるような引き金、たとえば子どもの涙や叫び声に接すると、心の奥底に埋もれていた苦痛がよみがえり、「いまここで」の感情となってあふれ出します。感情や気持ちが引き金となることもあります。嫌がる息子に対して感じる無力感、息子をなだめることができない無能感を感じると、父親が酔っぱらって帰ってきたときに抱いた感情が強くよみがえってくるのでしょう。

もういちど強調しますが、脳はつながりをつくりだす器官です。同時に発火したニューロンはつながります。脳は予測装置でもあり、現在の経験をもとに次々と連想を働かせ、無意識のうちに未来に備えています。ジュリーの場合、母親として子どもにどうしても「ダメよ」と言わなくてはならない場面で幼い息子がむずかり、言うことを聞かないとパニックに近い恐怖がわきおこります。ジュリーは自分が過去と同じ反応をしていることに気がつきません。ここで脳が予測して働かせる記憶ネットワークは、未解決のまま隔離されており、意識されないのです。この記憶のネットワークが、いつもはまとまりのあるジュリーの意識を、この場面のみにおいて分断しているのです。

親が恐怖の対象となったとき、子どもは生物としての岐路に立たされます。生存のための脳の回路は「恐怖をもたらす相手から離れろ！　危険だ！」とアラームを鳴らす一方で、愛着回路は「愛着対象の方へ行け！　守ってもらい、落ち着かせてもらうんだ！」という信号を発します。脳が同一人物を対象として「あの人から離れろ！」という信号と、「あの人のところへ行け！」

という信号を同時に発している……それは出口のない恐怖です。[13] 解決不可能です。このとき、子どもの自己は、回避型愛着の**切り離されている**自己でもなく、アンビバレント型愛着のように**混乱した**自己でもありません。**バラバラに分離**されます。これは無秩序型愛着とよばれます。この特徴は、未解決の外傷体験と喪失、解離（子どもがむずかるときのジュリーの状態）です。

まとめると次のようになります。心のなかに未解決の外傷体験や悲嘆があるとき、過去の恐怖や悲しみを思い出すような話をすると、話の流れがちぐはぐになり、つじつまが合わなくなります。この状態は「未解決・無秩序型」とよばれます。中心となるテーマは「わたしはバラバラになってしまうことがある。だから、自分を頼りにできない」というものになります。

話し手のなかに未解決のトラウマがあるとき、それまで一貫性のある物語を語っていたとしても、話の内容がその人の耐性を超えたとたんに、バラバラになってつながりを失ってしまうことがあります。これはその記憶がまだ統合されていないことを示しています。同じように、いつもは子どもに対して落ち着いて波長を合わせて接することができる親でも、あるストレッサーに直面すると子どもにうまく対処することができなくなります。その場面においてのみ耐性が急激に弱まり、まったく違った行動をとってしまいます。このようなとき、未解決の問題は、脳の処理能力を低下させ、大脳皮質を通らない低次元のふるまいを生み出します。怒りが爆発し、「大脳皮質がぶっとんでキレてしまう（flip our lids）」ことになるのです。ジュリーが息子を虐待してしまうのではないかと不安になったのも当然です。このような爆発がたびたび起こるようであれば、子どもの心的外傷となります。その結果、親子の絆は崩壊し、親自身の被虐待体験の世代間伝達が起こり、子どももまた無秩序型愛着を形成してしまうおそれがあるのです。

わたしは、ジュリーが父親のことを少しずつふりかえることができるように援助を行いました。はじめのうちは、潜在記憶として隠れてしまった恐怖の体験を、自分の人生の物語のなかにうまく組み込むことができず、その体験から適切な距離をとることができませんでした。そのため、息子と接しているときにパニックに似た恐怖を感じてしまうのは過去の体験のせいだと理解することができずにいました。だから、その恐怖は息子と「いまここで」かかわるなかで生まれるものだとしか思えなかったのです。「気づきの車輪」の外輪にしか意識を向けることができず、マインドフルな気づきをもたらす車輪の中心軸に注意を保つのはかなり難しい状況でした。

しかし、過去と現在とのつながりについて話し合っていくうちに、いくつかテーマが見えてきました。ジュリーは、息子をきちんと世話できないという無力感が、実際には父親との経験のなかで感じていたものだと理解しました。「裏切られた」という感情も浮かび上がってきました。父親に裏切られたという思いだけではなく、母親が父親の虐待を見て見ぬふりをした、母親に裏切られたという思いも感じていたことに気づいたのです。覚えていたくなかったのも当然です。その思いが過去の記憶を消し去っていたのです。ジュリーが左脳と数学の抽象的な世界のなかに逃避したのも当たり前だといえるでしょう。しかし、いまジュリーは少しずつ気づきはじめました。息子に対してあんなにわけのわからない行動をとったのには確固たる理由と背景があったということを。

このころジュリーは幼児をもつ母親のサークルに参加し、そこではみんなが子どもにイライラしながらもうまくユーモアを使って乗り越えていることを知り、少しリラックスできるようになりました。また、アラノン家族グループ（アルコール依存患者の家族と友人の自助グループ）にも参加し、アルコール依存の父親をもつということがどういうことなのかを理解し、参加者と気持ちを分かち合うことができました。すべての取り組みのなかで、ジュリーが最も役立ったと感じたのはマインドフルネスの練習と日記をつけることでした。日記をつけると、自分について語るための能力が高まります。研究から、つらい経験を文章にすることによって、それをだれにも見せなかったとしても、身体反応がやわらぎ、健康性が高まることが示唆されています[14]。

ある回で、ジュリーは息子がかんしゃくを起こしたときのことを話してくれました。「ピタゴラスの怒った顔が、ほんとうに父親の顔に見えてきたんです。自分がキレてしまいそうになっているのがわかりました。まずい状態になっていると自分で気づいたんです。もうひとりの自分が、ちゃんと冷静に自分を見ることができたという感じです」。このことを日記に書き、マインドフルネスの練習を行ってその場面をふりかえるうちに、ジュリーはこういう瞬間こそがチャンスだと思うようになりました。数週間後、ジュリーはこう言いました。「なんだかふしぎなんですけど、いまとなっては、ピタゴラスがああいう強い子どもでよかったなって思ったりするんです。わたしはまず、子どもをどうにかする前に自分の問題を解決して、心を癒して、このことはピタゴラスのせいじゃない、わたしの問題なんだって思えるようにがんばらなくてはいけませんから。課題はまだたくさんありますが、いまのわたしなら少しずつやれそうです」

セラピーを通じて右脳と左脳の連携が強まり、耐性の窓枠が広がったことによって、ジュリーは右脳がつくりだす恐ろしいイメージを左脳で処理し、そのイメージが過去の記憶からつくられていることを理解できるようになりました。また、セラピーを受けることによって、外界に自分を守ってくれる場所があること、ずっと見守ってくれる人（セラピスト）がいるということ、その人が過去がつくりだす認知の歪みを修正できるように援助してくれることに気づき、ジュリーは安心感をもてるようになりました。そして、それを大切な出発地点として、サポートグループ、友人、夫にも安心して頼っていいのだということに気づきました。マインドフルな認知をつくりだす「気づきの中心軸」に意識を集中できるようになったことで、外界の情報やそのときの感情をローデータとして受けとり、それを冷静に組み合わせて現在の自己と理想の自己を一貫性をもって語れるようになりました。

ジュリーは、過去に傷ついた体験から逃げずに向き合うことによって、これまで無意識のうちにとらわれていた記憶から自由になりました。意識統合、垂直統合、水平統合、記憶の統合といった、これまでに述べたすべての統合を達成したことによって、ジュリーはナラティブ統合を獲得し、一貫性のあるライフ・ストーリーを語れるようになりました。そして過去ではなく、いまこの瞬間を生き、母親としての自信を少しずつ積み重ねています。自分を信じてもいいのだと思えるようになったのです。

ジュリーの心が癒されたことによって、息子のピタゴラスにもいいことがありました。安定型の愛着が生まれたのです。これによって、ピタゴラスはレジリエンスを獲得することができます。ジュリーは虐待と恐怖の世代間伝達に永遠の終止符を打ったのです。このケースからもわかるように、マインドサイトは本人の健康のみならず、子育て、そして他者への影響という観点から見ても、とても大きな力をもつものです。心の傷と向き合い、その傷を癒し、マインドサイトを獲得するのに遅過ぎるということは決してありません。どれだけ遠い昔に受けた傷であったとしても、わたしたちはその傷を癒し、統合を生み出し、自分自身と周囲の人々に対する愛情と思いやりをとりもどすことができるのです。

人生を照らす灯火

他者を理解しようとするとき、わたしたちはその相手に関心をもち、心を開き、そして相手をありのままに受けとめ、その相手といまここで共にあろうとします。これはまさに、使い古された誤解の多い言葉、「愛」の本質のように思われます。しかし、相手への関心、オープンさ、受容、愛こそ、安定型愛着そのものです。これはまた、安定型の成人が一貫性のあるナラティブを語るとき、自分自身に対してもつ姿勢でもあります。

幼少期に保護者から常に豊かな愛情を受け、「安定型愛着」が形成されると、子どもは自分のありのままを受け入れ、自分を大切にすることができるようになります。しかしまた、子ども時代が恵まれないものであったとしても、わたしの友人のレベッカのように、「後期獲得・安定型愛着」が形成されれば、同じように自分を受容することができます。[15] レベッカの言葉を借りれば、「自分がだれかの胸のなかにいつもいる」と感じることができれば、愛の灯火がその子どもの人生を明るく照らしてくれるのです。

その灯火をつくってくれるのは通常は親ですが、レベッカにとっては伯母でした。伯母が自分のことを「思ってくれている」と思えた――その結果、どれだけ家のなかが荒《すさ》んでいたとしても、レベッカは「自分にはだれかに思われるような価値がある、自分は大切な存在なんだ」と思うことができたのです。そして、自分の人生を意味のあるものとして語ることができたのです。親戚、教師、カウンセラー、友人とこのようないい関係をつくることができれば、子どもたちは自分のことを大切な存在として受け入れることができます。マインドサイトが形成され、心のありようを客観的かつクリアにとらえることができるようになり、「自分の人生にはこんな意味があり、こんな価値がある」と語ることができるようになります。だからこそ、わたしはいつも教師やセラピストに伝えるのです。生徒、患者に対して、しっかりと相手の心に波長を合わせ、揺らぐことのない絆をつくるようにと。「自分は確かにだれかに大切に思われている」「自分の存在がいつもだれかの胸のなかにある」と感じられたとき、人生に愛という灯火がともり、癒しの力がわきあがるのです。

いま、レベッカは母親になりました。心からの愛情をもって子どもに接し、そのありのままを受けとめる母親です。いまのレベッカと子どもたちの姿を見ても、レベッカのつらい過去は想像もできないでしょう。人生初期の経験がその人のすべてを決定してしまうわけではありません。「わたしの過去にはこんな意味があった、その経験があっていまのわたしがいるのだ」と過去に意味を見出し、一貫性のある統合されたライフ・ストーリーを物語ることができれば、次世代に受け継がれたはずの苦痛と非安定型愛着から解放されるのです。レベッカはいつもわたしに教えてくれます。自分の心から逃げずに向き合うことこそが自由への道であることを。そして未来の子どもたちに愛を伝える力の源であることを。

第10章 複数の自己──心の核とのつながりをとりもどす

「まずい、と思いました。恋人がぼくになにも言わずにバーンとドアを叩きつけて出て行ったんです。つまり、ぼくとの関係も終わりってことですよね。この五年で四人目です。まずいなって思いました」。これが、最初にマシューが自分のことを話してくれた言葉でした。これまでもマシューの心のなかには、「なにかがおかしいぞ」いう警告サインが何度も灯り、同じようなパターンがくりかえされているのに止められないという感覚がずっとあったらしいのです。

マシューは四十歳の投資銀行家で、その分野ではやわらかい物腰ながら目先の利いたシビアなビジネス上の決断をする人物として知られていました。表向きの仮面は「付き合いやすい有能な男」でしたが、プライベートでは自分が求めるような恋愛関係を長く保てずにいました。「なにかがぼくの身体を乗っとって、恋人を奪い、いつも孤独に逆もどりさせるんです」

仕事上では、マシューは巨額の資金を動かすような決断をすばやく自信をもって下すことができます。明晰に考えることができ、自分の能力を信頼しています。マシューがわたしのところに初めて来たときには、その経済的な成功が膜のようになにかを覆い隠しているかのようでした。その膜の下には、だれひとり、本人さえも完全には気づいていない深い苦しみが潜んでいたのです。仕事では岩のように揺るぎないのに、プライベートでは折れた枝のように無力……。マシューはなぜ自分が仕事とプライベートでこんなに違うのか、まったくわからずにいました。

マシューの投資アドバイスはすばらしく、実績が評判をよび、さらに多くの投資をよびこみました。利益をもたらす好循環となって、マシューは多額の報酬を手にし、社会にも利益をもたらします。独身女性たちにとっては、マシューは「ホットな投資物件」でした。そのころは景気もよく、マシューが付き合う女性たちは「超優良物件」、つまりだれもがふりかえるゴージャスな美人で、高嶺《たかね》の花ばかりでした。しかし、どうしたわけかマシューのビジネス手腕はオフィスの外ではまったく役立たなかったのです。

どれだけゴージャスな美人とのデートを重ねても、仕事上でどんなに成功して多くの顧客がいて金があっても、「ぼくはダメな人間だ。みんなはいま注目してくれているけれど、実際の自分はそんな人間じゃない」という気持ちになるばかりでした。治療開始から一カ月がたったころ、マシューはこう話してくれました。「専門分野でどんなに成功しても、いつも心のなかでは自分を詐欺師だと思っているんです。いずれみんなが真実に気づいておまえはにせものだとぼくを糾弾《きゅうだん》するんじゃないかって」

若いころ、マシューにとっては恋愛はただの「狩り」でした。女性に声をかけ、セックスをし、そして二度と会わないのです。「とにかく究極のやり逃げ男でしたね。でも二十代の後半を過ぎると、こんなことをくりかえしていてもつまらないなと感じるようになりました。セックスだけの関係なんて空虚なものです。それに気づいたんです。狩りがどれだけうまくいって相手を征服できたとしても、ぼくの手にはなにも残りません。とても苦しくなりました」。三十歳で、マシューは変わろうと決意しました。しかし、なかなか思い通りにはいきませんでした。

マシューの恋人は回転ドアでやってくるかのように次々と入れ替わり、三十歳の誕生日を過ぎてもその数は増える一方で、「心から求めているのにそれがなにかわからない」ものを求めては失望に終わるという経験がくりかえされるだけでした。マシューの努力はすさまじいものがありました。とりあえずは過去のような一夜だけの付き合いからは進歩できてほっとしたのもつかのま、マシューが女性を口説き落とし、相手が自分のことを理解して受け入れてくれるようになると、マシューのなかでなにかが変わるのです。デートを重ねるにつれ、「これからもっと彼女を好きになるのではないか」という期待は失望に変わり、恋人が自分を思ってくれる気持ちがどんどん重くなるのです。

新しい恋人と付き合いはじめると、最初のうちは喜びと感動を感じます。花束にちょっとしたメッセージを付けて贈り、恋人の職場や自宅にサプライズで顔を出し、恋人を喜ばせます。恋に浮かれてドキドキし、あれもこれもしたいという思いがわいてきて、その感じに「依存症みたいに」なりました。マシューは不可能ではないかと思われる課題に挑戦し、それを克服したいという欲望にとりつかれていました。これこそがマシューの仕事への情熱を支え、恋愛生活のスタイルをつくりだしていたのです。「高嶺の花」であるような女性ばかりを選び、自分にとって不釣り合いであると感じられるほど、「絶対に彼女を落としてやる」という意欲に燃えるのです。ふと、「自分はこの女性が好きなんじゃなくて、ただ追いかけて口説き落とすまでのゲームを楽しんでいるだけなんじゃないか？　自分は二十代のときとなにも変わらないんじゃないか」と感じ、なにかを見失っているような思いにとらわれることもありました。それでもやはり、親密な関係ではなく、難題への挑戦を求める不思議な力に衝《つ》き動かされるのでした。

「いつものやり方」のなかで見失われた自己

わたしは最初の仮説として、マシューが自分で言うように狩りのスリルに依存しているのではないかと考えました。脳科学の用語でいえば、これには神経伝達物質のドーパミンがかかわっています。ドーパミンは報酬と動機づけにおいて中心的な役割を担っています。ギャンブル依存からコカインやアルコールといった物質依存にいたるまで、依存行動にはドーパミン系の活性化がみられます。ラットにコカインを与えると、食物や水もとらずにコカインを求めます。コカインによるドーパミン系の活性化はあまりにも急速かつ強力であり、ほかの活動や物質はそれに比べるとどうでもよくなってしまうのです。このような報酬系の神経の働きは、より複雑な行動を調節する前頭前野の働きを凌駕《りょうが》してしまうため、自分の意思で行動することができなくなり、薬物を求める行動が中心になってしまいます。報酬系に支配され、大脳皮質においてつくられるはずの心は依存物質を求める衝動の奴隷となってしまうのです。

しかし、ドーパミンへの依存は、マシューの女性たちとの関係の一部分にすぎないのではないか……わたしはすぐにそう思うようになりました。二十代のころは、ドーパミンがもたらす心地よさを求めて、「どんな相手でもかまわず」一晩限りの関係を求めていましたが、三十代になってマシューの行動パターンは変化しています。得がたい女性を口説き落とすために、じっくりと狙って長いスパンで計画を立て、その通りに作戦を遂行しています。タイミングを見計らい、計画を立て、強い忍耐力をもって追いかける――とてもドーパミンへの欲求に駆られて起こす行動とは思えません。面接のなかで最近の恋愛関係についてさらに話し合っていると、マシューはこう言いました。「高ランクの女性を落とせると証明できれば、自分は価値ある人間だと思えるような気がするんです」。自分の価値を自他に証明するために人間関係を利用すること自体は、それほど珍しいものではないでしょう。しかし、手に入れたはずの関係が決して長続きしないために、マシューは苦しんでいました。欲しいものが得られないだけでなく、どれほど努力しても最低限必要なものさえ手に入らないのです。これまでのマシューの人生は、Rolling Stones《ローリング　ストーンズ》流の転がり続ける石であり、どんな苔《こけ》も決して生えませんでした。

マシューが選ぶ女性はたいてい、付き合って初めのうちは冷めた感じで気のない様子なのですが、だんだんとマシューを深く愛するようになります。すると、マシューは「ふたりの関係が深まっているいいサインだ」「自分には彼女にこれだけ思われるような価値がある」と思うのではなく、むしろその女性を求める気持ちがすっかり冷めて、女性が自分から離れていってしまうような行動をとってしまうのです。あるときには、新しい恋人がマシューを思う気持ちを伝えるようになってくると、セックスをしたいと思えなくなりました。さらに、彼女がベッドルーム以外の場所で愛情を示すと、マシューは吐き気まで感じたというのです。ベッドでの行為を続けようとしても性的興奮を感じません。それを気にするあまりに性交がまったくできないこともありました。そんなときには、思わず彼女から離れ、背を向けていました。いらだちと欲求不満を抑えようともしなくなり、彼女が心配するそぶりを見せれば、うんざりした顔を見せるようになりました。気がつくと、マシューは彼女からの電話をかけなおすこともなくなり、いっしょにいても彼女を無視するようになっていました。関係がダメになり、女性が去っていくいつものパターンです。

面接で扱うべきテーマが見えてきました。マシューはまさに自分が求めているものを自分の手でぶち壊すという、気の狂うような矛盾のサイクルにはまり込んでいます。マシューの臨床像もほぼ固まりました。マシューは「自分にはなにかが欠けている」という深いところにある感覚を必死でぬぐいとろうと試みているかのようでした。自分には価値がないと感じているとき、だれかにほめられたとしても苦々しく居心地の悪い思いをするばかりです。グルーチョ・マルクスの名言のように、「わたしをメンバーとして受け入れるようなクラブには参加したくない」のです。古典的名画「アニー・ホール」のなかでグルーチョの言葉を引用したウディ・アレンなら、マシューの肩に腕を回して元気を出せよと軽く言うところですが、マシューにとっては、拒絶されたときの苦しみと痛みは笑いごとではありませんでした。膨大な努力、時間、金を投入して手に入れたはずの恋人たちから拒絶され、いつもひとりきり……しかも、恋人たちが自分を受け入れてくれたとたん、マシューは脱出口を探し求めてしまうのです。

解決できない葛藤

ＡＡＩ（成人愛着面接）によって、マシューの心の世界の扉が開きました。父親は、肺気腫とぜんそくという慢性疾患を抱え、マシューが子どものころからずっと寝たきりで、そばに行こうとするといつも払いのけられました。母親は「お父さんのそばに行かないで！　もしお父さんが興奮してなにかあったら、おまえがお父さんを殺したってことだからね！」とマシューに言い聞かせました。二人の姉は学校とベビーシッターの仕事でいつも忙しそうでした。結婚前、母親は才能あるピアニストであり、父親が病気で働けなくなると中学校の音楽教師の仕事に就きました。母親は自分の境遇に欲求不満と怒りを感じ、それを隠そうともせず、マシューがいまになって思えば、いつも孤独で、ひどくおびえていました。

面接をはじめて最初のころは、マシューは母親とのあいだにずっと距離を感じていたことを主に話しました。その後、さらに深いテーマに踏み込みました。恋人と食事に出かけるといつもイライラして落ち着かないのはなぜかということを話し合っていると、マシューは涙を流し、静かに泣きはじめました。「母はいつからか、父の病気が栄養不足のせいだと思い込むようになりました。家族の健康を守らなくてはと、食事を山ほどつくるんです。父はもちろんそんな量の食事を食べきることはできません。ぼくが皿に盛られた分を食べきれないと、部屋に行けと言われました。姉たちがベビーシッターの仕事へ出かけ、父が眠ってから、母はぼくの部屋に来てぼくを責め、激しく叱るんです。『おまえのためにやっているのに、どうしてわからないの！』と言いながら、ベルトで鞭打《むちう》つこともありました」

このころ、過去について話し合っているときに、マシューの動きがピタリと止まってしまうことがありました。あとからマシューはそのときの自分をふりかえって「はまってしまって動けなくなるみたいな感じで、なんというか、崩れるんですよ」と表現しています。話が途中で止まり、なにかを考え込んでいるかのような様子で、ある一点を凝視したまま動かなくなるのです。そのときの麻痺状態についてのマシューの説明を聞くと、まるで「闘争―逃走―活動停止」反応のなかのひとつ、まさに活動停止の状態のように思われました。脳が「ここはおまえにとって危険だ。でもおまえにはなにもできない。活動を停止して倒れるしかない」と判断したかのように。

それでも、「付き合いやすい」やわらかな物腰だったはずのマシューが、わたしといるときにも少しずつ「闘争」反応を見せるようになりました。ちょっとしたことでいらだって、低次元の反応（大脳皮質を通らないショートカット）をする場面もありました。わたしが面接前に携帯電話をマナーモードにしておくのを忘れたとき、マシューは腹を立てました。「ぼくはこの時間のために金を払っているんだ！　おまえは客を大切にする気があるのか！」。面接が中断されて気分を害する気持ちはわかるのですが、マシューがわたしに向けた敵意は、彼自身もあとから認めたように、「度が過ぎた」ものでした。

母親によって無秩序型愛着が形成され、マシューは子どもとしてのパラドックスのなかにとらわれてしまったのです。マシューは「母親が怖くてたまらない、逃げ出したい。でも愛着対象である母親に抱きしめられたい、安心したい」という矛盾する衝動のなかで立ちすくんでいたのです。第9章で考察したように、二つの矛盾する衝動が、まったく同じ人物に対して同じ瞬間に向けられるというところに、この型のもつ恐ろしい問題があります。この葛藤は解決不可能なものなのです。これが、ジュリーがアルコール依存の父親とのかかわりのなかで見た「出口のない恐怖」であり、無秩序型愛着をもつ子どもの心の核にある恐怖です。

母親とのこうした恐ろしいやりとりは思春期まで何度もくりかえされ、マシューの脳には恐怖だけではなく別の感情も焼きつけられました。それは恥の感覚です。

恥じる脳

アクセルを踏めばスムーズに加速する車を想像してみてください。「だれかにかまわれたい、理解されたい」と思うとき、愛着回路の回転数が上がり、脳は人とのかかわりを求めます。ニーズが満たされると満足し、別のことに取り組むことができます。しかし、もしもそのときにだれにもかまわれることなく、養育者が情動調律することもなく、無視され、誤解されて叱責されたとしたら、脳は調節回路に強くブレーキをかけます。ブレーキがかかると、胸が重苦しくなり、吐き気を感じ、目を伏せる、あるいは目をそらすといった反応が起こります。苦痛を意識していなくても、心身は痛みのために萎縮します。他者から無視されるなど混乱を引き起こすシグナルを受けとると常にこのような萎縮が起こり、この感覚は「恥」として経験されます。

不在、無視などによって子どものニーズにこたえられない親、情動調律ができない親に育てられた子どもは、恥を強く感じる傾向にあります。[1]このような情動調律のないコミュニケーションに加えて、さらに親が子どもに敵意を向けた場合、子どものなかに屈辱感が生まれ、子どもを苦しめます。孤独のなかで感じる屈辱感によって恥の意識はますます強くなり、シナプス結合としてしっかりと脳に焼きつけられます。こうなると、活動停止反応というかたちの急ブレーキは、怒りのアクセル全開という動作とセットになり、さらに痛ましい反応を生み出します。そして成長後、よく似た状況におかれたとき、恥と屈辱が再燃しやすくなるのです。マシューのケースでは、「女性（母親・恋人）に思われたい、大切にされたい」と思ったときに、恥と屈辱感を感じる脳の部位が活性化されてしまうのです。

子どもが成長し、大脳皮質が成熟するにつれて、恥の感覚は「自己には欠陥がある」という大脳皮質がつくる信念と関連づけられるようになります。生存のためには、「親は信頼できない。いつ捨てられるかわからない」と思うより、「自分が悪い」と思うほうが安全に感じられます。子どもは愛着対象に対して「危険で信頼できない、頼ってはいけない」と思うのではなく、「自分には欠陥があるからこのような仕打ちを受けるのだ」と納得したいのです。こうして、子どもは「恥」のシステムが生み出す安全と安心の幻影に守られて、正気を保つことができるのです。

マシューの屈辱、怒り、恐怖、不安、恥、身体を凍りつかせる激しい恐怖の根源はここにあったのです。幼少期の母子関係が、マシューの神経の発達に影響を与え、闘争―逃走―活動停止反応をつくりだしていたのです(2)。マシューは、自分が女性といるときになぜいつも同じ反応をしてしまうのかわからずにいました。自分の反応を一貫性のあるナラティブのなかに統合できずにいたのです。そのため大人になったいまも、幼いころと同じくらい無力なままです。母親がぞっとするような表情を浮かべ、ベルトを手に部屋に入ってきたとき、なにもできなかった幼いマシューのように。

恥の感覚がつくりだした「自分には欠陥がある」という確信は大脳皮質がつくりだす意識にのぼることなく、隠れています。これが無意識にとどまっていると、本人がどれだけ努力を重ねて人生を築き上げたとしても、脳は「おまえには欠陥がある」とささやき続けます。隠れた恥の感覚があると、人は「自分には欠陥なんてない、自分はまわりの敬意と賞賛に値するすばらしい人間だ」と証明しようとがむしゃらに働きます。しかし、幼いころから深く刻み込まれたネガティブな信念は、ささいなストレスや失敗で表面化してしまうため、他者を遠ざけておくために他者の言動に過敏になります。暗い過去を隠し、自分がダメな人間であることがばれないように。社会的なペルソナに隠されたほんとうの自分にだれかが近づけば、自分は傷つくことになるかもしれない、自分の欠陥に気づかれるかもしれない……そんな恐れから、だれかと親密な関係になるのは二の次になってしまいます。

このような輪郭でとらえると、マシューがなぜ自分に見向きもしないような「高嶺の花」である女性たちの興味をひこうと努力したのかが理解できます。マシューがあれだけ彼女たちに惹かれたのは、潜在意識のなかで母親の姿が重なったからでしょう。何度も強迫的にくりかえされる「征服する→受容される→拒絶する」サイクルには、まるでマシューの命がかかっているかのようでした。ある意味では、子どもとしての彼の命は、両親に対して「自分はふたりの愛を受けるに値するいい子だ」と証明できるか否かにかかっていました。説得を聞き入れてくれないような人に自分の有能さを証明しようとする衝動が、マシューの「いつものやり方」となり、大人になってからも持続していたのです。マシューは母親の象徴である挑戦相手を口説き落とすことによって、自分の価値を証明し、無意識に埋もれている恥の感覚をやわらげようしていたのです。ところが、女性が自分に愛情を示すようになると「証明終わり」となり、マシューは危険にさらされます。隠れられないとなると逃げ出すしかありません。女性が自分から去っていくような行動をとるのみです。不幸なことに、子どものころとまったく同じ孤独感がくりかえし再現され、マシューは苦しみました。このように、恥の感覚がマシューの「いつものやり方」を形成し、そのなかでマシューをさまよわせることとなったのです。「口説き落とし、遠ざける」くりかえしが、マシューを孤独の袋小路へと追い込んだのです。

複数の自己

解離は白昼夢から精神障害まで幅広いスペクトラム構造をもつと先ほど述べました。解離性障害では意識の連続性が失われています。患者の記憶は断片化し、一貫した自己感覚が失われ、身体とつながっている感覚と現実感がなくなります。解離性障害のスペクトラムの一極には、「解離性同一性障害」（多重人格障害）があります。[3]

マシューが「口説き落とす」モードから「遠ざける」モードに切り替わるとき、自分ではコントロールできないなにかに「乗っとられる」ように感じてはいましたが、解離性同一性障害の症状（自分が消えてしまったように感じる、記憶の一部が欠損する、現実感が失われる）はありませんでした。「別の人格」のように感じることもありません。あまりに長いあいだくりかえされていたために、自分のパーソナリティの一部としか感じられず、「自然な」反応であると本人は感じていました。

女性との関係についてさらに話し合いを深めていくなかで、すでにいつものパターンとなっている強い怒り、恥、恐怖がくりかえしあらわれました。しかし、この感情はマシューのなかに統合されていません。ある感情が統合されていないとき、その感情が出てくると、自分ではどうすることもできず、やりたくもない行動を知らず知らずのうちにとってしまいます。そしてそれがマシューの人間関係を損ない、マシューの心を苦しめます。つまり、ある状態が統合されずにあるとき、本人は苦しみ、カオス／硬直（あるいは両方）へと向かいます。行動面でも問題があらわれ、柔軟性を失い、うまく人との関係をつくることができません。ある激しい感情を感じていたのに、急にそれが別の感情にとってかわるというマシューのような症状は、未解決の心的外傷があり、それに適応しようとするがゆえの状態ではないかと考えられます。

ここで、子どもの健全な発達過程という視点からマシューの状況を考えてみましょう。青年期初期には、心のなかにいくつもの相反する感情が生まれますが、本人は自分のなかにこのような葛藤状態が存在することになかなか気がつきません。(4) 青年期の中ごろになると、葛藤を意識することはできるようになるのですが、スキルが未熟なために解決することができません。たとえば、友達、きょうだい、先生、親、部活仲間に対する言葉や態度はそれぞれ違います。違う相手といるときは違う役割を演じ、服装、髪型、態度がそのシンボルとなります。それぞれの役割のあいだにも葛藤が生じますが、その葛藤も服装、髪型、態度となってあらわれます。青年期後期には、複数の自己の状態のあいだに発生する避けがたい緊張にうまく対処できるようになります。どの場面でも、だれといるときにもまったく同じ「自己」でいることが健全な発達なのではありません。いろいろな自分がいるということに気づき、それを受け入れ、「自分には多様な面があるのだ」と自己のなかに統合できるのが健康な発達過程です。子どもは成長し、この多様な面がつながり、連携し、ともに多くの面からなるひとつの統合体としての自分をつくっているのだということを理解するのです。

しかしマシューは、この重要な発達課題をクリアしていません。多くの研究から、青年期に複数の自己の統合がなされない場合、不安、抑うつ、自己同一性障害などの精神症状が起こることが示唆されています。人は、異なる場面や役割におけるそれぞれの自分のあいだに折り合いをつけられるようになり、複数の自己に適した居場所、友人、活動を見つけることができるようになると、健康かつ豊かに成長することができます。統合が達成されることで、幸せと心の健康を獲得するのです。

心の状態

だれもがもつ複数の心の「状態」「自己」とはいったいなんなのでしょうか？　脳科学用語では「状態」とは、ある行動、感情のトーン、記憶へのアクセスにかかわる神経の発火パターンがひとつの集合体（クラスター）を形成することです。[5] これによって、ある行為に必要な機能が（関連する機能であれば遠く離れた部位がもつ機能さえも）その瞬間に「神経の接着剤」でひとつにまとめられ、効率よく使われるようになります。たとえば、テニスをするときには、テニスウェアに着替え、ラケットをもってコートへ向かうあいだに、脳は忙しく「テニス時の心の状態」をつくります。運動技能、競争戦略、試合の記憶にすぐにアクセスできるような準備が整えられます。この日の対戦相手と以前にプレイしたことがあれば、相手の動き、スマッシュの強さ、弱点を思い出すことができます。こうした記憶、スキル、戦うときの感情がワンセットで活性化されるのです。

「神経の接着剤」が柔軟なものであれば、ひとつの状態のなかに新しい感覚データや新しい行動をいつでも追加することができます。たとえばテニスの試合のさなかにも、対戦相手から新しい動きを学びとり、ゲームが進むにつれてよりうまく反応できるようになります。ある「状態」は、その瞬間に最も適した神経発火の組み合わせから成る唯一無二のものです。けれど、その組み合わせは過去の学習をふまえつつ準備され、なおかつ新しい学習に対してオープンに開かれています。

しかし、なかには根深く脳に絡みついてとれない「状態」もあります。この状態になると過去に身についた神経発火パターンに頑固にとらわれ、過去に学習した情報に縛られ、まったく同じ反応しかできなくなってしまいます。つまり、過去に学習された生存のための自動的な行動を考えることなくとってしまうのです。新しいデータや感覚をとりいれることはできず、とにかく反射的に反応します。経験豊かなテニスの選手でも、若い対戦相手にリードをとられ、そのスキルにおびえる気持ちが生まれると、注意がそれ、自分のペースにもどれなくなることがあります。そうなると、勝って当然と思われていた試合でも負けてしまいます。

わたしたちは新しい学習をいつでも受け入れられる柔軟な状態になることもあれば、盲目的に同じパターンの行動をくりかえすこともあります。子どもの宿題を手伝う、人前でスピーチをする、ショッピング中、セックスのさなか……。どれひとつとっても、何度かくりかえされれば、それにまつわる感情、スキル、記憶、行動、信念がセットとなって「状態」というまとまりのあるシステムをかたちづくります。そのような状態がさらに何度もくりかえされるようになれば、「自己」を定義する要素となります。このような「自己の状態（self-states）」がいくつも重なって、パーソナリティが形成されます。複数の状態をもつ複数の自己が「わたしという人間」を構成しているのです。

マシューが女性といっしょにいるときの自己状態は、外傷体験が生んだ「闘争―逃走―活動停止」という生き延びるための反応と恥の感覚を中心として成り立っています。それがマシューらしさをつくっているわけですが、いったんその状態になってしまうと、マシューは自分で考えて行動を選ぶことができず、過去の無意識のなかで刷り込まれた学習に従って動いてしまうのです。マシューが恋人を突き放しているその瞬間であっても、自分がある「状態」に思考力を奪われていつも同じパターンをくりかえしているということに気づかずにいるのです。

ただし、こうした自己の状態は外傷体験のない人にも存在します。マシューはビジネス・モード（仕事のための自己状態）のままで面談に来ることがありました。取引が成功して、生き生きと自信に満ちた表情で、仕事のことをうれしそうにわたしに話してくれます。ところが「恋人との関係はどうですか？」と聞いたとたんに、表情がくもり、おどおどと不安げな様子になります。見ていて心苦しくなるほどですが、セラピーではめずらしいことではありません。

自己の状態の多くは人間の基本的な衝動をベースにしてつくられています。[6] この衝動は「動機づけを行う衝動（motivational drives）」ともよばれ、大脳皮質下の回路から生まれ、前頭前野がその調整を行っています。基本的衝動には、探索、熟達（mastery）、遊び、生殖、リソース配分、実行制御（executive control）、性的関心、所属などが含まれます。

たとえば、わたしが大のソフトボール好きだとします。すると、仕事の後に地域のソフトボールチームに参加する動機はいくつもあります。所属と遊びという基本的欲求が満たされ、バットを振り、守備につくと、「うまくなりたい」「自分の身体をうまくあやつりたい」という実行制御と熟達の衝動が働きます。試合の行方はどうなるかわかりませんので、探索欲求が満たされます。試合が終わると、「いまお腹がすいているな。明日は仕事だから早く休まないといけないな」という気持ちになりますが、これはリソース配分の衝動が働くためです。こうして充実した一日が終わり、わたしは自宅に帰って食事をとり、眠りにつきます。

身体、脳幹、大脳辺縁系からの入力が合体して動機づけをつくる衝動となって「自己の状態」をつくりだすわけですが、ここでは大脳皮質も重要な役割を果たしています。ここでもう一度基本的な脳のつくりをふりかえると、そのことがよく理解されるでしょう。

トップダウンとボトムアップ

大脳皮質は六層構造です。たったそれだけ！　細胞の組成が違う六種類の層が縦に積み重なり、蜂の巣のようなコラム構造をつくっています。近接するコラムはひとつのチームとなって情報処理を行います。たとえば、後頭葉の大脳皮質にあるコラムは視覚情報を扱っています。聴覚は側頭葉のコラム、触覚は頭頂葉のコラムが担当しています。筋肉を動かすときは、前頭葉にあるコラムが活性化されます。自分自身の心、他者の心をイメージするときには、前頭前野中央部にあるコラムのニューロンが発火します。

一度学習したことが「心の状態」をつくるというシステムには、こんな脳の秘密がかかわっています。[7] コラムは外部からの入力を受けて情報を処理し、出力しているだけではないのです。一方通行ではなく、双方向の出入力を行っています。これが「心の状態」を理解するための重要な鍵になります。

　身体から送られてくる感覚データは、脳幹を通り、大脳皮質の底、第六層に入って、そこから上の層へと向かいます。この流れは「ボトムアップ（bottom-up）」とよばれます。よちよち歩きの子どもがバラの花を見たら、ぱっと目に入る赤い色に引きつけられ、次に香りを嗅《か》ぎ（においの情報は鼻から直接大脳皮質へと送られます）、花びらに触り、パクッと食べてみることでしょう（もちろん母親が止めるでしょう）。これはダイレクトな知覚情報の「ボトムアップ」のわかりやすい一例です。

　しかし、以前にバラを見たことがあれば（大人であれば花を見たことがあれば十分です）、目の前のバラを見たとたん類似する記憶が活性化されます。コラムの第一層から順番に第六層へと、過去に学習された情報が「トップダウン（top-down）」で送られ、いま知覚しているバラについてのイメージがつくられます。わたしたちは外界の姿をありのまま知覚しているわけではないのです。つねに脳のなかで現在の知覚と過去の記憶が混じりあって加工され、イメージが形成されているのです。

　こんなふうに考えてみてください。第六層から、第五層、第四層へと感覚入力が「ボトムアップ」で送られてきます。第一層からは、心の状態、記憶、感情、環境についての情報が「トップダウン」で第二層、第三層へと送られてきます。中央の第三層、第四層で、上下からの情報がぶつかり、混じり合います。この合流から生まれたものが、わたしたちが意識するイメージとなるのです。

たとえば、わたしが手を高くあげたとします。ここがニューヨークの街角であれば、みなさんはわたしがタクシーをよびとめようとしていると思うでしょう。ここが教室であれば、わたしが質問しようとしているのだと理解するでしょう。まったく同じ動作でも、違う文脈のなかでは違う学習内容が活性化されます。「この人はなぜ手をあげているのだろう」と考えなくても、ただ自然に「わかる」のです。「心の状態」はこのようなトップダウンのフィルターをつくり、外界からの情報を効率よく解釈できるようにしてくれるのです（これはミラーニューロンが働いているサインでもあります。ミラーニューロンは過去に学習されたことを利用して、行為の意図を判断しています）。

しかし、「心の状態」が知覚を歪ませるおそれもあります。たとえば、幼少時に身体的虐待を受けた人が、パーティー会場でわたしと熱心に議論したとします。わたしが重要な点を強調するためにさっと手をあげると、その人は「叩かれる！」と解釈し、恐怖を感じるかもしれません。大脳皮質のトップダウンの流れが、ボトムアップの視覚入力よりも優位となり、その人はわたしの意図を完全に誤解することになります。ミラーニューロンが知覚の歪みをつくりだすわけです。未解決問題やトラウマがあるとき、このようなかたちで自動的に反応するトップダウン・

フィルターが働くのです。歪んだフィルターがなければ、白熱した議論を楽しみ、相手の考えを受け入れることもできますし、なにも言わずにその場を離れることもできるはずです。ここでは心のフィルターの歪みのために、同じ動作から違う結果が生み出されるのです。

マシューは、大脳皮質のコラムの構造について学び、知覚がどのようにつくられているのかを理解しました。そして自分のなかにまだ統合されていない「心の状態」があるということに少しずつ気づきはじめました。両親との関係がどのようにマシューの脳の発達に影響を及ぼし、トップダウン・フィルターを歪めたか、また相反する複数の「心の状態」があるのは異常ではないという説明に、マシューは真剣に耳を傾けました。そして、自分の課題は歪んだトップダウン・フィルターを消去することではなく（消去は不可能です）、それに基づいて行動しそうになっているときに自覚することであると理解したのです。いま目の前にあることを受け入れようとせず、過去の学習にとらわれて反応しようとする「心の状態」になったときに、それを自覚できるようになればいいのです。

また、大脳皮質先行のトップダウンの力が、ボトムアップ入力を簡単に圧してしまうということもマシューにぜひ理解してもらわなくてはいけません。トップダウンがつくりだす自動操縦モードのとき、わたしたちは知覚したことが事実であると思い込みます。そこにはマインドサイトはありません。そのときの状態がつくりだした知覚、感情、信念、行動は「心がつくりだした一時的なもの」ではなく、絶対的な現実に等しいものであり、正当なものだととらえられてしまいます。セラピーを受ける前、マシューの歪んだトップダウンによる情報は、「この女性は冷淡だ」という知覚をつくりだしており、マシューはその知覚を「直感」「勘」としてとらえ、完全に正しいものだと思い込んでいました。トップダウンの力は、思考や知覚をあっというまに制圧し、「直感」や「勘」をも乗っとって情報を歪め、なによりも大切な自由意思を危うくするのです。

それでは、いったいなにを信頼すればいいのでしょう？　本当の自分はどこにあるのか、自分にとってなにがよいのか、なにが真実なのかをどうすれば見分けることができるのでしょうか？　そんなにたくさんの心の状態があるとしたら、どれが自分自身だとわかるのでしょう？　どれを正しいものとして選べばいいのでしょうか？　この重要な問いの答えは、状態の統合にあります。

状態の統合――複数の状態間、状態内、関係のなかでの状態統合

状態の統合は、少なくとも三段階のレベルで行う必要があります。第一段階としての状態の統合は、複数の状態「間」のものです。人間には多面性があり、ある場面では運動に集中し、ある場面では知的作業に熱心に取り組み、ある場面ではセクシーに、ある場面では敬虔《けいけん》にふるまいます。状態の統合を行うためにはこの多面性を受け入れる必要があります。ひとりの人間がいくつ

ものまったく違う顔をもっているのがふつうなのです。いろんな面をうまく連携させて活用していくことが幸せと心の健康につながるのです。決してすべての面をぴったり同じにしなければならないというわけではありません。いつでもどこでもまったく同じ自分であるというのは、あくまでも理想であり、不健全です。

状態の統合の第二段階は、状態「内」のものです。ひとつの状態が一貫性のあるものでなければうまく機能しません。心のなかで不整合を起こしてしまうと、目標を達成することができません。たとえば、ジムに通って身体を鍛えるとします。これまでほとんど運動をしたこともなく、子どものころに運動オンチとからかわれたことがあり、いまでもそのときのいやな気持ちが抜けていないとしたら、ジムに行く前に自分の気持ちをしっかりと確かめる必要があるでしょう。そうしないと、心に残ったままのいやな気持ちがじゃまをして、身体を鍛えるという目標を達成することができません。ジムに行っても楽しむことができず、だんだん足が遠のいてしまいます。

状態の統合の第三段階は、関係性のなかにあるときの状態（we-state）の統合です。相手とのこれまでの関係性によって、自分らしさを失わずに二者関係、あるいは集団の一員として機能できるかどうかが変わります。幼少期の関係が心地よいものでなければ、二者関係、あるいは集団の一員となるとき、相手の言動に左右されやすく、また傷つきやすくなります。子どものころのマシューには安全な二者関係、三者関係はありませんでした。そのため、マシューはいまでもだれかと関係を結ぶことができずにいるのです。

わたしはこの三段階の統合をマシュー向けにアレンジしました。

恥によってもつれた心の糸をほどく

「だったら、恥モードを削除すればいいのでは？」と思われるでしょう。結果がすべてのビジネスマンであるマシューも同じ思いを抱いていました。自分のなかにあるいやな一面を取り除いてしまいたいと。しかし、心の一部を選り分けて捨てることはできません。「心の状態」はすべて満たされない欲求を埋め合わせるためのものです。バラバラの心の状態を統合するためには、心の奥底に隠れた欲求を自覚し、理解し、それを満たすための健全な方法を見つける必要があります。

生きるうえで欠かせない動機づけがつくりだした複数の「心の状態」が葛藤関係にあったらどうなるでしょうか？　もちろん、うまく協働するもの（たとえば性的関心と遊び）もありますが、やはり互いに衝突するものもあります。そのため、対立しあうような強力な動機づけをいかにして共存させるかという課題はとても大切なものとなります。なにかに集中し達成したいという欲求と、いつまでも自由に遊んでいたいという欲求。時間、活力、お金、食糧を自分のために有効活用したいという欲求と、生殖の欲求（子育ては、人類の歴史のなかで変わることなく大きなコストがかかるものです）。自分の創造的な関心を追求し続けたいという欲求と、所属欲求

（自分を抑えて他者にうまく合わせなければ、家族や地域社会とよい関係を保てませんよね）。心のなかにこうした相反する欲求がいくつもあるからこそ、バランスを保ちつつも変化のある生活ができなくては不健康になってしまうのです。

マシューを苦しめている葛藤状態に、わたしたちはこんなふうにアプローチしました。

マシューの心のなかには、心から人生のパートナーを求める気持ちがありました。「もう二十代みたいに過ごすのはうんざりなんです。高校を卒業してから、身体だけの関係をずっとくりかえしてきました。もうそんなのはいやだ。だれかとじっくりと付き合いたい。なのに、ふさわしい人が見つからないんです」

マシューがいま探している「ふさわしい人」とは、ほんとうは自分自身なのです。だれかと深く愛し合いたい自分、傷つかないように自分を守ろうとする自分、自分には価値があるとまわりに見せつけたい自分が、マシューのなかではバラバラになっています。それぞれの状態は、脳のなかで別々の発火パターンをもつニューロン群をつくっています。自分を守ろうとするニューロン群と自分の価値をまわりに見せつけようとするニューロン群が、知覚フィルターを歪ませてマシューから愛を遠ざけているのです。

大脳皮質のコラムという観点から考えてみましょう。マシューが「だれかと深く愛し合いたい」という自己の状態にあるとき、目の前の魅力的な女性は「ぼくの恋人」としてとらえられ、その知性、性的魅力、パーソナリティ、ユーモアに心惹かれ、「彼女こそぼくの愛するべき人だ」

と知覚されます。しかし、彼女がマシューに好意をもつようになり、その魅力的な人柄（この状態のとき、マシューはかなり魅力的でやさしい男性として女性に接します）を愛するようになると、マシューのなかで「なにか」が変わります。セラピーのなかで少しずつ明らかになったのですが、この変化は、マシューのなかで別の自己の状態が活性化したことを示すものだったのです。

バラバラの脳のコラム群は「恥」という鍵によってつながり、複数の自己の状態をつくっています。そのひとつは、ひたすら自分を守るためのものです。「恋人が自分に興味をもち、もっと深く知りたいと思うようになると、ほんとうの自分はなんの価値もないダメな人間だということが見抜かれてしまうかもしれない。そうなる前に彼女から離れるんだ」。これは、セックスで失敗してがっかりされるのではないかという恐怖からもマシューを守っています。女性との関係が大切なものであればあるほど、失敗してがっかりされたら耐えられない、そうなる前に別れたほうがましだというわけです。二十代のときに、どう思われてもかまわないような女性とばかりセックスしていたのも、これと同じ理由からなのです。これもまた、恋人がマシューにとって「重く」なると、セックスがうまくいかず、セックスしたいと思わなくなった理由のひとつです。

「恥」が鍵になったもうひとつの状態は、相手を罰そうとするものです。女性がほんとうに自分のことを好きになったら、その女性を罰さなくてはならないのです。不合理に思われるかもしれませんね。でもマシューのなかではこんな歪んだ論理がつくられているのです。「価値のないダメなぼくを好きになる人なんていない。ある女性がぼくを本気で好きになったとしたら、その人はきっとどこかがおかしいに違いない。そんな変な人とは付き合えない！」。この方程式は「恥」によって成り立っています。自分は欠陥のあるダメな人間だと思い込んでいるとき、この不合理な等式は正しいものとして成り立ってしまうのです。

「恥」が鍵となった状態はもうひとつあります。それは相手を征服しようとする状態です。なかなか自分に興味を示さない女性といると、「なにがなんでも彼女を落としてみせる」という強い思いを感じます。ありのままの自分を好きになってくれる女性は絶対に選びません。ふつうに接してくれる女性もダメです。こういった自己状態は、いまもなお過去のトラウマを克服しようと働いています。このようなときは、オリジナルの状態にできるだけ近い神経発火パターンを再現するのが最善のアプローチとされています。これは臨床用語で、**トラウマの再演(reenactment)**といわれます。脳科学の用語でいえば、マシューは母親を思わせるような冷酷な女性と接するための「自己の状態」を活性化する記憶トリガーを探していたのです。マシューは表面上冷たく見える女性を次々に探し当てていたのです。

しかし、マシューのなかには愛情ある絆を求める幼い自己状態も動いています。恋人たちはそのことになんとなく気づき、マシューに心を開いたのです。マシューが女性の思いを受けとめ、ふたりで共に愛を感じたすばらしい瞬間も確かに存在しました。たとえそれが、恥による拒絶反応が起こるまでのほんのつかのまのことであったとしても。

さて、どうしたらいいでしょうか？　バラバラの状態を統合するためには、第5章でジョナサンが行ったのと同じように、マインドサイト・レンズを安定したものにつくり変える必要があります。そこで、セラピーではいったん恋愛のテーマから離れて、マシューが内省のスキルを身につけられるようにしました。「気づきの車輪」の説明をし、マインドフルネスのエクササイズを行うことで心の中心軸を強くすることができると話すと、マシューは希望を感じました。ボディ・スキャンについては、最初は疑っていましたが、やってみると役に立つことがわかったようです。マシューは仕事と同じくらい強い集中力を見せました。仕事モードです。明確なゴールがあり、それに向かって集中し、全力で取り組みました。

マシューはそのうち、これまでと違う新しい意識のもち方を身につけなければ、心のうちに起こることをすべて受け入れることはできないと気がつきました。マシューにとっては、心の世界を支配しようとせずにありのままを受け入れるのはかなり難しいことでした。たとえば、女性といるときに感じる強い反発を受け入れるためには、まずその気持ちが生じたときにじっくりと観察し、その感情は自分のほんの一部分にすぎないと客観的にとらえ、その感情を引き起こしている根深い苦しみをも受け入れなくてはならないのです。

「共にある」練習（第7章参照）のとき、心のうちに起こることを受け入れるためにしなくてはならないのは、征服して支配することではなく、ただ関心をもって眺め、心を開いてありのままを受けとめるだけだと知って、マシューは驚いたようでした。「関心をもつこと、心を開くこと、そしてありのままを受け入れることというのは、まさに愛そのものですよね」と伝えると、マシューはこう答えました。「その三つこそが、ぼくの子どものころに欠けていたものなのですね」

第8章のアリスンのように、マシューも意識を「いまここで」と「あのときあの場所で」の二点に集中するための練習（デュアル・フォーカス）が必要です。過去の記憶をひとつずつていねいにたどる、あるいは恋人とのあいだで起こる気持ちを瞬間ごとにたどる視点が一点、そしていまここでわたしといっしょに安心して面接室で過ごす視点が一点です。何度も苦しい話し合いを重ねるなかで、子どものころに感じた拒絶と恐怖がまだまだ生々しいものであること、その感情と「共にある」ためには大きな支えが必要であることがわかってきました。心の奥底に残る生の記憶データを、意識のなかでやわらかく加工できるように変換するには、マシューはまだまだ多くの統合のスキル――両側統合、垂直統合、記憶統合、ナラティブ統合――を身につける必要があります。

ある回では、マシューは六歳ごろの出来事を思い出しました。遊んでほしくて父親の部屋へ入っていくと母親が慌ててやってきて、マシューの腕をつかんで部屋から引きずり出し、怒鳴ったのです。「くだらないことでお父さんのじゃまをしないで！　何回言ったらわかるの！」。面接室でマシューは震えはじめました。母親の激怒する顔が思い浮かび、それがどれだけ怖かったのかを思い出したのです。「しばらくそのままでいましょう。怖い気持ちをゆっくりとそのまま味わってみましょう」と伝え、ふたりで見守っていると、少しずつ恐怖がやわらぎ、悲しみの感情がそれに取って代わりました。マシューは泣きはじめました。

このとき、自分を抱きしめて落ち着かせるテクニックをマシューに伝えました。片手を心臓の上におき、もう片方をお腹にあてる方法です。[8] こうすると、たいていの人が落ち着きます。マシューはこれまで恥が生み出す苦しみから逃げることしかできず、その苦しみを手当てするための手段を知りませんでした。この方法はもしかするとマシューの耐性を強化するものになるかもしれません。数分後、マシューはこう言いました。「このやり方はいいですね。とくに左手を心臓の上におくと効きます！」（わたしもこうするほうが落ち着くのですが、たいていの人は右手を胸においた方が落ち着くようです）。マシューは自分を抱きしめることで、心のなかに潜む「ありのままの自分を愛してほしい、受け入れてほしい、大切にしてほしい」と願う小さなマシューを抱きしめたのです。

マシューが落ち着いてしばらくすると、さらに多くの記憶がよみがえってきました。新聞配達が可能な最年少の十二歳ではじめたこと、最初の給料で母親にミキサーを買ったこと（父親にミルクシェイクをつくるため）。「母はありがとうさえ言いませんでした。学校の成績がどんなによくても、母に花束を買っても、週末に洗車のアルバイトをしてそのお金を母に渡しても、なにをしても決して母を喜ばせることはできませんでした」。そして、しばらく黙り込み、次のように言いました。「いま気づいたんですが……どんなにすばらしい難攻不落の女性がぼくと付き合ってくれたとしたって、母がぼくを大切に思ってくれていた、愛してくれていたって意味にはなりませんよね……。どんなすごい女性を何人も口説き落とせたとしたって、ぼくがすばらしい息子だって両親に思い知らせることはできませんよね……」。恥によってもつれた心の糸が少しずつほぐれてきたのです。

このときから、面接室という守られた安全な空間で、マシューのなかに新しい自己の状態があらわれました。「自分のなかに確かな場所が新しくできたように感じるんです。そこにいると、自分の気持ちや行動に気づき、ゆっくりと観察して、落ち着きをとりもどすことができるんです」とマシューは静かに、しかし感動をこめて話します。わたしはそれを聞いて心からうれしく思いました。

自分の核を見つける

生き延びるためにつくられた多くの自己の状態のいちばん根元に、自分の核とよべるようなものはあるのでしょうか？　だれもが複数の自己をもっています。ひとつひとつの自己は、それぞれ異なる動機づけをつくる衝動（motivational drives）を満たすために存在します。人とつながりたい、自分らしさを追求したい、安心したい……。特定の活動に特化したものもあります。スポーツがうまくなりたい、楽器をうまく弾けるようになりたい、仕事や学校で活躍したい……などなど。また、人とかかわるうえで必要なものもあります。地域の人とうまく付き合いたい、恋人がほしい、いい家族でありたい、友達とずっと仲よくしたい、新しい友達を見つけたい……。

しかし、こうしたすべての自己の状態の根底には、なんでもありのままを受け入れる核たる無垢[*1]な自己があるのではないかとわたしは考えています。研究者のなかにはこれを、"itself"を意味するラテン語の単語の*ipse*にちなんで*ipseity*とよぶ人もいます。[9] Ipseityとは、複数の自己の状態の根底に共通して流れる「自分らしさ」です。心の奥底になんでも受け入れられる純粋な自分がいるというのは、想像もできませんし、それを感じとるとなるとさらに難しいでしょう。でも、意識して語る自分（ナラティヴ）、記憶、思わずとってしまう感情的な反応、考えることなくできる習慣的な行動など、すべてのなかには同じ「まっさらな自己」があるのです。この自己に立ち返ることができれば、頭でっかちのトップダウン処理にとらわれることなく「初心」にもどることができます。マシューが自分のなかに見つけた「確かな場所」とは、日常生活のなかで入れ替わりあらわれる複数の自己のもとになっている場所なのです。この確かな場所にある無垢

＊1　訳注：無垢な自己（receptive self）――受容的自己としたくなるところですが、著者の"*The Mindful Brain*"を参照したところ、思考、反応、自我、適応の根底にある、不変の「bare awareness」または「bare essentials」であり「the essential nature of the mind」「invariant quality」「a grounded essence of our being」とあります。日本語の「受容」は、思考プロセスの結果受け入れるというような意味合いを含んでしまうため、「無垢な自己」としました。

な自己をさらに育むことができれば、マシューは心の聖域を手に入れることができるはずです。であうものすべてをありのままに受け入れながら、自分のどんな側面も大切に守ることができる聖域を。

わたしを含め多くの人が経験しているのですが、マインドサイト・レンズを鍛えると、そのとき自分がどんな状態にあっても、幾層にも重なった適応のための自己の大本《おおもと》にある無垢な自己とつながることができます。この自己をさらに大きく育むことができれば、どんな心の状態も、自分の全人格をあらわすものではなく一時的な心の動きにすぎないのだと受けとることができるのです。「気づきの中心軸」からゆったりと自分を眺めることによって、この無垢な自己を感じとることが可能となり、新しく豊かな可能性に向けて自分を開き、複数の自己状態を統合するための下地をつくることができます。

つながり合う「わたしたち（we-states）」

しばらくすると、マシューはこれまでのように「高嶺の花」であるだけの女性とは違う、ほんとうに心を惹かれた女性と付き合うようになりました。はじめは、追いかけて狩りをしたいという気持ちが強く、相手が自分に好意を示すようになると落ち着かなくなり、「つまらない」と感じました。しかし、何カ月も治療を続けるなかで、新しい気持ちも感じるようになりました。これまでの「手に入れがたい女性を落としたい」という衝動が薄れ、「共に過ごしたい」という思いが強くなってきたのです。やがて、マシューはひとりの女性と出会い、心から大切に思うようになりました。大切な人ができると、その人を失うのではないかと不安になるものですが、その不安にも耐えられるようになりました。マシューは恋人と共に過ごし、傷つくリスクを背負いながらも、闘争―逃走―活動停止することのない「わたしたち」の世界を経験しています。いまでもいろんな場面で恥の感覚がよみがえりますが、マシューはそれに引きずられて行動しそうになる自分に気づき、コントロールすることができるようになりました。新しく獲得したスキルを使って脳のオートパイロットを解除し、自分の行動をしっかりと選べるようになったのです。いまなら本来の彼にふさわしい女性と愛に満ちたつながりをつくることができる、そして自分自身との確かなつながりをとりもどすことができるとマシューもわたしも感じています。

第11章 「わたしたち」をめぐる神経生物学——お互いの弁護人になる

デニスはしっかりとした足どりでスタスタと診察室に入ってきました。自分はまともであり、なにも問題はないといわんばかりです。その後ろに影のように夫のピーターが付き従っています。目を伏せて、ゆっくりと足を引きずるようにして歩いてきます。夫のほうはどう見ても夫婦セラピーに乗り気だとは思えません。デニスはピンと背筋を伸ばして椅子に座り、ピーターはソファーに座り込んですぐに大きなクッションを盾のように抱え込んで、背を丸めて座りました。この夫婦に大きな問題があるというのは精神科医でなくても一目瞭然です。

「この人はほんとうに情けないんです！　わたしに向かってあれをしてくれない、これをしてくれないと言うばかり！　もう、うんざり」とデニスが口火を切りました。

ピーターは話すのもやっとというありさまでしたが、それでも反撃を試みます。「先生もご覧になってわかるでしょう？ ぼくたちが夫婦としてうまくいくわけがありません。こんなナルシストと結婚するなんて頭がどうかしていたんです」

相手を心底軽蔑し、敵意がむき出し……この夫婦関係はどう見ても修復不可能に思えます。しかし、その怒りと幻滅のうらに、どことなくふたりの悲しみとさみしさが見え隠れしているようにも思えます。この関係をなんとか修復したいというかすかな願いも。

デニスとピーターは結婚して十年になります。心から愛する幼い子どもたちがいますが、ふたりは子どものことで激しいケンカをくりかえしていました。ともに三十代後半、デニスは建築家、ピーターは一流の音楽学校の講師であり演奏家というハイレベルな専門職に就いています。これまでにも他のところでカップルセラピーを受けていましたが、どれだけ努力を重ねても「夫婦の会話のチャンネルをつなぐ」ことはできませんでした。デニスはこう言います。「残る選択肢は離婚弁護士の予約をとることだけです。でも、子どもたちのためにもう一回だけ試してみようと思ったんです。そのとき友人がこちらを紹介してくれたんです」

デニスは夫の不満をまくしたてます。「結婚したころは、大丈夫だったんです。でもだんだんわかってきたんですが、夫はすごく情緒不安定で、わたしにあれをしてくれ、これをしてくれと甘えてばかりなんです」。デニスの訴えはネオンサインのように明らかでした。**夫は心を病んでいる。治療が必要だ！** 「夫は確かに結婚前からなよなよ、くよくよしているところがありましたけれど、子どもが生まれてはっきりわかったんです。夫は弱いんだって。二歳の娘の言いなりで、親としてきちんと言い聞かせることができないんです。そんな気がないだけかもしれませんけれど。わたしから見たら放っておけばいいだけなのに、娘がかんしゃくを起こしても、ひたすら我慢して娘の言いなりになるんです。五歳の息子についてもまったく同じ。ご機嫌をとって、やさしく言い聞かせるばっかり。息子は夫の言うことなんてまったく聞きません。わたしみたいに「うるさい！　親の言うことを聞きなさい！」って言えばそれで済むのに！　夫に対する尊敬の気持ちなんて、もしかしたら最初からなかったかもしれませんけれど、いまはもうこれっぽっちもありません」

ピーターは結婚生活のなかで感じる孤独感を訴えました。「デニスはだれにも頼らないし、甘えないんです。子どもたちにも厳しく、ぼくにも厳しい。子どもたちにあたたかくやさしく接しているところなんて見たことがありません。まるでやさしさのかけらもない冷血上司です。ぼくは妻といてもいつも孤独です。妻はぼくのことをなんとも思っていないんじゃないかと感じるんです」。そして、わたしとデニスから目をそらしました。見捨てられた無力な子犬のように。

調和のない生活

脳は人とのつながりを求める器官です。人とのつながりは、わたしたちにとってぜいたく品ではなく、生きるために欠かせない栄養素です。ところが、デニスとピーターのつながりは大きな苦しみのもとになっています。明らかに、このふたりの関係は幸せからはほど遠いものをつくりだしています。

このふたりのためにセラピーではいったいなにができるでしょうか？　ふたりのうちどちらかひとり、もしくはふたりが夫婦として変わり、愛し合い、ふたりで力を合わせて調和に満ちた関係をつくりだすことは可能なのでしょうか？　「やはりわたしたちは合わない、別れて新たな道を歩み出したほうがいい」と決断できるように援助するのがいちばんよいというケースも確かにあります。このふたりは、以前はどうかわかりませんが、いまは明らかに相手に「思われている」と思えずにいます。自分のことをいちばんわかってくれる、いっしょにいたいと思ってくれる、つねに思いやり、自分の幸せを願ってくれる……そんな相手といっしょにいることこそが生きるための栄養なのに、このふたりはもはやそういうパートナーではなくなっているのです。

治療計画を立てる前に、まず個別面接を何度か行いました。そのなかで、ふたりがともに「夫婦関係をなんとかしてよいものにしたい」と願っていることが確認されました。もう修復不可能だと判断せざるをえないような不倫、裏切り、秘密がないことも確認しました。夫婦同室のときには、ふたりの口からセラピーを台無しにしかねないような軽蔑や悪意がポンポンと飛び出します。しかし個別面接では、初回面接でうっすらと感じられた「この関係をなんとかしたい」という願いがあらわれます。「子どものため」だけにここに来ているわけではなさそうです。個別面接では、ピーターは妻といっしょにいるときのようなあきらめた悲観的な様子をみせません。

「デニスは強い女性です。ぼくは妻のああいうところをすごいと思っているんです。ぼくたちは最初のころ、いいチームだったんですよ」。デニスは、はじめのうちは突っ張ったような態度でしたが、会話を続けるうちに態度がやわらぎました。夫婦同室のときはピーターの不満ばかり話していたのに、ひとりになると「どうしたらうまくいくんでしょう。わたしにできそうなことがあったらぜひ教えてください」と言うのです。これには驚きましたが、さらなる望みを感じました。この分なら、たとえ最終的には離婚することになったとしても多少のわだかまりが残る程度で和解し、子どものために協力し合えるかたちにもっていけるかもしれません。

「わかりました。いっしょにやってみましょう。まずは六回やってみてから進展をふりかえり、その先どうするか考えることにしましょう」と伝えると、ふたりは同意しました。わたしは、セラピーの最初の一歩として、ふたりが個別面接で見せた前向きな気持ちを利用できるのではないかと考えました。このポジティブな一面を使えば、防衛的になって深く考えずに互いを責め合ういまのパターンから抜け出し、たとえ傷ついたとしても心を開いてきちんと向かい合える関係に変われるのではないでしょうか。

なんとも皮肉なことですが、出会ったころはすごく魅力的に見えたところが、付き合うにつれ、いちばんいやなところになってしまうことがあります。次の夫婦面接で、まずデニスとピーターの出会いについて聞いてみました。ピーターはこう言いました。「デニスは自立心が強くて、意見がはっきりしていて、ぼくにはない強さをもっていました。ぼくには足りないものをデニスはもっている。きっとぼくたちは補い合えると思ったんです」。デニスはこう言います。「はじめはピーターのことをかっこいいなと思って、それからやさしさや、自分の気持ちを素直に話してくれるところに惹かれました。どうしてそういうところに惹かれたのかは、自分でもはっきりとはわからなかったのですが、とにかくそういうところがいいなと思って」。ピーターはそれを聞いて驚いた顔をしました。ふたりの関係に希望も感じたようです。でも、それからデニスはこう続けました。「いまとなっては、ピーターはただ感情的ってだけで、すごく不安定なんだってわかりました」。ばっさりと切り捨てられ、ピーターのなかでふくらみかけていた希望の芽が吹き飛ばされました。

恋愛から結婚への旅の途中でなにかが変わってしまったのです。ふたりとも仕事が忙しくなり、相手のことは二の次になりました。時が経ち、子どもが生まれ、気づいたときにはふたりは相手に対していつもイライラしている夫婦となっていたのです。

ピーターはいつもこんな理由でイラついています。「もっと妻といっしょに過ごしたいんです。仕事から帰ったらスキンシップをして、一日の出来事をおしゃべりしたいんです。でも、デニスは子どもの面倒を見るのに忙しく、そうでないときはぼくのことがわずらわしいのか、書斎に引きこもってひとりになりたがるんです」。こうなると、ピーターはもっと妻と触れ合う時間がほしいとさらに強く思うのです。「妻がそうやってぼくを締め出してひとりになりたがると、ぼくは耐えられなくなるんです（これを聞いているデニスは無表情です）。でも、そのことを妻に訴えると、妻は怒鳴るんです。どうしていつもわたしにあれをしてくれ、これをしてくれって甘えるのかって。いまではぼくのほうがおかしいのかなと思うようになりました。妻といっしょに過ごしたいって思うのはおかしいのだろうか、だれかのそばにいたいって思うのは変なのかって。自分にはそんなことを望む資格がないんじゃないかって」

ピーターがもっといっしょにいたいと言う、するとデニスは遠ざかる……このパターンが何度もくりかえされ、ふたりのあいだには越えられない溝が生まれました。ふたりとも、この溝が生まれたきっかけはなんだったのかは思い出せずにいましたが、ピーターは娘のキャリーが生まれる前にはすでに夫婦関係は終わったも同然の状態だったと言いました。ピーターが「自分はいてもいなくてもいい透明人間みたいだ」と感じていたのに対して、デニスははじめのころ「夫がわたしをかまわずにいてくれさえすれば、わたしたちはうまくいくのに」と話しました。性生活はこの一年ないに等しく、デニスが「それでまったくかまわない」と言うと、ピーターは「ぼくにとっては違う」と返します。また、ふたりがぎくしゃくしはじめたころ、デニスがピーターにセラピーを受けるように勧め、ピーターはそれに従って実際にセラピーを受けたものの、なにも変わらなかったこともわかりました。たしかにこのふたりは、それぞれ個別にセラピーを受ける必要があるかもしれません。けれど、いまはこのふたりが「わたしたち」というパートナーとして歩き出せるかどうかのほうが切迫した問題です。

ふたりの問題は「コミュニケーションがうまくいかないせい」だとしてカウンセリングで取り

組んできましたが、その背景にさらなる問題が隠れていました。実際、デニスとピーターは少なくとも表面上はそれなりに話し合うことができます。自分の言いたいことを明確に表現することができ、相手の言うことに耳を傾けることもできます。つまり、「コミュニケーション基礎レベル」は合格しているにもかかわらず、やさしさと思いやりが欠けているのです。互いに相手のことを「いっしょにいるとイライラする」「いっしょにいると傷つく」「あっちがおかしい」となじります。相手の気持ちも考えもおかまいなしです。敬意などあったものではありません。こんな思いやりも共感もない関係では、お互いの違いを受け入れあうことなど夢のまた夢でしょう。

相手といっしょにいるときの安心感──「相手を受け入れる（receptive）」状態と「相手をはねのける（reactive）」状態

カップルセラピーにおいてマインドサイトを使った介入を行うときは、通常よりも、エネルギーと情報の流れにかなり繊細な注意を払う必要があります。「心」がエネルギーと情報の流れをどうまとめているか、脳がどんなふうにその流れの方向をつくりだしているか、そして夫婦がその流れをどんなふうに共有しているのかがとても大切なポイントになります。このタイミングで、わたしはデニスとピーターに幸せと心の健康の三角形と統合について話すことにしました。脳のハンド・モデルを示し、「心を開き、相手のことを受け入れる」状態と、「心を閉じ、考えることなく反応してしまう」状態という異なる二つの状態が存在すること、脳がその二つの状態をつくりだしていること、デニスもピーターもこの二つの異なる状態をもっていることをはっきりと伝えました。

二つの状態がどんなふうに違うのかを実感してもらうため、簡単なエクササイズを行いました。「いまから言う言葉を七回ずつくりかえして言ってください。そして、どんなふうに感じるか、身体がどんなふうになるかに注目してください。最初は『ダメ（Ｎｏ）』という言葉です。はっきり、少しきついくらいの感じで七回くりかえしてください。一回ごとに、二秒ほどの間隔をあけましょう」。その後ちょっと時間をおいてから次のエクササイズに進みます。「今度は、はっきりと、でも少しやさしい口調で『いいよ（Ｙｅｓ）』と同じようにくりかえしてください」。エクササイズが終わると、デニスは「ダメって何度も言われると息が詰まる感じ。本当にうんざりしたわ」と話しました。ピーターは「叱られているみたいだった。心と身体がぎゅっと縮こまって耳をふさぎたくなる感じだった」と言いました。対照的に「いいよ（Ｙｅｓ）」のときは、ピーターは「穏やかで平和な気持ち」になり、デニスは「はじめはホッとしたけれど、『ダメ』と言われたときのイライラした気持ちが少し残っていました。しばらくして、やっと気分が落ち着いてきました」と言いました。

ふたりが「相手を受け入れる（receptive）」状態と「相手をはねのける（reactive）」状態の違いを体感し、理解できたので、次のステップに進みます。わたしは次のように説明しました。

「相手をはねのける状態というのは、脳が十分に思考することなく、自分を守るため感情のおもむくままに反応している状態であり、闘争—逃走—活動停止のいずれかの行動となっています。これは、相手を受け入れてつながりあうことができない状態なのです」。そして脳のハンド・モデルの手の平の部分を指し示し、説明をさらに続けました。「ここが脳幹です。生命の危険を感じたとき、また心の安全が脅かされたと感じたとき、この脳幹が自動的にすばやく反応します。自分を守ることに一生懸命になっている状態では、心を開き、パートナーの言葉を正しく受けとることができません。挨拶や天候の話のような、なんでもないようなことを言われても、いやみに聞こえ、自分を責めているように感じられます。脳は耳から聞いたことを歪めて解釈し、心が恐れているものに変えてしまうのです。でも、相手を受け入れようとしているときは、同じ脳幹のなかでも異なる神経系が活性化します。『いいよ（Ｙｅｓ）』と言われていたとき、気持ちや身体がどんなふうに変わりましたか？　顔と声帯の筋肉がリラックスし、血圧と心拍数は落ち着いているときの数値にもどりましたね。そうなると、心を開いて、落ち着いて相手の言うことをなんでも聞こうとする姿勢になります。この状態になると、人との社会的なつながりをつくろうとするスイッチが入るのです」

簡単に言うと、「わたしはいまこの人といっしょにいて安全だ、守られている」と感じるときは相手を受け入れるモードとなり、「わたしはいま危険な状態にいる。闘争—逃走—活動停止のために準備しなくては」と感じるときは相手をはねのけるモードになります。デニスとピーターの最初の課題は、話し合いをはじめたとき、自分と相手がいまどちらの状態にあるのか、どちらの状態に向かっているのかに気づくことです。どちらか一方が相手をはねのけるモードになっていることに気づいたら、話し合いをやめて「ちょっと休憩しよう」と提案し、相手はそれを受け入れるという課題です。この段階では、ちゃんと話し合いを再開するつもりがあれば、心を落ち着かせるためにどれだけ休憩時間をとってもいいことにしました。

セラピーを重ねるうちに、デニスとピーターは実際のやりとりのなかで二つの状態の違いを感じとれるようになりました。最初のうちは、わたしがふたりのうち一方が相手をはねのけるモードになっていることに気づき、手をあげて話し合いを止め、休憩をとるようにすすめる係をしていました。でも、ふたりはすぐに、自分たちが相手を受け入れるモードから脱したことに気づくようになり、自分から「ちょっと休憩をとります」と言うようになりました。ふたりは、相手が話しているときに休憩をとりたいと言うのが難しいこと、自分が話しているときに休憩の申し出を受け入れるのはさらに難しいことに気づいて、はっとしたようでした。あるとき、ピーターはこう言いました。「デニスが手をあげて休憩を求めると、『うるさい！』と言われているように感じます（デニスはこれを聞いて顔をしかめました）。でも、デニスも自分自身にちょっとだまろうと言い聞かせているんだなって、いま気づきました」。デニスの硬かった表情がゆるみ、瞳がやさしくなりました。とても大切ななにかがやっと見つかったという表情です。それから、かすかに笑って「あなたにだまってほしかったら、直接『うるさい！』って言うわよ」と応じたのです。ユーモアでしめくくられたこの会話から希望の光が見えました。ピーターは自分の認知を自覚して、歪みを治せるようになりつつあります。デニスはそんなピーターを認め、行動を少し改めています。ふたりの心がひとつになり、協力しあうことのできた小さな瞬間でした。

さらに回数を重ねたあと、ピーターがデニスに「また君はナルシストになっているね」と言いました。口調は穏やかでしたが、ピーターは明らかに怒りを感じ、デニスを傷つけようとしていました。以前なら、デニスは「あなたこそ、なよなよして！」といつもの武器を使ってすぐに言い返したところです。しかし、このときデニスはそうする代わりにさっと手をあげました。「ピーターを攻撃するモードになりそうなので、ここで休憩をとらせてください」。ふたりは会話をやめ、呼吸に注意を向けて気持ちを落ち着かせました。この休憩によってどんなことが起こったと思いますか？　ビデオカメラがあれば、みなさんに見ていただけたのにと思うと残念でなりません。休憩のあと、ピーターは「怖くなってついデニスを攻撃しようとしてしまった」と認めることができました。デニスはこれを聞いて、自分の感じたことが正しかったことがわかり、ピーターの攻撃を許すことができました。以前は、ふたりの関係を終わらせる時期を早めるだけだった出来事が、いまではよいきっかけに転じ、信頼の絆をとりもどすことができたのです。

マインドサイト・レンズを開く

デニスとピーターはあまりにも長いあいだ自分を守り相手を傷つけるパターンを続けてきました。そのため、相手のありのままを受け入れられる状態になるには、基本的なスキルを強化する必要がありました。古いパターンの学習を消去して、新しい学習をとりいれるのです。そのため三回目の面接時間をすべて使って、マインドフルな気づきをもたらすために心の中心軸に意識を集中するテクニックを伝え、基本的な「呼吸のマインドフルネス」エクササイズを行いました。脳のハンド・モデルを使って、意図したところに意識を集中する訓練を行うことで前頭前野中央部が発達すること、そしてそれがいまの治療にとても役立つことを説明しました。

ピーターは若いころにヨガをやっていたことがあり、このエクササイズをすると気持ちが穏やかになるということにすぐ気がつきました。でもデニスにとっては、マインドフルネスを使っていまこの瞬間だけに注意を向けるというのは、これまでにやったことのないことで、「こんなの変だし、役に立つわけがないし、頭が余計こんがらがる！」と言います。わたしは「その変だなという感じをただ味わっていましょう。それでいいんです。なにか役に立つようにがんばらなくてはと思わなくていいんですよ」と伝えました。それでもさすがにデニスはエクササイズをやめようとはせず、自宅でも練習を行いました。ずいぶんと練習を重ねてからやっと、いまこの瞬間に存在するものに心を開き、穏やかにありのままを受けとめられるようになりました。

いまではみなさんはもちろん、この意識の統合のためのエクササイズのゴールが、ただ穏やかになることではないのはおわかりですね。ふたりには心の核となる場所にたどりつく力を身につけてほしいと思っていました。自分の身を守り、環境に適応するために何層にも張りめぐらされた相手をはねのける「反射的反応」の下に埋もれている、相手を受け入れる「受容の状態」にたどりつけるように。第5章のジョナサンのケースでは、前頭前野の回路を強化することによって、激しい気分の揺れのなかでも押し流されずに立ちどまることが可能となり、ジェットコースターのような心を安定させることができました。デニスとピーターも同じことができるはずです。前頭前野中央部を鍛え、自分の心を客観的に落ち着いて眺められるような注意集中の力を身につけることによって、自分を守るために反射的に相手を傷つけてしまう状態から抜け出し、相手のほんとうの姿を見つめることができるのではないでしょうか。

また、その結果ふたりは自分自身とも出会えるはずです。

過去の意味を見つけ、現在を自由にする

四回目と五回目の面接では、デニスとピーターにＡＡＩ（成人愛着面接）を行い、相手の物語に静かに耳を傾けました。「これによって、あなたのとても弱い面や傷つきやすい面があらわになってしまいますが、相手に聞かれてもいいですか？　また、聞いたことを大切にできます

か？」と尋ねると、ふたりは言葉でも同意するとともに、明らかな非言語的なシグナルで、相手の心の世界にだまって耳を傾け、それを尊重すると約束しました。この返答と、これまで個別面接で見せた誠意があれば、ふたりはきっとこの課題を大切にできるだろうと感じました。

ＡＡＩで明らかになったことを簡単にまとめると次のようになります。ピーターはとらわれ型ナラティブであり、子どものころから引きずっている未解決のテーマがありました。デニスは愛着軽視型ナラティブであり、子どものころもいまも、「だれかが必要だ、愛されたい、かまわれたい」という思いを小さく縮めて閉じ込めていました。

ピーターは四人姉弟の末っ子で、母親はピーターが生まれて間もなく自動車事故に遭い、背中に慢性的な障害を負いました。手術と入院を何度もくりかえし、長期にわたって自宅療養が必要になったのです。ピーターの父親は、夜勤のある警備員の仕事を二つ掛け持ちして家計を維持していました。十二歳年上の最年長の姉マギーがピーターの主な世話役でした。しかし、マギーは十代のうちに薬物依存になりました（母親の鎮痛薬からはじまり、やがてバルビツール酸系の薬とアルコールに移行しました）。マギーは、五歳と七歳の姉、幼いピーターを放置したのです。二人の幼い姉は、ピーターによると「自分でなんとかしていた」ようです。

「母さんのところに行きたかったんです。母さんがぼくを受け入れてくれたこともあります。ぼくが小さいときは、たぶん、母さんはぼくをかまってくれました。でも、母さんはマギーといつもいっしょにいました。ほかの姉たちやぼくよりもマギーのことがいちばん好きだったんです。でも、たいていは、母さんは部屋に鍵をかけて閉じこもっていました。ぼくたちのことはどうでもいいって感じでした。母さんはぼくのことなんてどうでもいいんです。ぼくはいまもひとりぼっちです」とピーターは少し苦しそうな表情で話をしめくくりました。ピーターの話のなかには、過去形（「行きたかった」）と現在形（「ぼくのことなんてどうでもいいんです。ぼくはいまもひとりぼっちです」）が交じり合っています。とらわれ型の心の状態の特徴でもありますが、いまピーターはデニスをこんなふうに見ているのではないかとも思われます。

ピーターが小さいころ、父親はずっと「ストレスを解消するため」一日に二箱もタバコを吸い、ピーターが十四歳のときに心臓発作で死にました。母親は、それからしばらくして回復し、代用教員として働きはじめましたが、ピーターが母親とのあたたかい絆をとりもどすことはありませんでした。母親は残りの人生を「ひとりぼっちで、悲しく、うつうつとしたまま過ごし」ました（十年前、ピーターがデニスと結婚する少し前に亡くなりました）。「母さんがいつも悲しそうなのはぼくのせいだと思っていました。姉たちがみんな家を出て、ぼくだけが母さんと家に残されてからは、とくに強くそう感じました」。そのなかで、音楽がピーターの心のよりどころとなりました。ピーターには才能があり、音楽を通じて、家族から受けたことのない賞賛を受け、創造的なエネルギーを初めて解放することができたのです。実家から遠く離れた州にある音楽学校へ入学するための奨学金も得られました。

進学後は、「だれにも頼らなくていいように」経済的に独立しようと決意しました。姉たちとのつながりを絶ち、母親のところへは年に一、二度だけ「義務として」訪れました。成績は優秀で、ジャズに情熱を燃やし、音楽学では最高レベルの大学院に進みました。しかし、恋愛関係ではまったくうまくいきません。「いろんなことを求められて、だれといっしょにいても落ち着きませんでした。だれと付き合っても、幸せにはしてあげられませんでした。きっと振られるだろうなって思っていましたし、なかなか振られないと怖くなったくらいです。こんなおかしな関係ばかりをくりかえしているうちに、ぼくは気分屋になり、イライラするようになり、情緒不安定になりました。しょっちゅう自制心を失うようになったんです。ジャズピアニストとしてのパフォーマンスさえも狂いはじめました。[1]即興演奏をするための『頭のなかの場所』があるんですが、そこに入れなくなってしまったんです。楽譜通りに演奏するクラシックにもどるべきかと真剣に悩みました。そんなときでした。大学院の最後の年に、友人が開いたパーティーでデニスと出会ったんです。デニスといると『安全だ』って感じたんです。ぼくになにも求めない、そんなデニスといるとぼくは自分の居場所はここにある、デニスとならぼくは力を抜いて、ありのままの自分でいられるって思ったんです。デニスと付き合うようになってから、ジャズもまたうまく演奏できるようになって、ぼくはデニスと結婚しました。最初のころは、すべてがうまくいっている、正しいほうに向かっているって感じました」

デニスの話はまったく違うものでした。「わたしの両親は健康でした。思いつく限りでは、とくに問題はありませんでした。子どものころはまったくふつうです。ふつうの子どものふつうの暮らしです。それ以外は、あまり詳しく覚えていません」。このようにあいまいに一般化し、具体的な詳細についてごまかすのは、愛着軽視型ナラティブの特徴でしたね。さらに細かく両親の関係について尋ね、怒ったとき、両親と離れたときはどうだったかと聞くと、デニスは次のように答えました。「母はわたしの面倒をよく見てくれました。いい主婦でしたし、料理がとても上手でした。ほかにはとくになにもありません。わたしが怒るようなことはなにも。父も同じでした。父はエンジニアで、母は秘書として働いていて、家はいつもきちんと片付いていましたし。そうじゃないといけないって決まっていたわけじゃないんです。わたしたちがそうしようって決めていたんです」。両親とデニスの「関係」について聞いたはずなのに、デニスは父親について、母親について別個に語っています。これは幼いときに回避型愛着が形成され、愛着軽視型ナラティブの大人になったクライエントによくみられるパターンです。

次にＡＡＩの喪失の項目について尋ねました。デニスはこう答えました。「わたしが七歳のとき弟が白血病にかかり、たった二歳で亡くなりました。弟が死んだあと、家族はだれもそのことについて話そうとしませんでした。それ以外はあまり覚えていません。両親は過去をなかったものとしてとにかく前に進もうとしました。生活がどこか変わったという感じはありませんでした。……たぶん。弟が生まれる前みたいに三人にもどったというだけです」。デニスはやや客観的に、「ときどき、なぜだれも弟の死について話さないんだろうって不思議に思っていました」と話しました。この喪失に対して家族がどんな情緒的反応を示したのかを探ろうとあれこれ尋ねてみましたが、デニスは話題をそらし続けました。

デニスは「人とのつながりなんてどうでもいいもの」という姿勢をとっていましたが、心の底には「人とつながりたい」という思いがそのまま残っているのではないか、注意深く探っていけばデニスはこの気持ちに気づくことができるのではないかと思われました。先にもご説明したように、愛着軽視型ナラティブをもつ人でも、皮質下の大脳辺縁系と脳幹では「人とつながりたい」と感じており、そのような生理的なシグナルが検出されることが研究によって示されています。上位の大脳皮質でつくりだされた意識が、つらい時期を生き抜くために、「人とつながりたい」という思いを一時的に締め出しただけなのです。デニスの心の奥深くに埋もれた回路に寄り添い、その回路がデニスの人生に統合されるように支えることが大切です。

ＡＡＩの最後にわたしはこう伝えました。「弟さんが亡くなったとき、いつもきちんとものごとを片付けているようなご家族は、お子さんの死に際しても、感情をむき出しにせず、きちんと感情を片付けなくてはいけなかったのでしょうね。あなたもそんな家族のなかでは、安心して自分の感情を感じることができなかったのかもしれませんね」。デニスは大きく目を見開いてわたしをじっと見つめました。わたしのオフィスに初めて入ってきたときの自信に満ちた視線とは大きく違います。でも言葉は出ませんでした。この時点ではまだ。デニスはただわたしを見つめています。デニスの心のなかでいま確かになにかが変化したのです。でもいまはまだたやすく傷ついてしまう段階であり、それについて話し合うことはできません。ゆっくりと大切に扱わなくてはならないのです。

デニスもピーターもつらい子ども時代を生き抜くためにベストをつくしてきたのです。つらい現実に適応するためにつくられたスタイルは、心が一部欠けたものでした。ふたりが初めて出会ったときに、相手はその欠けた隙間にぴったりくる夢のようなパートナーだったのです。わたしたちはだれもが――意識的に、あるいは無意識に――過去に得られなかったもの、いま手に入れられずにいるものを求めています。ピーターは自分の感情を感じることができ、素直にそれを表現します。デニスはそれがうらやましかったのかもしれません。デニスは自分の感情と「人とつながりたい」という思いから距離をとることができ、つらいことがあっても冷静に眺めることができます。ピーターにはその力が必要だったのでしょう。ところが、不仲になった夫婦によくあるように、ふたりは相手と補い合い、相手から学びとるのではなく、自分のなかの極端な場所へと退いてしまったのです。そしてふたりは、自分の適応スタイルの究極のかたちからなかなか抜け出せずにいたのです。

変わろうと決意する

心が満たされることのない環境で育つとき、デニスの心は脳をどんなふうにつくりあげたのか想像してみてください。両親に対して回避型愛着が形成され（デニスが愛着軽視型ナラティブとなったのはそのせいだと考えられます）、その結果、人とのあたたかなつながりがなくては育たない脳の回路が閉じてしまいました。人とのつながり、感情、心身のつながりを求める右半球が未発達なままとなったのです。こうしてデニスは「心のない冷たい上司」となりました。感情と身体感覚に満ちた心の世界を切り離したのです。スチュアートのように（第6章）、きっぱりはっきりとした論理と事実と言葉に忠実な左脳の世界に避難したのです。心（頭）と身体の接続を切り離したアンのように（第7章）、デニスもまた、大脳皮質と皮質下の世界をきっちりと切り離しているようでした。建築家としての仕事においてさえ、住宅、図書館、学校、博物館といった人の集まる場所よりも、オフィスと産業デザインに心惹かれるのです。

デニスは感情を切り離した生き方をこれからも続けたいと思っているのでしょうか？　心の話から少し離れて、科学的な話からはじめ、建築家としての高度な視覚イメージ能力に働きかけるとうまくいくのではないでしょうか。わたしはデニスに、実物よりも大きく、細部がしっかりとつくりこまれた脳のモデルを見せました。そして、デニスの脳のなかで二つの半球をつないでいる脳梁《のうりょう》の連結がうまくいっていないのではないかと話しました。保護者向けに脳の適応について解説した本（わたしが書いたものです）も読むようにと渡しました。デニスが脳の状態をしっかりと理解した段階で、脳は生涯を通じて変化できるということも強調して伝えました。意識を集中すること、訓練や経験を重ねることによって脳は変化します。ですから、これから新しい神経結合が育つ可能性は十分にあるわけです。

ピーターがそうしてほしいと願っているからではなく、「あなたはきっと成長できる。これはそのチャンスだと思うのですが、わたしといっしょにやってみませんか」とデニスに勧めました。これはとても大切なポイントです。愛着の型によっては、他者の期待に従わずにはいられないケースもあれば、身近な人からの期待をすべて拒絶するケースもあります。そのため、変わりたいという動機づけが歪んでしまうおそれがあります。このようなケースでは、「いま変わろうとしなければ、あなたは終わりです」と迫るよりも、「いっしょにやってみましょう」と誘うほうがうまくいきます。「もちろん、いまのまま変わらずにいようと決めてもいいのです。あなたが選んでいいのです。大切なことですし、変わろうと決めたらそのための練習を重ねることになります。ですから次回の面接までにゆっくり考えてきてください」と伝えます。

ピーターはときに強い感情に押し流されそうになるのですが、それが幼いころの家族との関係とどんなふうにかかわっているのかを理解する必要があります。ほんのちょっとないがしろにされただけで、あるいはちょっと「見てもらえない」だけで、強い感情がわきあがります。子どもにやさしく言い聞かせていたかと思えば、いきなり怒鳴りつけることもありました。話し合いの最中に意見の食い違いから、デニスが「もういい」と切り上げると、ピーターはずっとすねています。さらに、デニスが書斎に引きこもってドアに鍵をかけると、ピーターは「自制心を失って」、ドアをガンガンと激しく叩き、「開けろ！」と叫びます。音楽学校では、担当者が生徒のレッスン時間の変更を前もって伝え忘れると激しく怒ります（「担当者はぼくを軽く見ている！

ぼくをどうでもいいと思っているんだ!」と言うのです)。ピーターがこのように低次元の行動に移りやすいのは、前頭前野による冷静な思考判断が途切れやすく、右半球が優位であることを示しています。要するに、ピーターはカオス状態に陥りやすく、デニスは硬直状態になる傾向があるということです。ふたりは統合から離れた両極端にとらわれているのです。

デニスのような、心のつながりのない冷たい家庭であれば、親とかかわろうとすればするほど感情の調節力が乱れてしまうかもしれません。親密な関係においてはいうまでもなく、人とかかわるだけでも、そのときの耐性は小さなものになるでしょう。生き残るためには、決して満たされることのない「人とかかわりたい、愛情がほしい」という回路をシャットダウンするしかありません。デニスの両親は息子の死について互いに心を開いて気持ちを共有しようとはしませんでした。息子が亡くなったことにさえふれなかったのです。もしそれがほんとうだとしたら、デニスは両親といっしょにいて安心し、「守られている」と感じることは決してなかったでしょう。家族と気持ちを共有して一つになることはなく、「わたしはひとりで対処しなくてはならない」と感じたことでしょう。

ピーターのほうは、家計は支えてくれたものの不在がちの父親、寝込みがちの母親、依存症の姉という安心感のない養育環境によって、デニスとはまた違った共鳴回路が形成されました。母親は鎮痛薬を手放せない状態であり、姉は薬物依存という環境では、ピーターの養育者との関係は常に予測のつかないものであり、ネグレクトに近い状態のときもあったのではないでしょうか。さらに、母親はうつ状態だったため、ピーターの気持ちにきめ細かく応えることはできなかったはずです。[2] 母親がうつ病である場合、子どもの脳の発達は深刻なダメージを受けます。まるで、愛着研究の一場面、母親が無表情になるという瞬間が永遠に続くような状態なのです。[3] 幼いピーターは、どんなささいなものでもいいから人とのつながりを感じるために、愛着回路の感度を上げる必要があったのです。それと引き換えに、つながりが感じられないときの耐性は弱くなりました。その結果、ちょっとした拒絶にもつらく耐え難い思いを感じ、混乱に満ちた怒りの爆発を起こすことになったのです。

わたしは、ふたりがすべてを過去のせいにしてしまわないように、こう説明しました。「ピーターのいまの状態は、つらい過去の経験によってつくられている部分はもちろんあるのですが、それでもやはり、結婚生活のなかで確かにいま感じているさみしさと絶望感もあります」。しかし、ピーターの子ども時代につくられたパターンが、いまのふたりの関係の悪循環をつくりだしていることは事実です。ピーターがデニスに「もっとかまってくれ」「なぜかまってくれない」と訴え、デニスがそれに対して反射的に心のドアを閉ざして身を引いてしまう、するとピーターはさらに孤独と絶望を感じる……。セラピーでは、現在のふたりに焦点をあてて扱います。そうすることによって、過去もまた同時に扱うことになるのです。

まずは、ピーターが「かまってほしい、かまってもらえないのはつらい」という気持ちを自分でなだめ、やわらげる必要があります。そうすることによって、ピーターもデニスも、自分自身とふたりの関係を癒すための心のスペースを手に入れることができるはずです。「ピーターの不安と焦燥―デニスの拒絶」という悪循環はどちらかひとりがつくりだしているものではありません。夫婦が共につくりだしている機能不全のシステムをどこかから変えなくてはいけません。

ピーターの選択肢はこうです。「夫婦としてデニスとこれからも共に歩んでいきたいのであれば、自分の苦痛と焦燥をうまくなだめる方法を訓練して身につけ、さらに自分が苦しむことになる反応をデニスから引き出さないようにする」。デニスの選択肢はこうです。「夫婦としてピーターとこれからも共に歩んでいきたいのであれば、まずは自分の感情、身体とつながるスキルを身につける。そしてピーターの心の世界とつながるスキルを身につける。つながりを求められたときの耐性を強くして、反射的にピーターを拒絶して閉じこもらなくてもすむようにする」というテーマがふたりの成長課題(4)(growth edges)であり、これから続く長いセラピーの最初の課題になりそうです。

一週間後、ふたりはこの課題について十分に考え、面接室にもどりました。最初に設定した六週間を終え、ふたりは新しいテーマに沿ってがんばりたいと答えました。

歪んだ鏡

次の面接の朝、目が覚めると、大好きなジェームズ・テイラーの歌、「思い出のキャロライナ」

が頭のなかで流れました。なぜか歌詞がアレンジされています。

ミラーニューロンがぼくの心をつくっている
ぼくがなにをしたいかわかる?
ぼくの気持ちがわかる?
背後にかくれているなんて、歴史みたいだろう
そう、ミラーニューロンがぼくを動かしているんだ
びっくりするほどたくさんのものがぼくたちの愛をじゃまするんだ
ぼくたちは来てはいけないほうに来てしまったのかも
永遠につづくのかも
ぼくを許して
だって、ミラーニューロンがぼくを動かしているんだ

デニスとピーターにわたしの音楽的センスを見せたいというわけではないのですが……。でも、この歌詞について思いをめぐらせると、このセラピーの向かうべきところが見えてきました。

「共鳴回路を使いこなす」(96ページ)にも書きましたが、ミラーニューロンは、他者の意図や

感情をキャッチするアンテナであり、わたしたちが他者の感情に共鳴できるように、また行動を模倣できるようにしてくれます。なにも考えなくても自然に相手の行動をまね、気持ちを鏡のように映し出すことができます。「来てはいけないほう」にわたしたちを向かわせる「びっくりするほどたくさんのもの」とは、理想的とはいえなかった幼いころの人間関係のことです。それが脳のなかの鏡を歪め、曇らせているのです。

ミラーニューロン・システムは、自己の内的状態を他者の内的状態に結びつけ、「学習」しています。[5] わたしはこのことをふたりに説明し、次のように尋ねました。「あなたがたの過去の経験が、いまどんなふうに相手に対する反応をしばりつけているか考えてみてください。ひとりずつ面接をしたときは、おふたりはわたしに心を開くだけではなく、相手のよいところも認めていましたよね。でもおふたりがいっしょにいると、どうしていがみ合い、悪口をぶつけあってしまうのでしょうか？　それがすごく不思議なんです」。するとデニスはにっこり笑って「わたしたち、別々に住んだらうまくいくのかも」と冗談を言いました。夫婦面接でデニスがこんなふうに笑顔を見せたのは初めてのことでした。

「わたしたち」という言葉は、よいサインです。これまでデニスはピーターと自分のことを「わたしたち」とは言いませんでした。デニスのなかに「わたしたち」という概念は存在するのだろうかと悩んでいたところでした。回避型愛着が形成されると、右半球が発信する「人とつながりたい、いっしょにいたい」というシグナルはブロックされてしまいます。このシグナルがないと、ミラーニューロン・システムは、他者の意図・感情・行動のシミュレーションを行うことができません。そうなると、人との関係性のなかでつくられる相互依存性の自己感覚の神経マップを構築することができません。この感覚が形成されなければ、人は集団のなかで一体感を感じながら、同時に自分らしくあることができません。デニスの脳では、このような自己感覚の発達が阻害されているのです。

では、ピーターのミラーニューロンについて考えてみましょう。子どもは生まれた瞬間から他者の表情や行動を見て、それを自分の感情や行動と結びつけることができます。しかし、最も身近な人がまれにしか子どもに情動調律を行うことなく、そばにいないことが多く、なにを考えているのかわかりづらく、子どもの気持ちを傷つけるような存在だったらどうでしょうか？　ピーターの目にうつる他者の姿はいつも不確かで混乱させるようなものとなります。そのためピーターの心と自己感覚もその影響を受けることになります。つまり、ピーターは「混乱した自己」を形成してしまうのです。

ピーターは現在、「とらわれ型」ナラティブを語ります。これは、幼少期にアンビバレント型愛着が形成され、その結果愛着システムの感度が強くなっているということを意味しています。幼いころ、ピーターの脳は何度もアラームを鳴らし、警戒態勢をとらせたはずです。「ぼくの愛着対象はぼくを守ってくれる？　安心させてくれる？　この人はぼくの世話をちゃんとしてくれるの？」。このような幼少時の経験があったために、ピーターの脳は母親のうつ病、父親の死を受け入れられない彼女の悲しみを耐え難いものとして感じました。ピーターが「どれだけ練習しても、どれだけがんばっても」癒すことはできませんでした。この思いがピーターの潜在記憶に深く刻み込まれ、いまもなお、ある心の状態をつくりだし、ピーターの反応をつくりだしているのです。

いくつかの研究から、幼少時にアンビバレント型愛着が形成された人の脳は、ネガティブな情報についての感受性がより高いことが示されています。とくに、大脳辺縁系の扁桃体が怒りの表情により強く反応する傾向があります[6]。このエビデンスからも、ピーターがなぜデニスが怒ったり拒絶したりしたときに過敏に反応したかがわかります。同じ研究から、幼少期に回避型愛着が形成された人の脳において、社会的報酬に反応する回路が弱くなっていることが明らかになっています。笑顔に対してあまり反応しないのです。このことから、ピーターがやさしくしたり笑いかけたりしても、デニスがきつい態度をとり続けた理由がわかります。もしふたりが、自分たちの脳の感受性のレベルがこれほどまでに違うということを理解することができれば、互いを責め合う無限のループから抜け出すことができるかもしれません。

身体のなかへ

デニスとピーターにとって、こんなふうに考えるのはかなり難しいことだったと思います。しかし、セラピーの枠組みをはっきりさせておく必要があります。ふたりがいまこうなっているのは、ピーターのせいでもデニスのせいでもありません。そして、ふたりはそれぞれ自分の壁をのりこえるために、また夫婦としての壁をのりこえるためにお互いが必要なのです。さらに、相手のことを心から受け入れるためには、皮質下からのすべての感覚――大脳辺縁系、脳幹、身体全体からの感覚――を受け入れられるようにならなくてはいけません。なぜなら皮質下からの感覚入力が他者との共鳴をつくり、他者とのあいだに共鳴が起こっていることを知らせてくれるからです。つまり、ピーターとデニスが「わたしたち」という共鳴を感じられるようにするためには、自分の身体とのつながりを感じられるように援助する必要があります。ボディ・スキャンの出番です。

こんなことを考えながら、次の回ではふたりにボディ・スキャンをしてもらいました。ふたりは集中し、懸命に取り組みました。わたしはその様子を見ていて静かな感動を感じていました。ボディ・スキャンを終えたとき、ふたりのまわりにはうまく言葉にできないような穏やかな空気がただよっていました。ふたりの表情はやわらかく、デニスの声がさらにあたたかくなり、ピーターの不安げな様子も消えています。ボディ・スキャンを一回やっただけで、ふたりの心はくつろぎ、開かれていました。たぶんふたりともそれに気づいたのではないかと思います。多くを話さなくとも、三人が共によろこびを感じていることがわかります。

それ以降の面接では開始時に軽いボディ・スキャンを行うのが習慣になりました。また、ふたりが話し合いのなかで自分を守り相手を攻撃するモードになりかけたとき、休憩をとってボディ・スキャンを行うようになりました。身体の感覚をしっかりと味わうことがふたりの安全基地になったのです。

「個」としてありながら「ふたり」としてつながる

互いに波長を合わせ、情動調律することのできる夫婦は、心と心を重ね合わせ、「わたしたち」というふたりの共鳴感覚をつくることができます。その感覚は美しくすばらしいものですが、その感覚を獲得するまでの道のりは決して平坦なものではありません。ふたりが心を重ね合わせ、「わたしたち」としてひとつになるためには、ふたりのなかで「個」として存在できなくてはいけないのです。

デニスが成長課題をのりこえるためには、集中し、心を落ち着けるための心のスペース（心の中心軸）を広げ、これまで注意のレーダー圏外にあった身体感覚と辺縁系から来る情動を安全に、少しずつ気づくためのスキルを身につける必要があります。そこで、これまでデニスがシャットアウトしていた感覚（Sensations）、イメージ（Images）、感情（Feelings）、そして思考（Thoughts）にゆっくり少しずつアクセスするテクニック（ＳＩＦＴ）を練習してもらうことにしました。日常の出来事についてこの四つの反応を確認するのです。「思考」については問題ありません。デニスはこれまでずっと論理的な左半球の世界にいたわけですから。しかし、ほかの三つ（感覚、イメージ、感情）はまったくの手つかずです。子どものころからひた隠しにしてきた「人とつながりたい」という思いが潜む右半球の世界です。右半球の世界を安全に一歩ずつ探検するために、デニスに自分の経験をＳＩＦＴしてもらわなければなりません。

ピーターは、ひとりになることに対する耐性を強くするという成長課題に取り組みました。自分の身体の感覚に意識を集中し、うまく感じとれるようになると同時に、成長した左半球の「名前をつけて、手なずける」スキルを使えるようになりました。夫婦で話し合っている最中に、デニスが「ちょっとひとりになって気持ちを整理したい」と言い出したときの自分の状態に気づけるようになったのです。ピーターはそんなとき、心臓がドキドキし、歯をくいしばり、両手をかたくにぎりしめています。マインドフルネスの練習のなかで学んだテクニックを用いて、「この状態は怒り／欲求不満／苦痛だな」と自分の状態を名づけます。こうして立ちどまって自分の感情を眺めていると、感情が心のなかで高まり、そしてひいていくことに気づきました。ピーターは学んだのです。「感情は揺るぎのないものではないんだ」ということを。

ピーターは落ち着いて自分の身体感覚や感情を眺める力を身につけました（心の中心軸が広くなったのです）。そして、左半球の力を使って感情や感覚にラベルをつけ、「こういうものなんだ」と納得し、押し流されることなくコントロールできるようになりました。すぐれた右半球の力はそのまま活用することができます。感情と身体感覚にしっかりとリンクしながらも、それに巻き込まれカオス状態になることはもうないのです。

こうして、デニスとピーターのなかにはそれぞれ統合が生まれました。次はふたりの関係性の統合に取り組む番です。ふたりが相手の心を尊重しながら感じとり、相手の記憶とナラティブをふたりで共有できるように援助します。それができれば、ふたりは夫婦として「この人は小さいころにこんな経験をしてきたんだ。だから、ふたりでいるときにああいう態度になってしまったんだ。ああいう態度を身につけなければ、この人は小さいころに壊れてしまっていたんだ」と理解しあうことができます。こうして理解しあえば、ふたりは共に手をとりあって、「わたしたち」として心を重ね合わせることができるはずです。

そこで、こんな課題を出しました。「これからふたりには、相手の心の弁護人になってもらいます。相手の気持ち、感情、状態を感じとり、尊重し、代弁できるようになってください。なぜこの人はいまこんなふうに言ったんだろうと関心をもって接し、心を開いて受け入れるのが愛情です。そうすれば、あなたたちは相手の心の通訳となり、サポーターになれます」

この課題をこなすためには、デニスはピーターの態度や表情といった非言語的なメッセージを読みとり、それをありのままに受けとめなくてはいけません。ミラーニューロンを使って、読みとったピーターのシグナルに自分の心の状態を合わせるのです。これがセラピーをはじめたばかりのころだったら、デニスは「そんなことできるわけない！」と反発してセラピーそのものを中断していたことでしょう。でも、いまのデニスは違います。ピーターのありのままの状態を受けとめるだけでなく、ピーターの心の弁護人にもなれるようになったのです!

ある回では、ピーターがこんな話をしてくれました。二日前、ピーターが講師をしている音楽学校のピアノ科に新しい講師が主任として就任することがわかったのです。ピーターのほうが先輩であり、次は自分が主任になりたいと思っていたのに、見知らぬ男性が上司になるというのです。これまでデニスは、ピーターに向かって「職場でそんな生ぬるい態度じゃダメよ。言いたいことも言えないでいるんでしょう。だから職場で甘く見られるのよ!」と何度も文句を言ってきました。でも、いまのデニスは違います。「あなたには音楽の才能があるし、あなたが主任になるべきよ!」と言うことがピーターの心を弁護することではないとわかったのです。ピーターが帰宅したとき、そのがっかりした気持ちをありのままに受けとめ、その気持ちに寄り添ったのです。ピーターはこう言いました。「デニスは、ぼくにどう思ったのかと聞いてくれたんです。どんなふうにその話を聞いたのか、ぼくがそれを聞いてどうしたのかをじっくりと聞いてくれました。以前だったら、デニスは『いくじなし!』というような文句を言って、こういう態度をとるべきだったとかぼくのダメなところを指摘していたと思います。でも今回は違いました。信じられないことに、ただぼくの話に耳を傾けようとしてくれました。とてもうれしかった」

デニスは、自分が「いくじなし!」と文句を言っていたと聞いて怒ることもなく、笑っていました。そして、まっすぐピーターを見てこう話しました。「あなたが帰ってきた瞬間に、すごくがっかりしているのがわかったの。新しい主任の話を聞いて、きっとすごくつらかっただろうなと思った。あなたのお母さんがマギーだけかわいがったでしょ？　それを思い出して、学校長はあなたに同じことをしたんだって思ったの」。デニスは、ピーターに追い打ちをかけて傷つけるのではなく、ピーターの心に寄り添い、真の弁護人となったのでした。

「デニスがほんとうにぼくのことを理解してくれた、ぼくがこういう気持ちになって当然だと、ぼくの側に立ってくれた。これはもう感動で、腰が抜けちゃいそうですよ！」。ピーターのほうはというと、デニスがとくにストレスを感じているときはひとりになりたいのだということを尊重しようと努めました。「どうしていっしょにいてくれないんだ！」と衝動的に自分の不満を表現するのではなく、「デニスはいまこういう状態で、こうしてほしいんだ」と考えようとするのは、ピーターにとってまったく新しい体験でした。いら立つ扁桃体に前頭前野中央部から「ねばねばＧＡＢＡゼリー」をかけて、発火を鎮める方法――大脳皮質によって皮質下の怒りを乗っとる方法――を学んだのです。ふたりは、人生初期の適応手段にかたくなにこだわるのをやめて、少しずつ相手に歩み寄り、相手のもとへ近づこうとがんばっていました。

こうしていくうちに、ふたりの誠意ある努力が相手に安心感を与え、「警戒モード」がやわらぐのではないか、そして心が開き、ふたりの心がつながるのではないかと思われました。共鳴回路の最上部である前頭前野中央部が、新しく生まれ変わろうとしているかのようでした。大切なポイントは、過去につくられた自分や相手の反応パターンを深刻に受けとらないこと、自分を攻撃するものとしてとらえないことです。過去の経験がつくりだした自動的な反応は、相手や自分を見る目を曇らせます。ふたりはこの過去の学習を消去し、それからふたりでいっしょに相手を理解し、受け入れるための新しい反応を学習する必要があったのです。

ピーターが自分の気持ちを押し付けないように努力し、デニスのひとりの時間を大切にしようとしてくれるようになった——デニスがそのことに気づくと、デニスもまた、もう一段階成長のレベルが上がりました。身体の内部の感じに気づけるようになったのです。のどが締めつけられる感じ、胸の重たさ、お腹の空っぽな感じ。こういった感覚を拒絶してしまうのではなく、「ありのまま感じる」ことができるようになったのです。身体の感じが伝えようとしているメッセージを理解できるときもたまにはありましたが、たいていは「こんな感じがするな」と思いながら、その感じと共にいます。デニスはこう話しました。「身体がなにかを伝えようとしてくれている、そのメッセージを信じていいんだって思えるようになってきました。頭では『なにも起きてない』って考えていたとしても、身体の感覚がアラームのように大切なことを伝えようとしてくれているんだって思えるんです」

セラピーを継続するにつれて、身体感覚を受け入れるようになり、「ピーターのそばにいたい」という自分の気持ちに対しても素直になれるようになってきました。自分の心はどんな感じなのだろう、ピーターの心はどんな感じなのだろうという思いが出発点になりました。わたしたちは、デニスの子ども時代についてふりかえり、だれかが「そんな気持ちになるのは当然だよ」とわかってくれたことがなかったことを話し合いました。いまは、ピーターとともにこういうやりとりができるようになっています。デニスは弟の死についてポツポツと思い出せるようになりました。さみしかったこと、怖かったこと、家のなかがおそろしく静かだったこと。忘れていたことがすべてドラマティックによみがえったわけではありません。回避型愛着の人の自伝的記憶はどこまでもあいまいです。それでも、母親でもあるデニスは想像力と共感力を駆使して、小さな女の子だったむかしの自分の気持ちに共鳴することができました。涙があふれることはなかったものの、その瞬間小さなデニスのやわらかく傷つきやすいハートが感じられました。

わたしはデニスが新しく生まれ変わるのを目の当たりにしました。明るく、あたたかな生き生きとしたなにかがデニスのなかで生まれ、デニス自身、ピーター、そして子どもたちへの愛が少しずつ芽生えてきたのです。

「わたしたち」としての気づきが生まれる

その後の数カ月、ふたりは一進一退をくりかえしながら前に進みました。セラピーを開始したころは、うまくやっていくことなどできるだろうかと疑問を抱いていたふたりにも、成果が目に見えるようになってきました。セラピーでは、その週に起こったことをふりかえり、子育てや生活設計についての意見の食い違いなどを通じて、「近づきたい」対「ひとりになりたい」という古いパターンがあらわれたときのことを話し合いました。その作業のなかではたびたび、デニスとピーターのナラティブに注目し、過去がどんなふうに影響を与えているかを検討します。そうすることによって、意見のぶつかりあいを成長のきっかけとしたのです。

ある回で、デニスはこんなやりとりについて話してくれました。「先週のことですが、仕事で大きなプロジェクトがあって、それを仕上げるためにかなり遅い時間まで残業したんです。そのことはピーターに伝えてあったはずなのですが、ピーターはそれを忘れていて、職場に怒って電話をかけてきて、どうして夕飯なのに帰ってこないんだと怒鳴ったんです。わたしはわたしで、すごく大切な仕事なのに、ピーターがその話を覚えていてくれなかったことに腹が立ちました。遅くなると伝えてあったのに、聞いていなかったなんて！」。でもその夜、ふたりは不満を相手にぶつけるのではなく、相手がどう感じたかに注意を向けることにしました。

「デニスが帰ってきたときの態度は信じられないくらいすごかったんです」とピーターは、デニスに賞賛のまなざしを向けながら言いました。「二階へあがってきて、ただ『すごい、子どもたちをもう寝かせてくれたのね』と言って、それから、話そうかと言ってくれました」

デニスが続けます。「わたしは、わたしたちがここでするみたいに、相手が言いたいことをまず聞こう、批判も非難もしないで、お互いの気持ちをただそのまま感じようよって伝えました。実は、子どもたちがこれまでみたいに、夜遅くまで起きて走り回っていないことに驚いていたんです。仕事に疲れて帰ってから子どもの世話をしないですんで、すごくうれしかったんです」

（ピーターはこれまでに、子どもに対してはっきりとしたルールをつくり、それを守らせるように努めてきました。ピーターはこういうしつけをきちんと受けてこなかったので、そうすると「愛していない」ことになるのではないかと罪悪感を感じていたのです。しかし、怒って爆発することなく「いけないよ」と子どもたちにきちんと伝えることができるようになり、ピーターはこの新しい経験を心地よく感じていました）。

「あの夜、ピーターはわたしと夕食をとりながらいろんなことを話したいと思って楽しみにしていたんです。前日に大きなコンサートがあって、みんなにほめられたこととか、いろいろわたしに話そうと思ってくれていたんです。でも、わたしが仕事で帰ってこなかったので拒絶されたように感じたんです。昔だったら、わたしはただ『うるさいわね！　わたしだって忙しかったのよ！』みたいなことを言ったでしょうけれど、そのときは違いました。ああ、ピーターは悲しかったんだなと感じたんです。そしてピーターの話に耳を傾けました。確かにわたしは忘れていたんです。ピーターにとってあのアンサンブル演奏がすごく大切なものだったことを。わたしが悪かったんです」

デニスが心を開き、ピーターの気持ちを受け入れています。それを聞いてピーターの表情もやわらかく輝きます。ピーターはこう言いました。「まあ、細かいことはどうでもいいんです。前みたいに、相手の言葉尻をとらえて、どちらがより痛烈な言葉のパンチを相手に食らわせられるかと競っていたころのぼくたちとは違います」。デニスがソファーの反対側から腕を伸ばしてピーターの手をとりました。「デニスの大切なプロジェクトをぼくが忘れていたって聞いたとき、デニスは悲しかっただろうな、いやだっただろうなってわかりました。そして、なによりも、ぼくが怒って爆発するのでもなく、デニスが自分の部屋に閉じこもってしまうわけでもなく、穏やかにふたりで話し合っていて、ただもうそのことがうれしかった」。ピーターは少し間をおいて、それから言いました。「ほら、ぼくの脳はけっこう過敏でしょう？　そいつにふりまわされないようにしないとね」

ピーターとデニスは、「わたしたち」になりつつありました。ふたりは自分と相手の心、そしてふたりでひとつの心を知りたいと願い、ありのままを受け入れられるようになったのです。「わたしたち、前よりもっと子どもに近づけたような気がします。子どもたちの言うことやることに反応するんじゃなくって、子どもたちの感じていることを感じられる、子どもの気持ちに応えているって感じるんです。すごく大きな違いです」とデニスが言うと、ピーターはただ微笑んでうなずきました。

面接時間が終わり、ピーターはデニスがコートを着るのを手伝います。わたしが挨拶をしようとふりむいたとき、デニスがピーターの肩に手をおくのが見えました。その日、ふたりは「ふたりの家」に帰っていきました。

これがマインドサイトです。自分の心をよく知らなければ、他者の心を知ることはできません。自己理解するための力が高まることによって、相手の気持ちを理解して受け入れることができるようになります。そして、脳のミラーニューロンが「わたしたち」という視点を獲得することにより、自己感覚もまた新たな視点を獲得します。心と身体の状態に気づき共感すること、自己を強化して他者とつながりあうこと、個でありながら集団としていられること――これこそが、社会的脳の共鳴回路がつくりだすハーモニーの源なのです。

第12章 生まれては消える命の海――不確かさと死に立ち向かう

十代のはじめのころ、夕方になるとときどき海岸まで自転車をこいで行き、砂浜をあてもなく歩きました。波を見ていると、海はどうして寄せては返すのだろう、命はなぜ生まれては消えていくのだろうと思わずにはいられませんでした。月が水をひっぱり上げ、切り立つ崖のふちまで押し上げ、そして潮溜まりを残しながらまた海へと返します。わたしが地球上から消えていなくなっても、この潮の満ち引きはずっと永久に続くのでしょう。

思春期のころにこんなことを考えるのは、わたしひとりではありません。思春期には、前頭前野が激しく変化します。(1) そして、自己、人生、時間と死について考えるようになります。また自らの存在のはかなさとまわりの事物の移り変わりについても気づきはじめます。

子どもは三、四歳ごろになると死についてしっかりとした言葉で考えるようになります。人もペットも永遠に生きるわけではないと気づきます。この年齢になると、前頭前野が発達し、自分のライフ・ストーリーをつくることができるようになります。小学校に入学するころには記憶力も十分に発達し、時間軸にしたがった世界観が形成されます。思春期には前頭前野の時間に関する概念がもう一段階発達します。将来を夢見るようになり、人生の意味を問い、人は死ぬという現実と向き合うようになります。

人間の脳が進化して時間という概念を理解できるようになると、脳の神経発火パターンがつくりだす心は難問に直面しました。大脳皮質は、過去、現在、未来をつなぎ合わせ、一貫性とまとまりのある物語をつくろうとします。それによってわたしたちは「人生とはこうである。わたしは自分の人生をコントロールできている」という確かな手ごたえのようなものをもつことができます。この神経発火パターンがつくりだす心は、「死はすべての終わりである」ということを否定し、永続性を求めます。脳はこのようにして、命が永遠に続き、人生とは確固たるものであるという感覚をつくりだしているのですが、その一方で現実を理性的に捉える情報処理も行っています。真実をたやすく受け入れられないとしても、前頭前野そのものは、人生が実際には刹那的で不確かなものであり、生と死の定めから逃れられないことを理解する力をもっています。ウラジミール・ナボコフが自伝『記憶よ、語れ』の冒頭で記しているように、「赤ん坊の揺り籠は深淵の上で揺れているのだ。だれもが知っているように、わたしたちの一生はふたつの無限の闇の境を走っている一条の光線に過ぎない」のです（ウラジミール・ナボコフ著　大津栄一郎訳『ナボコフ自伝―記憶よ、語れ』、晶文社、一九七九年)。

刹那の命、不確実さ、死のさだめ

わたしの子どもたちは思春期になったとき、「犬は、死んだらどうなるんだろうって不安になったりするのかな」と聞きました。わたしはこう答えました。「犬の前頭前野は人間ほどしっかりと発達していないから、感覚はとってもシンプルなんだ。この先どうなるんだろうなんて不安になることなく、いまこの瞬間だけを生きているんだよ」。現在では、たとえば象などのある哺乳類は複雑な悲嘆を示しますし、多くの動物が危険を予期したときに明らかな苦痛を感じることがわかっています。[2] 動物の心を知ることはできないので、動物がどの程度、生と死、時間という複雑なイメージ(人生の「重荷」ともいえますね)を表象として心に思い描くことができるのかはわかりません。

多くの動物が、条件づけ学習実験において光の点滅と報酬を結びつけて学習し、**予期**(**anticipation**)できる神経システムをもっていますが、前頭前野が十分に発達した種でなければ、先のことを**計画する**(**planning**)ことはできません。未来のことを想像するための表象を生み出すためには、高度に発達した前頭前野が必要なのです。現在だけに生きるのではなく、未来のことを計画するというすばらしい前頭前野の能力によって、わたしたち人類はビルを建て、学校をつくり、月までロケットを飛ばすことができるのです。多くの意味で、前頭前野こそが**人類らしさをつくる皮質（cortex humanitatis）**であり、人類独自のあり方に欠かせないものなのです。

　これまで見てきたように、脳の皮質下領域の大部分は、消化、呼吸、外部からのデータ入力など「いまここで」の身体機能と感覚を扱っています。これは外界情報をキャッチする五感、そして第六感というべき内受容感覚によってつくられています。大脳皮質の前部――脳のハンド・モデルでは指の第一関節から爪の部分――は実際に目の前にはないものを知覚しています。これは第七感とでもいうべきものです。

　第七感は心を知覚し、一日をただ漫然と過ごすのではなく時間の概念をつくりだします。それによってわたしたちは、命には終わりがあり、すべてが無常であることを理解します。パターンを知覚する能力があるからこそ、変化を知り、人生とははかないものであることを知るのです。それと同時に、「自分はまわりに影響を与える力がある」とわかっているからこそ、未来を予測し、周囲をコントロールしようと努力します。そのようにして、自分の世界を安全で確かなものにしようとするのです。

　そうです。前頭前野こそが計画し、夢をもち、想像し、内省する心をつくっています。こうしてつくられる心は、人生の流れに応じて常に新しくつくり変えられます。これが、無限ともいえる可能性を生みだします。しかし、この力には代償がともないます……。

プリンスの死

わたしが十四歳のころの話です。そのころわたしは家族とともにスペイン風の古い平屋建てに住んでいました。裏庭の手入れがわたしの仕事でした。南カリフォルニアの燃えるような太陽のもと、みかん、プラム、桃、イチジクが育っています。わたしは果樹の世話をして、暑い季節には欠かさず水をやり、果実を収穫しました。わたしはその仕事がとても好きでした。

ところがその春は雨が多く、苺《いちご》の苗がわさわさと生い茂り、タコが長い脚を広げるかのように茎を伸ばしていました。雨につられてカタツムリもたくさんやってきて、苺の葉と実をかじっています。ある日、わたしは学校から帰ると、これ以上苺の実をとられないように、ガレージからカタツムリ駆除剤をもってきて苺の上に撒きました。

箱に書かれた注意書きを読むと、「注意！　有毒！　幼児やペットの手の届かないところに保管してください」と書かれています。わたしはもう幼児ではありませんし、なんの問題もありません。ペットはというと、むかしは裏庭でたくさんモルモットを飼っていましたが、いまはもういませんし、犬たちは家のなかのケージに入っています。そのころ家にはエマーソンという子犬がいました。もともとはプリンスという名の老犬を飼っていました。エマーソンはその子どもです。プリンスは膝くらいの背丈のエスキモー犬の雑種で、いつも幸せそうな犬でした。あるときベルギーシェパードとボーダーコリーの美しい雑種犬が迷い込んできて、その犬が「奥さん」となって六匹の子犬を産みました。わたしたちはエマーソンを残してほかの子犬と母犬のもらい手を探しました。そのころのわたしは、学校、庭の果樹と熱帯魚、二匹の犬の世話で手一杯でした。

しかしその二カ月前、プリンスがもう十年もひとりで散歩している道で交通事故にあいました。近所の人が泣きながら事故について知らせてくれました。兄がプリンスを家まで抱えてきて、わたしたちはお別れの挨拶をしたのです。そしてプリンスはいなくなりました。わたしはまだプリンスとの別れから立ち直ることができず、家にいるときにはいつもエマーソンをそばにおいていました。すばらしい犬だったプリンスの思い出に、わたしたちは賢く美しい毛並みのエマーソンの名前を「プリンス・ジュニア」と改めました。

両親はときどき夜にプリンス・ジュニアを庭に出してやることがありました。カタツムリ駆除剤の箱を読んだとき、「今日はプリンス・ジュニアを裏庭に出しちゃダメだって両親に言っておかなくちゃ」と考えたことをはっきり覚えています。宿題を済ませ、歯を磨き、顔を洗い、プリンス・ジュニアといっしょにベッドに入りました。そして、朝目が覚めたとき、プリンス・ジュニアは死んでいました。

わたしは長いあいだ鏡に映る自分の目を見ることができませんでした。自分があまりに情けなくて。あの夜、駆除剤の箱の注意書きを読んで、わたしは確かに「両親に注意しなくては」と考え、宿題をして顔を洗って、鏡に映る自分を見ました。あのとき、人生はシンプルで平和そのものでした。しかし朝が来て、自分が大切な友達のプリンス・ジュニアに毒を飲ませてしまったという事実を知りました。まだだれにも話していなかったのですが、最悪なのは、確かに箱の注意書きを読み、子犬を守るためにやるべきことをわかっていたのに、うっかり忘れてしまったことです。宿題をしているうちに、「あれをしなくてはならない」という思いを忘れ、するべきことをしたかどうか確認しなかったのです。

海辺の不確実性

場面はそれから十一年後に飛びます。わたしは医学部の最終学年で、プエルトリコ島の北西岸にあるリンコンという小さな村の近くの公営診療所で臨床実習をしていました。プライマリケアと熱帯病を専攻したわたしは、サーファーにとって天国のような地域に住む貧しい人々の医者代わりでした。わたしはサーファーではありませんでしたが、休みの日にカリブ海のサンゴ礁と洞穴を探検しようとスキューバダイビングのレッスンを受けていました。

ところが、午前中いっぱいの診察を終えた直後、お腹がなんとなくもやもやします。耳の激痛と発熱を訴えた患児、パブロのことがふと頭に浮かびます。わたしはおぼつかないスペイン語でパブロから現病歴を聞き、検査を行い、指導医に確認したうえで耳の感染症だと診断して抗生物質を処方しました（わたしも子どものころ同じような感染症によくかかりました。痛くて怖かったことをいまでも覚えています）。パブロの母親は右手に処方箋を握り、左手にパブロの手を握って帰っていきました。

なにかが変だ……。わたしはパブロに毒を与えたのではないだろうか？　抗生物質を正しく処方しただろうか？　抗生物質の量が多過ぎた場合、中耳の悪い細菌だけでなく、音を聞くための内耳のデリケートな有毛細胞が破壊されます。いや、心配し過ぎだ、気にするな。わたしは自分に言い聞かせました。指導医にも確認し、処方箋を書いたのだからすべて大丈夫だ。でも、もやもやした気持ちはなかなか薄れません。

そこでわたしはパブロのカルテを探し出し、用量を確認してみました。しかしカルテには薬の種類しか書かれていません。わたしはパブロの家の電話番号を探してみましたが、その地域は村のはずれで電話はひかれていません。もう一度、「きっと大丈夫だ」と自分に言い聞かせました。それでも気が休まりません。わたしは海岸へと向かい、腰を落ち着けてサンドイッチを食べる代わりに、パブロの家に向かって長い道のりを歩きはじめました。ヤシの木が強い東風に揺られています。この東風はよくハリケーンとなってこの海岸を襲います。わたしは砂浜にころがるココナッツ、横たわるヤシのうねうねとした根を踏み、歩いていきました。いまでもあのときの鼻を刺す空気を覚えています。枝もたわわに実るマンゴー、家々の庭にいる豚の鳴き声とにおい……。

標識のない道を歩きまわりながら、スペイン語で「リオスさんの家はどこですか？　リオス婦人はこの近くに住んでいますか？」「もう少しゆっくり話してください」とくりかえし尋ねました。そしてとうとうパブロ一家が次の通りの先の空き地のそばに住んでいることをつきとめました。家に着いたとき、パブロと母親は玄関を入ったばかりで、わたしを見てとても驚きました。薬の用量をチェックしに来たことを説明し、薬の瓶を見せてもらいました。

わたしはパブロの体重に基づいて処方するべき量を確かに理解していました。しかし、その薬の瓶に書かれていた分量は、紛れもなく医師になってから犯した最初の大きなミスでした。一日分の用量は間違っていませんでしたが、服用回数の三で割った数値ではなく、全用量を日に三回、つまり三倍処方していたのです。服用するのが一日であれば問題はなかったでしょう。しかし十日分です。有毛細胞は破壊され、パブロの聴覚が永久に破壊されてしまう量です。

なぜ失敗に気づくことができたのか、自分でもわかりません。心臓と腸がもやもやと落ち着かず、その感じがどうしても消えませんでした。なにかがおかしいと全身がわたしに告げ、それを突き止めずにはいられませんでした。

薬の用量を書き直し、パブロにお別れのハグをして母親に「adios（さようなら）」と言うと、わたしのなかの「気をつけろ！　チェックしろ！」という警告音はやみました。警告音を無視してはならないという強い思いは、もしかしたらプリンス・ジュニアの死を経験したためかもしれませんし、あるいは責任のある新しい役割のためかもしれません。人の心とは常に確かなものを求めて闘うものですが、いまわたしはまさに二十四時間の確実さが必要とされる専門職に就こうとしていたのです。時間的統合（temporal integration）は医療の現場において、あったらよいというレベルのものではなく、必要不可欠なものなのです。

現代の医学は未だかつてないほど確実性が求められています。コンピューター化によって手順ごとの精密なチェックが可能となり、医療ミスを防ぐことができるようになりました。ヒューマンエラーが減少し、致命的な医療ミスはかなり少なくなりました。しかし、どれだけコンピューターが進化したとしても、わたしたちは前頭前野がもたらしてくれる直感に対して耳を傾け、自らの内なる声が告げる知恵に耳を澄まさなくてはなりません。そうやって確かめることで、やっと大丈夫だと確信することができるのです。

確実性を求めて

海の波はずっと遠くから打ち寄せてくるように見えます。そんなふうに心というものは、ものごとのなかに無理やりにでも連続性を見つけ出します。沖にあった波が少しずつ岸に向かって近づいてくるように見えたとしても、実際はそうではありません。波の連続性はまぼろしなのです。

認知機能に関する数多くの実験から、大脳皮質はバラバラでつながりのない現象のなかに連続性を見出そうとする強い傾向があることが明らかになっています[3]。たとえば、どれだけまばたきをしても脳は視覚入力の断絶をつなぎあわせてスムーズなイメージをつくります。脳は世界を安定した確かなものとして知覚しようとするのです。「自己」についても同じです。脳はいくつもの自己の状態をつなぎあわせて一貫性のある「自己」の感覚をつくりだします（複数の自己の状態については第10章参照）。子どもが成長し、因果関係がわかるようになると、どんな経験をしても因果関係を探ろうとします。たとえそれが存在しなかったとしても、つくりだしてしまうのです。「世の中の出来事にはすべて因果関係があるはずだ、それを使って結果を予測したい」という衝動は、「世にあるものはすべてはかなく、不確実なものである」という認知と矛盾します。このような世界のあり方と、こうなってほしいという願望のなかに折り合いをつけることが、時間的統合の鍵になります。

本当に大切なものは？

高校生のころ、命ははかなく限りがあるということについて考えずにはいられませんでした。同じクラスの女の子をデートに誘おうとして、少なくとも自分ではそうしているつもりだったのですが、電話をかけました。「もしもし、ローレン、元気？　今日はなにしていたの？」と言うと、ローレンは放課後に友達と公園へ行って、その後に新しい靴を買いに行ったことを話してくれました。

「それでダニーは？」とローレン。

「あのね」、わたしはずばりとそのとき考えていたことを話しました。「そのうちぼくたちはみんな死んでこの地球上からいなくなるんだってことを考えていたんだ。どうせ死んでしまうのに、なんでいろんなことに真剣にならなきゃならないんだろう……。ほら、宿題とか、成績とか、試合とか。ぼくたちはいまここに存在しているけれど、そのうち消えてしまうんだよ」

受話器から返ってくるのは沈黙でした。「ローレン……聞いてる？」。ガチャンと電話が切られ、わたしはまた、ひとりきりでこの悩みと向かい合うことになりました。

命には限りがあり、人はみな死ぬという事実と向き合おうとすると、「いまこのときは永遠に続く」という幻影を捨て、人生とはなにか、命とはなにかを考えることになります。宗教、科学、社会的な儀式、個人的な情熱……わたしたちはさまざまな手段を使って慰めと意味を探し求めます。実存的不安にしっかりと向き合うこともあれば、そこから逃げ出すこともあります。同僚が週に七日、ときには日に二十四時間も研究を続ける理由について話してくれたことがあります。「こんな科学のパズルでもやっていないことには、死について考えこんでしまう。そうなると、不安とうつにやられるだろう？　こうやって働いて自分がふさぎこむのを防がないとね」

人間は現実に直面しないですむように、多くのエネルギーを使っています。同僚のようなワーカホリックから容姿についての強迫観念まで、さまざまな方法がそのための手段として使われます。日々の生活のためのやるべきことにひたすら集中する人もいます。確かに、一日中とはいえませんが宿題、仕事、ゴミ出し、犬の散歩、歯みがきといったことにかなり多くの時間をとられます。物で心を満たそうと買い物ばかりしたり、アドレナリンが出るようなスリルばかり求める人もいます。でも、どれも一時的なものでしかありません。こうした衝動から離れてふと我に返ると、不安に圧倒され、心が空っぽであることに気づいてしまうかもしれません。時間的統合がなくては、カオスか硬直の淵に向かって流されてしまうのです。

人間はさまざまな工夫を凝らし、技術を用いて、生きるうえで避けて通れない不安を覆い隠してきました。初めて摩擦と火打石を使って火を熾《おこ》したときもきっと、自然をコントロールしたような気持ちになったことでしょう。知ることはすなわち生き延びることであり、毒のある食べ物を見分け、動物たちがいつ移動をはじめるのかを予測することも生存につながります。脳は予測可能な状況を求めます。また、信頼できる仲間を識別し、その仲間と共にいようとします。仲間と共に安全な環境にいたいとする太古の衝動は、現代社会とは相容れないものです。わたしたちは都会では一日中知人に会うことなく、文字通り何千もの人々とすれ違い、匿名性のなかに埋没します。知りたい、支配したいという思いのために、いまや地球上で起こるほぼすべてのことが瞬時に耳に入ります。日々起こる数え切れないほどの災害のニュースを目にし続ければ、「自分は安全だ」という思いはあっというまに崩されてしまいます。マウスをクリックすればすぐに遠い国の出来事を目の当たりにすることができます。

わたしたちにはなにができるのでしょうか？　人類という種は人口何百万の大都会に住み、地球上で起こるすべての情報を耳にしながらも、それに適応して折り合いをつける術を学習します。自分の感覚を麻痺させるか、あるいはこの世界は安全ではないという意識をつらいほどもって生きるしかないのかもしれません。この世界でどうすれば心の平和を保つことができるのでしょうか？　自分も、人類という種も安全だと心から確信できるような心落ち着く聖域はいったいどこにあるのでしょう？　予測可能な安全地帯を求める強い思いがいまもわたしたちの神経回路を動かしているのです。

脳のアラーム

十二歳のサンディーは、机の角を怖がるのも、隣の家のプールにサメがいるのではないかと心配するのも普通ではないと自分でもわかっていました。長い前髪で顔を隠しながら、机の角とサメが怖くてたまらないこと、その恐怖から自分を守るためにつくった儀式について説明をするサンディーは、そんな自分を恥ずかしく思いながらもおびえているようでした。

両親によると、サンディーは中学校に入ってからこれまで四カ月、とくに問題なく過ごしてきました。新しい友達もでき、弟とも仲よくしています。ところが、六週間前からサンディーは恐怖感と強迫行為に悩まされるようになったのです。

机の角とサメのことが頭に浮かぶと、必ず頭のなかで偶数を数えるか、両手の指先でなにかをコツコツと偶数回叩かなければいけません。災害——地震で家が壊れてしまうこと（なにしろここは地震の多いロサンゼルスです）、大火事で街が焼き尽くされてしまうこと——についても恐れています。「サメが下水道を通ってトイレまで上ってきて嚙みつく可能性はありますか？」と真剣に聞きます。確かに、最近地震があり、街のすぐ北側の丘で山火事があり、ロサンゼルス近郊のマリブでサーファーがサメに襲われる事故があったのは事実です。このニュースを見たことも強迫観念の要因ではありましたが、それにしてもサンディーの心はなんらかの危険を明らかに予測し、それに対してしっかりと準備しようとしているかのようでした。

「頭のなかで偶数を数えなかったら、あるいはコツコツと偶数回叩かなかったらどうなるのかな？」と尋ねてみると、サンディーはちょっと動きを止め、おびえたようにこう言いました。「考えたくない」。そしてさらに火事や地震、隣人のプールにいると思われるサメの恐ろしさを語りました。受診する直前の週末も、半日にわたるパーティーのあいだずっとサンディーはプールの近くで過ごしながら、つま先さえ水につけようとはしなかったのです。

サンディーの症状は強迫性障害（ＯＣＤ）ではないかと思われました。ＯＣＤは、恐ろしいイメージや非合理的な思考がくりかえし強迫的に起こる精神疾患です。ある思考パターンや行動パターンに「はまり込んで」抜け出せなくなるのです。常に自分を疑い、「疑いのしゃっくり（doubt hiccup）」が起こると、「ドアの鍵をかけただろうか」「ストーブの火を消しただろうか」

と不安になり、くりかえし確認せずにはいられません。また、ぬぐい切れない違和感に駆り立てられ、長時間何度も手を洗うといった強迫行為を行うこともあります。ＯＣＤの患者は、強迫行為や儀式的な行為によって悪いことが起こるのを回避できると信じています。もしそういった強迫行為を正しい手順で行わなければとても深刻なことが起こると考えます。だれかが死んだり病気になったりしてしまうのです。そして、正しい行為をしてそれを防ぐことができなかったのは自分の責任だと考えます。ほかにも、自分が殺人者、児童虐待者、あるいは不道徳な人間だという確信に苦しむ人もいます。強迫行為がなんらかの方法でこれらの犯罪を消し去るか、最初の段階で防止すると信じているのです。

ＯＣＤは連鎖球菌による感染後に発症することがあります。[4]連鎖球菌の表面にあるタンパク質が免疫反応を誘発し、それがＯＣＤの素地となる神経回路を刺激すると考えられています。しかし、サンディーは連鎖球菌に感染したことはありませんでしたし、明らかなストレス要因もなく、事故も家族生活での大きな変化もありませんでした。関連があると思われるただひとつの出来事は中学校に通いはじめたことだけです。サンディーの継続的なセラピーが開始されたら、このことについて話し合うこと――わたしはカルテに書き留めました。

医師のなかには、子どものＯＣＤであっても、発症の背景にかかわらず即座に抗不安薬を出す人もいます。[5]しかし、成長盛りの子どもにとって副作用は大きなものであり、服薬しても症状が軽くなるだけで治癒するわけではないこと、服用しているあいだしか効果がないことを考えると、別のアプローチからはじめたほうがよいと思われます。成人を対象にした研究では、認知行動療法とマインドフルネスの訓練、脳についての心理教育を併用したとき、薬物療法と同程度の効果が示され、効果がより持続することがわかっています。(6) 子どもを対象にした研究はありませんでしたが、わたしはこれまで似たようなアプローチを子どもの発達段階に合わせて調整してきました。臨床経験からも、十代の子どもと成人に対して効果がみられたアプローチは、子どもにおいても効果的であることがわかっています。

薬物療法以外のアプローチを使おうとしたのには、もうひとつ理由があります。サンディーがOCDを発症したのがつい最近であり、症状が比較的軽いものであったためです。強迫観念を生み出す回路が、長期間にわたってくりかえし活性化されていた場合は、変化させるのはかなり難しいでしょう。しかしサンディーのケースは症状が出現してからの期間が比較的短かったので、薬物療法以外のアプローチを試してみる時間はあると考えられます。しばらくわたしの提案する方法でやってみても回復の見込みがなければ、ほかの認知的アプローチか、薬物療法を検討することができます。

サンディーを絶え間なく苦しめる侵入思考と儀式的行動をなんとかしていますぐにやわらげてあげられないものだろうか……。でも、それだけではなく、脳レベルでの永続的な新しい自己調節スキルを身につけられるようにしてあげたい、わたしはそう思いました。

そこで、最初にサンディーが症状のことをある程度理解できるようにして、「こんな自分はおかしい」とおびえずにすむようにしました。そして両親とサンディーにこんなふうに説明しました。「人間は過去数百万年にわたる進化のなかで、自分の安全を守れるようにある脳のシステムをつくりました。（脳のハンド・モデルを見せつつ）まずここにある脳幹が、危険を察知すると闘争か逃走、あるいは活動停止という反応をつくりだします。そしてこの前頭前野が不安をつくり、それにどう対処しようかという計画を練ります。脳幹と扁桃体が活性化して恐怖を感じると、大脳皮質は危険を探そうとします。身の回りに実際に危険が迫っている場合もあれば、脳がつくりだした「危険だ」という感覚にすぎない場合もあります。このシステムは危険がないかどうかをチェックして脳にアラーム信号を送る装置（the checker）なのです。

「このアラーム装置は進化のなかでなくなってしまうことなく、数億年も働いてきました。人類が誕生するずっとむかしから多くの動物の命をしっかりと守ってきたのです。もしアラーム装置が壊れているときに道路を渡ろうとすると、どうなるかな？」。わたしはサンディーに尋ねました。サンディーは目を見開いて叫びました。「車に轢かれちゃう！」「そう、その通り。だから、アラーム機能をもっていない生き物は死んでしまうよね。水を飲みに来たときに、トラが近くにいないかどうかをチェックしてアラームを鳴らさなかったら、すぐに食べられてしまって、子孫を残せないよね」。これを聞いてサンディーはこう答えました。遺伝と進化の仕組みをよくわかっているようです。「そうか！　ちゃんとアラーム装置をもっていた動物だけが生き延びたから、その子どももアラーム装置をもって生まれたんだね。だから、その子どもも生き延びることができたんだ！」

「でもね、こんなふうに大事な働きをしてくれるアラーム装置も、ときどきがんばり過ぎちゃうことがあるんだよ。こんなふうに考えてみてごらん。友達がいっしょにサイクリングに行こうよって誘ってくれたとするよね（サンディーは自転車が好きなのです）。その友達が四十五時間ぶっとおしで、休まずサイクリングしようとしたら、どうする？」。サンディーは笑って「絶対ムリ」と言いました。

「そうだよね。でも、ムリだって言うんじゃなくて、ふたりともいいねって思えるような代わりのアイデアを出せたらいいよね。『うん。サイクリングに行こう！　でも四十五時間じゃなくて、四十五分にしよう！』とか」「うん。それならわたしも友達も大丈夫」とサンディーは答えました。

「アラーム装置も同じなんだよ。ちょっとがんばり過ぎちゃうんだね。でもそれを抑えてもらわないといけないよね。サンディーはちゃんと、アラーム装置はわたしのことを守ろうとがんばってくれているんだなって思ってあげられるといいね」

初回面接が終わるころには、サンディーは前よりもリラックスできたようでした。「自分だけじゃなく、みんなアラーム装置をもっているんだ。人よりもそのアラーム装置が強く働き過ぎちゃうことがあっても、それはおかしいことじゃないんだ」とサンディーは理解してくれました。こんなふうに症状について理解できたことで、サンディーも両親も、今後のセラピーでのマインドフルネスの練習と、アラーム装置をやわらげる訓練に興味を示すようになりました。サンディーの母親が「わたしもサンディーと同じようなくせがあって困ることがあるから、たまにいっしょに参加してもいいでしょうか」と尋ねたとき、わたしはそれほど驚きませんでした。サンディーは母親が同じように悩んでいたことを初めて知ったようでしたが、いっしょに参加できることを喜びました。母親がこんなふうに打ち明けてくれたことで、サンディーが不安とＯＣＤに関して遺伝的な脆弱性をもつ可能性があることがわかりましたが、それでも訓練によって脳を変えることはできるはずです。

大いなる不確実性の時期

サンディーの治療の第一段階では、個別面接、両親面接、家族面接という三つのかたちで面接を行い、それぞれが症状についてどんなふうに考えているのかを明らかにします。サンディーとの個別面接では、これまでだれかと会っていて危険を感じたことはないか、けんかや言い争いをしてとても怖かった経験はないか、性的な虐待はなかったかを確認しました。どれも認められなかったことから、ＯＣＤの発症は中学校への進学、身体的成熟にともなう急激な心身の変化によるものではないかと考えられました。

第5章で考察したように、十代前半から青年期にかけて前頭前野はつくりかえられます。脳のなかでこれだけ大きな変化が起きていれば、恐怖に対する自己調節能力が一時的に低下しても不思議ではありません。この時期には、脳のアラーム装置も過敏になりがちです。若いころのことを思い出してみてください。四つ葉のクローバーを探す、はしごの下をくぐらない、試合の日には縁起をかついで幸運の靴下や下着を身に着ける……こんな古くからの言い伝えや迷信を守ろうとしたことはありませんか？　これはすべてアラーム装置がほどよく働いている状態です。

このような思春期の脳の特徴に加えて、もともとサンディーに不安を感じやすい遺伝的傾向があったとしたら、自然災害のニュースを耳にしただけで脳の恐怖回路が活性化され、アラーム装置が過剰に働くことになります。周囲の世界、そして思春期の心のなかの世界が不確かで落ち着かないとき、いったいどうすれば心穏やかに過ごすことができるのでしょう？　そのために脳がとる戦略はこうです。「あたかも」努力すれば結果を左右できるかのようにふるまうのです。アラーム装置の出番です。

アラーム装置は、脳の予測能力がとくに際立ったシステムです。不確かな世界に生きるうえで、このシステムはなによりも役に立つように見えます。アラーム装置は三段階構造をもち、わたしはこれをＳＡＭとよんでいます。第一段階では、危害をもたらしそうなものを警戒し、いまここに危険がないかスキャン（Scan）します。第二段階では、脅威を発見した際に恐怖と不安を喚起し、「警報（Alert）」を鳴らします。第三段階では、危険を未然に防ぐことができるような行動を起こすように動機づけ（Motivate）をつくりだします。

通常、アラーム装置は道路を渡るときに左右を確認し、トラックが向かってくると警報を鳴らし、トラックを避けるために足を止めるか、早足で向こう側に渡りきるかを選択させます。このようなとき、アラーム装置はよく役に立っているわけです。サンディーには、このＳＡＭシステムがサンディーを守っている大切な存在なのだと理解してもらわないといけません。

ところが、このアラーム装置が過敏になり過ぎてしまうと、わたしたちは一歩も動けなくなってしまいます。実際に危険がないときでも常に最悪のシナリオを想定してしまう可能性があるのです。このようなとき、アラーム装置は「最悪の事態に備えておくのがいちばんいい」というモードになるのです。このモードであればなにが起こっても大丈夫というわけです。このような状態になると、警戒し過ぎるだけにとどまらず、「こういうふうにすれば災難を防ぐことができる」というＯＣＤの強迫観念と強迫行為があらわれます。「こんなことをしてもほんとうは意味がない」と頭ではわかっていても、アラーム装置が脳のなかで強く働き、「これさえすれば、このしつこい恐怖感がやわらぐ……少なくとも一時的に」と訴えかけるのです。あるＯＣＤの若者がこんなふうに表現しています。「ＯＣＤっていうのは、オーバーな（Overactive）チェックシステム（Checker）ができちゃった（Deployment）ってこと」

では、強迫観念に耳を傾け、強迫行為を行った場合、どんなことが起きるのでしょうか。地震、火事、サメの襲撃といった災難がなにも起こらなかったとしたら、脳は「ＯＣＤ行為があったからこそ、無事だったんだ」という確信を深めるでしょう。「因果関係があるんだ。アラーム装置は正しかったんだ！」というように。このシステムによって安全が守られたとして、システムはさらに強化されます。患者はまさに命がけで、これが正しいと信じ込んでいます。そもそも、アラーム装置があったからこそ人類はここまで生き延びてきたわけですから、脳は必死でこれからもずっとその遺伝子を受け継いでいこうとしているわけです。

意識を集中し、脳を変える

ただでさえ不安や強迫観念に苦しんでいる人に対して、さらに心をのぞきこむような手助けをしたってうまくいかないのではないかと疑問に思う人もいるかもしれません。サンディーの治療では、心のなかをさらに深く掘り下げるのではなく、現実適応を援助したほうがいいのではないか……。わたしのアプローチでは、サンディーが自分の症状を「異常なものではなく、ちょっと働き過ぎになった脳の回路によるもの」ととらえられるようにして、マインドフルネスの練習を行うわけですが、このアプローチには実際に二つの効果があります。まず不安がやわらぎ、症状が軽くなります。そして脳内の自己調節回路の活性化が起こります。

二回目の面接では、まずアラーム装置が過敏になっているという考え方について復習してから、自宅と学校でどんなふうに一週間を過ごしたのかを話し合いました。それから、サンディーと母親は簡単な瞑想法（これまで何度かご紹介したもの）に取り組みました。ふたりはすぐに呼吸に注意を向けることができました。あとからサンディーは「まるで外から自分を眺めているみたいだった」と言いました。ふたりはこれを毎朝五分から十分ぐらい練習すると約束してくれました。若い患者さんたちはみなさんそう言うのですが、サンディーも「じっとして自分の頭のなかを見るってなんか変な感じ」だと言います。でも、だんだん慣れてくると、「こうやってじっと自分のことを感じていると落ち着く」と言うようになりました。ただじっと自分を見つめ、自分の思考をありのままに感じながら、なにもせずにいていいのだということを理解したのです。

こうやって気づけるようになったとしても、それだけで強迫観念や症状がなくなるわけではありませんが、それでも症状は少しずつ軽くなりました。心のなかでこっそり数を数え、学校ではほかの人に見えないように机の下でコツコツ叩くだけで済むようになったのです。それでも、「こうしなかったら悪いことが起こる」という強迫観念はまだ根強く残っています。

三回目と四回目の面接では強迫行為を直接扱うことにしました。「こうしなければならない」という強い思いが起こってから実際に儀式的な行動を行うあいだに少し時間をおけるようにするのが目標です。「まず、アラーム装置ががんばって動いているな、過剰に動きはじめたなという瞬間に気づけるようになろう」とサンディーに伝えました。そのときに心のなかでなにが起きているのか、サンディーは自分の心のなかに恐怖や不安が浮かんでくるのを感じることができるのか……。マインドフルネスのスキルが向上してきているので、サンディーは自分で「あっ、いまアラーム装置が働きはじめた。強迫観念と強迫行為はこのアラーム装置がつくっているんだな」と気づけるようになっているはずです。これは、第6章でご説明した「名前をつけて、手なずける」アプローチのひとつです。このやり方によって、脳の左半球が働き、大脳辺縁系の発火が鎮まります。「いまアラーム装置が動いている。アラーム装置が『これをしないと悪いことが起こる』という不安をつくって、わたしを動かしていたんだな」と気づくことができれば、アラーム装置がつくりだしてきた不安と恐怖に一〇〇％巻き込まれずに済むはずです。「脳の回路の一部が働くことによって、こういう気持ちになっていただけなんだ。わたしという人間が全身で感じている恐怖や不安じゃないんだ」と理解することができれば、強迫観念から抜け出すための第一歩を踏み出すことができるはずです。

「アラーム装置さん、これまでありがとう」

サンディーが「強迫観念が出てきたな。強迫行為をしたい気持ちになってきたな」と気づくことができるようになったので、治療は第三段階に進みます。アラーム装置の働きを観察しながら、初回面接で説明したように「アラーム装置に（自分に）語りかける」練習を行います。「自己対話（self-talk）」ともよばれるこのスキルは、わたしたちがふだん何気なくやっている大切な心の働きです。これをうまく活用して、サンディーが自分で苦痛を軽減できるようにするのです。

サンディーはこのアイデアをおもしろがってくれました。もうすでに「スキャンして、警報を鳴らして、動機づける」というSAM（サム）の仕組みをよく理解して、それをサマンサという女の子の名前でよんでいました。これはいいサインです。自分の困った部分と友達になろうとしているわけですから。サンディーとわたしはいろんな場面を思い描いてロールプレイを行いました。たとえばこうです。隣人の裏庭でランチを食べているときにアラーム装置が働きはじめたら？

アラーム装置：「プールに近づいちゃダメだよ！　サメがジャンプして噛みつくかもしれないよ！」

サンディー（頭のなかで）：「ねえサマンサ、わたしのことを大事に思って心配してくれてありがとう。わたしのことを守ってくれているんだよね。わたしもサメに噛まれたくないよ。でも、サマンサはちょっと過保護になっているみたい。ここは大丈夫。そんなに一生懸命に守ってくれなくてもいいんだよ」

わたしはサンディーにこう伝えました。「いまはまだ行動を変えなくてもいいからね。でもアラーム装置とはちゃんとおしゃべりするように。プールからできるだけ離れたところに座りたいと思うならそうしていいし、コツコツ叩いたり数えたりしてもいいんだ。でも、いつも最初にアラーム装置と話すことだけは忘れないように」

このような対話は、治療開始前に患者が心のなかで自分に言い聞かせているものと正反対のものです。サンディーの母は、むかし自分の強迫観念に対してこんなふうに批判していたそうです。「ばかじゃないの？　ありえない。そんなわけない！　うるさい！」「こんなふうに思うなんてわたし、おかしいんじゃないの？」。自分とケンカをして勝てるわけがありません。

アラーム装置を敵とみなして攻撃するのではなく、「いつも守ってくれてありがとう」と感謝するようになり、受け入れることができれば、治療は前進します。なぜでしょうか？　アラーム装置は何百万年にもわたって人類の生存を助けてきた神経回路であり、これまで懸命に働いてわたしたちを守ってきてくれたものだからです。アラーム装置がうまく働かなければ人類はいまここにいません。若くても、年齢をかなり重ねていたとしても、少なくとも一億歳になる脳回路に戦いを挑んで勝利をおさめることはできないでしょう。脳の機能を統合する本書のアプローチにおいては、「敵」のよいところを受け入れて尊重し、力を合わせることが治癒への近道なのです。

サンディーがアラーム装置と仲よくなれたので、治療を次のステップに進めることができます。アラーム装置と交渉して、儀式的な行動を減らすのです。サンディーはこれまで強迫観念が浮かぶたびに、コツコツと十四回（必ず偶数回）叩いていました。一時間に何回も。サンディーとは、これは「絶対に悪いことが起きないようにする」ための方法なのではないかと話し合ってきました。そこで、次の一週間の課題をつくりました。アラーム装置が「コツコツ叩いて！」と訴えてきたとき、十四回ではなく十回だけ叩くことにするのです。アラーム装置は「それでは足りない！」と抗議するかもしれません。そのときは「いっしょにがんばってくれてありがとう。しっかり叩くようにして、わたしたちの安全を守ってくれているんだよね。でも、十回で大丈夫だよ」と答えるのです。その次の週には叩く回数を十回から八回へ減らし、それ以降六回、四回、二回と少しずつ減らします。毎回、アラーム装置にありがとうと伝え、大丈夫だよと安心させながら。

この間、万が一にもアクシデントが起こらないことを願うばかりでした。幸運なことに、野火もサメの目撃情報もなく、アラーム装置が「ほら、わたしの言った通りだったでしょ！」と言う機会はありませんでした。サンディーの症状は着実に減りました。必要があれば、学校にいるときでも呼吸に注意を向けて自分を落ち着かせ、いっしょに練習した「特別な場所のイメージ」を心に浮かべました。難しかったのは最後の偶数である二回から奇数である一回へと叩く回数を減らすことです。サマンサは対称性のある偶数がいちばん落ち着くようで、一回へと減らすのはこれまでのなかでいちばん大変な作業でした。これには数週間かかりました。

最後の段階では、一回だけ叩く行動の頻度についてアラーム装置と交渉します。サンディーは、まず「一時間あたり一回まで」と約束しました。それから日に五回と減らし、その調子で日に一回まで減らしました。そして、ある回の面接で、「あっ！　昨日は一度も叩かなかった！いま気がつきました」と報告してくれました。

疑いの回路

結局、サンディーがなぜ食卓やカウンターといった長方形テーブルは怖くないのに勉強机が怖いのかはわからないままです。もしかしたら新しい学校での勉強が難しく、追い詰められた感じがしたのでしょうか？　サメについても理由はわからないままです。わたし自身はスキューバダイビングをする際にサメに注意するように訓練を受けましたが、サンディーの場合はサメ襲撃のニュースをただ一度、目にしただけで、自宅のトイレでさえ恐怖を感じるようになりました。中学校の校庭で男子がじろじろと思春期のサンディーの体を見ていたときの恐怖感がサメに象徴されたのでしょうか？　面接のなかでは、勉強のつらさ、男子に対する気持ち、中学校での人間関係の困りごとなどをなるべく言葉にさせました。でも、コントロールできない状態になったアラーム装置の働きを止めるには、恐怖のもとになった理由を見つけるだけではうまくいきません。理由が見つからなくてもアラーム装置を止めることは可能なのです。症状をつくりだす神経回路の仕組みについてまだほとんど知られていなかったころは、治療のために症状の奥深くにある理由を見つけなくてはならないと、かなりの時間が割かれていました。そうやって理由を探し出したとしても、ＯＣＤの場合はいたちごっこになるだけなのです。一つの恐怖がなくなっても、また次の恐怖が出てきてしまうのです。恐怖をつくりだしている大本の神経回路に直接アプローチすることが、恐怖を軽減するための近道なのです。

ＯＣＤにおいて過敏になっている神経回路は、間違いを犯したときに警報を鳴らす前頭前野中央部にあります。パブロに誤って大量の抗生物質を処方したときのように、前頭前野は通常、近くにある前帯状回皮質（ＡＣＣ）を活性化して不安の感覚をつくりだします。第7章でお伝えしたように、ＡＣＣは感情と身体機能を連結するので、不安は心臓と腸にシグナルを送り、「なにかがおかしいぞ」という感覚をもたらします。すると、その感覚が「間違いをみつけて修正しなければ」という気持ちにさせるのです。

ＯＣＤでは、また別の脳の部位、さらに深いところにある尾状核も強く活性化します。尾状核はギアを切り替えてくれるところで、考え方や行動を変えて、間違いを修正できるようにしてくれます。しかし、この前頭前野と尾状核の連結が「オン」の状態のまま動かなくなってしまったら、わたしたちは常に不安になり「なにかしなければ」と行動に駆り立てられることになります（連鎖球菌に感染するとこの尾状核が刺激され、ＯＣＤが誘発されると考えられています）。この前頭前野─尾状核回路がオンのままもどらなくなってしまうと、脳幹の奥深くにある警報システムが活性化してしまいます。脳幹にある生存のための反射が恐怖の感情とセットになって大脳皮質にフィードバックされ、「危険が迫っている！　それを探せ！」とわたしたちを動機づけます（たとえ危険がなかったとしても）。

実際に面接のなかで行ったのは、恐怖の逆行分析（バラバラに分解しながら解析する方法）です。脳幹で警報が鳴り、恐怖をつくる扁桃体がそれをキャッチして信号を増幅します。そして、その信号は大脳皮質へ送られます。「なにかがおかしい！　危険だ！　対処しろ！」。すると今度は大脳皮質が机の角やサメなど、恐怖の理由になりそうなもの、なぜ恐怖を感じるのか合理的に説明できそうなものに注意をフォーカスします。次に、大脳皮質は、心のなかで（強迫観念）、あるいは実際の行動（強迫行為）によって、脅威（想像上のもの）から自分を守ろうとします。心の統合をめざすマインドサイトのアプローチでは、「アラーム装置はわたしたちを守ろうとしてくれているんだ。不確かな世界でも自分で状況をコントロールできる、なにかに頼れるという感覚をつくってくれているんだ」というように脳のシステムを理解し、受け入れるのです。

この治療法を成功させるためには、「アラーム装置と協力して取り組む」という姿勢が欠かせません。この協働の姿勢がなければうまくいかないのです。この姿勢こそがマインドサイトの有効性をつくりだしているともいえます。心のなかで起きることすべてに肯定的な関心をもち、オープンに受け止め、そして受け入れる……これがマインドサイトの本質です。ありのままを見つめ、観察してラベルをつけ、対話し、交渉する方法を学んだいま、サンディーは自らの心の動きをモニターして、思考と行動を修正することができるようになったのです。「こうしなければ」という強い衝動があっても、そのままその衝動を客観的に見つめ、支配されずにいられるようになったのです。

四カ月でサンディーの症状は劇的に減り、六カ月が経つころにはほとんどなくなって治療は終結となりました。その後もサンディーはときどき訪ねてきて楽しいおしゃべりの時間を過ごします。三年が経ったいまでは、サンディーは自分の心についてよく理解し、この不確かな世界で生きるためのすばらしい知恵を身につけています。プールに近寄っても平気なばかりか、思い切り飛び込むこともできます。いまもときどき、とくにストレスがかかったときには「なにか悪いことが起きるんじゃないか」とアラーム装置がささやいてくるそうです。「コツコツ叩くんだ！」とアラーム装置が訴えてきたときには、こんなふうにアラーム装置に話しかけて自分を落ち着かせているそうです。「心配してくれてありがとう。でも自分でなんとかできるよ。大丈夫だよ」。そうやってさらりと不安を乗り越えられるようになったのです。アラーム装置はもはや厳しい看守ではなくなり、安全を見守ってくれる仲よしの「心のなかの見張り番」へと変身したのです。きっと生涯を通じてサンディーを助けてくれる心の資産になってくれることでしょう。

不確かな世界の受容

サンディーにしっかりと理解してもらったように、アラーム装置が働くこと——危険がないかチェックし、安全を脅かしかねないものについて警報を発し、安全を確保するためにできることをなんでもしようとする心の衝動があること——そのものは、異常なものではありません。子犬を死なせてしまってから、わたしのアラーム装置は「もっと働かなくては危険が起こる」ととらえるようになりましたし、医療の世界では常に「チェックしなくてはならない」と訓練されます。しかし、わたしたちの能力には限界があり、すべてをコントロールできるわけではありません。わたしたちはそのことを経験から学びます。たとえ最大限の努力をしても事故は起きます。人生は予測不可能です。「この世界は確かなものであり、ある程度自分の力でコントロールできる」という幻想を手放すことができれば、全知全能の力を無理に追い求めずに済み、現実的な範囲で安全を求めながら、時間的統合を手に入れることができるのです。

ＡＡ（アルコホーリクス・アノニマス：アルコール依存の患者と家族のためのセルフヘルプグループ）では美しい平安の祈りが唱えられますが、これは手放すための力を呼び起こすためのものです。「どうかわたしにお与えください。自分に変えられないものを受け入れる落ち着きを。変えられるものは変えてゆく勇気を。そして、二つのものを見分ける賢さを」。落ち着き、勇気、賢さが核となって時間的統合をつくりだすのです。

つい最近、わたしにとって姉のような存在の友人アンジェラが重篤な難病にかかりました。主治医が近くの公立病院を紹介し、大勢の専門家がアンジェラを診察しました。わたしはアンジェラに電話をかけ、症状に関する最新情報を知っている研究者を探してほしいかと尋ねました。アンジェラは「それであなたの気が少しでも楽になるなら、そうしてみて」と言いました。もちろん、わたしにとっては自分の気持ちの問題ではなく親友のための正当な援助のつもりです。実際に、最近ＵＣＬＡに来た研究者でまさにアンジェラの疾患を専門にしている研究者をみつけました。わたしは再びアンジェラに電話をかけ、「治療のためにＵＣＬＡ付属病院に転院しないか」と勧めましたが、アンジェラは断りました。「いまの医療チームは親切で、とてもよくしてくれているし、わたしはまだ回復中のアルコール依存者でしょう？　この段階では、信頼できてよく知っている人といっしょにいることがすごく大事なの。わたしのためにわざわざ専門家を探してくれてありがとう」

どうしたらいいのでしょう……。アンジェラは理性的に話していましたが、もしかすると症状のために判断力が鈍っているという可能性もあります。でも、もしもＵＣＬＡに転院して、緊急手術が失敗に終わったとしたら……わたしはどんな気持ちになるのでしょうか？　たとえ親友の命を救うためとはいえ、どこまで踏み込んでよいのでしょうか？　転院のメリットについて話し合うためにアンジェラのパートナーにも電話をかけましたが、「わたしもアンジェラと同じ気持ちです。どこで治療を受けたいかはアンジェラ自身が決めるべきだと思っています」という返事でした。わたしはもう一度アンジェラに電話をかけ、「君の決心はわかったよ。いまどう過ごしているの？」と尋ねました。アンジェラはきっぱりと力強くこう答えてくれました。「ＡＡで身に着けた心の落ち着き、勇気、知恵が味方になってくれているから、わたしは大丈夫！」

幸いにも手術は成功し、アンジェラはいま元気です。あのとき、「アンジェラが死んでしまうかもしれない」という恐怖が、わたしのなかに「この事態をコントロールしたい。アンジェラが死なないで済むようになにかしたい」という強い衝動を引き起こしました。人間は、自分がいつまでも若く、健康であると思いたい生きものです。いつか必ず死が訪れるという現実を認めようとしません。ときには最初に医師に告げられた診断をそのまま受け入れずにセカンド・オピニオンを求めるのもよいかもしれません。しかし、「なんとかしていまの状況をコントロールしたい」という思いと努力が、思い通りにならない現実を回避しようとする行動である場合もあります。心の落ち着き、勇気、そして知恵――このマインドフルネスの三つの核は、「自分は確かな世界と永遠の命を求めている」ということを認めて受け入れ、そのうえで、不確かな世界に生きるあるがままの命を受容し、感謝するということを示しているのです。

つながりあう癒しの力

本章を閉じるにあたって、死の強迫観念にとりつかれた十二歳のトミーについてお話ししたいと思います。三年前に親しい伯父を亡くし、トミーはわたしの治療を受けるようになりました。九歳で生まれて初めての喪失体験に遭遇し、それ以来世界が変わってしまったのです。苦しみ、伯父の死という恐怖、伯父を失った悲嘆について話し合うなかで、トミーは少しずつ危機を乗り越えました。六カ月の治療と両親の助けによって、トミーは再び安心して過ごせるようになり、友達とも遊べるようになりました。それから三年間は、母親によるとトミーは調子もよく、問題はほとんどありませんでした。ところがいまになって、トミーは「自分は十六歳になる前に自然災害に遭って死ぬに違いない」と強く思い込むようになったのです。自然災害について心配していないときでも、「年をとって死ぬっていうのはどんな感じなんだろうって常に考えています」とトミーは語ります。

「どうして人間は自分が死ぬことまで知っているの？」とトミーはわたしの目をまっすぐ見て尋ねます。トミーの苦しみが伝わってきます。トミーは自分から伯父のことを話しはじめました。幼いころに喪失を経験した子どもは、発達が進むとまた違ったかたちで悲嘆をふりかえります。トミーはまさに思春期に差し掛かろうしていました。前頭前野が成長し、伯父の死をもっと大きな、より抽象的な文脈で考えられるようなったのです。そして、自分もまた死ぬのだということを理解しはじめたのです。「君が大きくなって、君の脳もまた成長しているんだよ。前頭葉というところが発達すると、時の流れや死というものを現実として感じられるようになるんだ。これはいいことでもあるけれど、苦しいことでもあるよね」とわたしはトミーに伝えました。トミーの脳が成長したこと、そして生と死に常に悩まされるようになったことを考えると、マインドフルネスのテクニックを教えたほうがよい時期にきているようです。

トミーは瞑想に初めてチャレンジしたにもかかわらず、とてもうまくできました。「こんなに落ち着いた気持ちになったのは初めて！　すごい！　大丈夫、きっと全部うまくいくって気持ちになるよ。びっくりだよ」と言います。その後数回の面接でマインドフルネス瞑想を練習し、家でも毎朝十分間練習するようにしました。次に海のイメージを使い、海のなかでゆったりと落ち着く自分をイメージできるようにしました。呼吸に注意を向け、心のなかの深く静かなところにもぐりこむことができるようになれば、トミーは「自分が死んでしまうのではないか」という不安が「脳が心の表面につくりだす波」にすぎないものだと理解できるようになるかもしれません。そうすれば、その不安が意識に浮かんできたとしても落ち着いて眺め、恐怖を感じずにいられるようになります。わたしはこうトミーに伝えました。「心配や考え、怖い気持ちが浮かんできたら、ああこんな気持ちが出てきたなって思うだけにしてごらん。無理に押しのけようとしたり消そうとしたりしなくていいんだ。脳がこんな気持ちをつくっているんだなって思うようにしてごらん」

ある回の面接の最後に、トミーはこんなふうに言いました。「気がついたんだ。家族とか友達がぼくのことを思ってくれていたら、もしぼくが死んだとしても、消えるわけじゃないんじゃないかって。みんながぼくのことを思ってくれているんだって思うと怖くないんだ」

この深い気づきについて、ふたりで静かに考えました。トミーは目をぱっと大きく開いてこう言いました。「思われていれば、ぼくは消えていなくなったりしないんだ。死んだら、みんなの一部になるんだね」

わたしはうなずきました。

「それについて、瞑想してみる」とトミーは言いました。

「わたしもそれについて瞑想してみるよ」とわたしは言い、残りの時間をそうして過ごしました。

トミーとわたしは人生という旅の仲間になりました。親と子、セラピストとクライエント、教師と生徒、著者と読者はこんなふうに共に人生の問いを重ねながら生きています。痛みと喜び、混乱と理解……わたしたちの時の旅は出会いの連続です。新たなるものを受け入れられるかどうかが常に試されているのです。

エピローグ――「自己」の枠を広げる

一九五〇年にアルバート・アインシュタインはあるラビ（ユダヤ教の聖職者）から手紙を受けとりました。(1)二人姉妹のうちの一人を不慮の事故で失ったラビは、きょうだいの死を悲しむ残された娘を助けるためにどんな知恵を授けたらよいだろうかとアインシュタインに尋ねたのです。アインシュタインは次のように答えました。

わたしたち人間は、「宇宙」とよばれる全なるものの一部であり、ある一定の限られた時間と空間のなかに存在しています。人間は、自分自身、自分の感情や思考を、他者や全なる宇宙とは独立しているものだと感じていますが、これは錯覚にすぎません。この錯覚がわたしたちを苦しめ、縛りつけています。他者とは独立したバラバラの個として存在していると錯覚するがゆえに、わたしたちはさまざまな欲求をもち、近くにいる限られた他者の愛を求めます。わたしたちはこの錯覚から抜け出さなくてはいけません。そして愛の輪を広げ、すべての生きとし生けるもの、美しい自然のありのままを、身近な人を愛するがごとく愛せるようにならなくてはいけません。もちろん、完璧にできる人はなかなかいませんが、そうしようと努力することが、わたしたちの心を自由に羽ばたかせ、心の平和をもたらすのだと思います。

八つの統合によってよみがえる生命力

八つの領域の統合を高めるという枠組みを使って、わたしは老若男女を問わず治療をはじめました。個人セラピーであっても、カップルセラピーであっても、クライエントの人生は硬直状態もしくはカオスの状態にはまりこんでいます。わたしはそれぞれの道筋をたどり、八つの統合のうちどの部分が分化されていないのか、どの連結が途絶えているのかを探りました。治療が進み、統合が高まってくると、幸せと心の健康の三角形が安定します。すると、クライエントのなかにまったく新しい「全体性」ともいうべきまとまりがあらわれます。治療をはじめる前に感じていた世界よりも、もっと大きな世界のなかに自分が存在していることを感じるようになるのです。「心理療法やカウンセリングは自分のことばかり考える、自己中心的なものでしょう?」と批判されることもありますが、マインドサイト・レンズの曇りをとりはらうこの治療法は、自己中心、自己没入とはまったく正反対の方向へと人々を導きます。自分だけ、自分のまわりの人との関係だけという狭い世界から抜け出し、大きなつながりのなかに自分が存在していることを悟り、より深く広い因果を知り、広い豊かな世界に目を向け、他者や世界に感謝の気持ちをもつようになるのです。まさに、アインシュタインが手紙に書いた「愛の輪」です。

十二歳のトミーが死の恐怖と闘ったときも、ささやかではありましたが、治療のなかでこれと同じことが起こりました。「時間的統合」を高める取り組みのなかで、トミーは人とのつながりを感じるようになり、その結果、孤独感と死の恐怖がやわらいだのです。「死んだら、みんなの一部になるんだね」という言葉の通りに。マシューのケースではこの傾向はさらに明らかでした。回転ドアのようにくるくると相手が入れ替わる恋愛のなかで孤独を感じていたマシュー。治療によって恥と孤独が癒されてくると、自分の問題からさらに大きなものへと視野を転じ、社会活動にやりがいを見つけました。高いビジネススキルと人的資源を使って自然保護活動を行い、現代に生きる見知らぬ人々だけでなく、将来の世代の人々にまでも思いの輪を広げ、サポートを行ったのです。ほかにも、「わたしたち」という感覚をつくる関係性の統合を通じて互いの弁護人となったピーターとデニスは、病気と闘う子どもと家族の支援を行う機関に寄付をするようになりました。もちろん、ふたりとも子どものころに悲しい思いをしているわけですから、個人的な意味合いもあったとは思いますが、それよりも「もっと大きな世界とつながりたい、支援したい」という気持ちのほうが強かったようです。

八つの統合が獲得されるにつれて、アイデンティティが豊かに広がる……最初はこの現象をどう表現していいかわかりませんでした。「自己」の境界が拡大するのです。そこで、八つの領域の統合のうえに生き生きとした命が息づくというところから、「**境界を超えて**（trans）」と「**呼吸する**（spire）」を合わせて**トランスピレーション**（transpiration）という用語をつくりました。つまり、狭く限られた「わたし」から抜け出し、広く豊かなアイデンティティを獲得し、身近な対人関係を超えた大きな「we」の感覚をもつことがトランスピレーションです。「八つの統合を統合」したときに得られる感覚だといえるでしょう。

忘れないでほしいのですが、このトランスピレーションを獲得するために必要なのはマインドサイト・スキルの訓練だけです。さまざまな状況にあったクライエントが、さまざまな理由から、それぞれに必要な領域の統合を高め、トランスピレーションの境地に至りました。いますぐになんとかしなくてはならないと困り果てていた人もいましたし、長いあいだ未解決のままだった喪失の痛みやトラウマ、挫折感にさいなまれている人もいました。八つの領域の統合を達成し、そのすべてを統合するための正しい道はありません。それぞれの心の旅路をたどり、マインドサイトを獲得し、自分の心をクリアにとらえ、必要な部分の統合を高めた結果、トランスピレーションを得るのです。

宗教や瞑想などの長い歴史においても、人は悟りを得たとき万物との一体感を感じてきました。[2] しかし「ヒト」という種の歴史においては、あるいは現代社会ではとくにそうかもしれませんが、わたしたちは自らを万物の一部として感じることはありません。限られた人たちとの小さな世界で、ひとりひとりがバラバラに動いているように見えます。他の種や、自分とかかわりのない人々をとるに足りないもの、あるいは自分の邪魔をするものと見る場合すらあります。わたしたちはなぜそんなにも限られたかたちでしか自己をとらえられないのでしょうか？

「わたし（we）」対「あの人たち（them）」

わたしたちがなぜこんなにも自己というものを限定されたかたちでとらえているのか……いまではこの問いに対する脳神経学的な理由がわかっています。[3] 共鳴回路が働くと、わたしたちは他者の心を自分の心の動きと同じようにとらえて大脳皮質でイメージをつくり、理解することができます。このとき、心と脳ではマインドサイトが働きます。心のレンズのキャップをはずして、他者の顔に注意深くフォーカスを合わせ、その表情をつくりだしている心を理解しようとします。しかし、相手と同一化して相手の心を自分の心のように感じることができなければ、共鳴回路は遮断されます。[4] このとき、他者はただの物体、「わたしたち（we）」ではなく「あの人たち（them）」としてとらえられます。他者を、自分と同じように内的な心の世界をもつ者として見るために必要な共鳴回路そのものがまさに働かないのです。

戦争や虐待という恐ろしい歴史があるのは、共鳴回路の遮断が起こり、思いやりが失われたせいかもしれません。マインドサイトがなくては、他者はただの物体と化します。自分と同じような心をもち、尊重されるべき存在として見ることができません。その気持ちを知る必要すらないと考えてしまいます。わたしたちは脅威を感じると、相手の意図や気持ちを歪めて認知し、自分の恐怖を投影し、「相手が自分に危害を加えようとしている」と感じます。実際には存在しない悪意を知覚し、脅威にさらされた際の「闘争─逃走─活動停止」反応を示します。いったん「闘争」反応が起こると、あらゆる手段を使って相手を排除しようとするでしょう。

脅威を感じたとき、脅威の対象を探し出すことが知覚メカニズムにおいて最優先になります。山道で息子の数歩先になにかを知覚し、「止まれ！」と叫んだとき、わたしは後になってからやっと恐怖の感情を意識したわけですが、このような知覚のシステムが有効な場合もあります。しかし、このような場合以外では、このメカニズムによって他者に対する接し方が歪んでしまう恐れがあります。脳画像を使った研究では、危険や脅威を感じる写真（銃を向けられる写真、死亡事故のクローズアップ写真など）を見せられると、脳が強い警戒態勢になることが示されています。[5] 意識的に検出できないほど素早くイメージを見せられた場合でも、心の状態と行動に変化が起こります。このような「死の顕在化（mortality salience）」研究では、「自分に似ている」人に対してはより親切になり、その人たちを助けようと懸命に努力するというエビデンスがくりかえし示されています。[6] 自分に似た他者を同族メンバー、同じ洞窟に住む仲間として理解し、本能的に脅威を感じるものから守ろうとします。逆に、「自分に似ていない」相手に対しては、敵か加害者であるかのように蔑視し、尊重しようとしない傾向にあります。ささいなきっかけで相手を遠ざけ、厳しく批判して罰しようとします。

わたしたちはこんなふうに、脅威を感じた瞬間に相手を「自分に似ている／似ていない」のいずれかに分別して行動を選択しているわけですが、このような心のメカニズムがあることを知らずにいると、人間性を失ってしまいます。高度に技術化、情報化、国際化された社会において、マインドサイトをもたず、皮質下で衝動的につくられた警報に導かれるままに行動してしまうと、恐ろしい結果が引き起こされてしまうことでしょう。

警報に導かれるままに闘争もしくは逃走反応を起こしてしまうと、バーバラが「心を失くした」ときのように、前頭前野中央部の九つの機能を失い、衝動的な低次元の行動をとることになります。柔軟性と思いやりを失い、野蛮で衝動的な行動をとることでしょう。感情のコントロールができなくなり、倫理に基づいて考えることができなくなります。これは、ひとりの人間の行動であっても、国家の政策であっても同じです。マインドサイトがあれば、脅威を感じた相手に対してさえも理解と思いやりをもつことができますが、マインドサイトなしでは脅威を与えた相手に対して無条件に、そして反射的に敵意をもち、柔軟で倫理的な判断ができなくなってしまうのです。

アイデンティティを広げる

ポジティブ心理学の研究から、人は自己のみの世界で完結するのではなく、より大きななにかとつながりを感じているときに、生きる意味と健やかさを味わい、それが「幸福」の感覚をもたらすということが示されています。[7] たとえば、だれかのためにお金を使ったときのほうが、自分のために使ったときよりも満たされた気持ちになります。その行為に意味を見出し、人とのつながりを感じ、バランスのとれた落ち着いた気持ちを感じるのです。古代ギリシャ人はこれを *eudaimonia*（幸福）とよびます。現代でいうと「内的な幸せ」、「真の幸せ」にあたるでしょうか。不思議なことに、個としての幸せは自分だけの狭い世界にとどまっていては手に入りません。人は他者あるいはより大きなものとのつながりを必要とする、「わたしたち（we）」として存在する生きものなのです。人とかかわり、そのなかで意味を見出すときにこそ、人としての自然なあり方で生きることができ、心が満たされるのです。バラバラになっている部分がつながりあってはじめて、有機体は命をもちます。この統合がなくては、有機体としてうまく機能できず、命が失われます。

わたしたちが「個」としての自我境界を保ちながら、他者そして自己と真の意味でつながりあい、すべてがつながりあった大いなるものの一部として自己をとらえるとき、満ち足りた幸せと真の心の健康が得られるということが科学によっても示されています。このつながりは、マインドサイトを磨くことによってつくられます。マインドサイト・スキルの向上によって、自己のなか、そして自己と他者のあいだのエネルギーと情報の流れがクリアに見えるようになるのです。エネルギーと情報の流れをうまく感じとることができるようになれば、わたしたちの「自己」がこの小さな身体のなかだけにとどまるものではなく、大きな世界とつながりあっているものだと実感するはずです。人類は、この世界の命ある存在すべてを含んだ有機体として生きて存在しているのです。

しかし、このように自己をとらえるのは簡単なことではありません。なぜなら、わたしたちは脳の発火パターンと文化によって自己をバラバラの「個」として認知してしまうからです。いまのわたしたちの人との関係性のあり方のなかには、小さいころにつくられた知覚のパターンが組み込まれています。そしてそれがまた、ものの見方や自分のあり方（内的言語にどれだけ従うか）を方向づけています。「ちょっと待て、よく考えろ」と教えてくれる心の声がなくては、大脳皮質と文化の命じるままに、人とは孤独な存在なのだと思い込んで行動してしまうでしょう。

大脳皮質のなかでは過去の経験が強い影響力をもち、視野を曇らせているわけですが、そのことを自覚できるようにしなくてはいけません。マインドサイトをしっかりと訓練し、狭い「自己」の殻から抜け出すのはとても難しいことです。しかし、それこそが個人の、そしてこの世界の幸せをつかむための鍵になり、また個とすべての生命における、より高次元の統合に向かうための礎《いしずえ》となるのです。

心をクリアに見る

もしわたしたちの心が自動的に自己感覚を小さく制限し、他者から切り離されたバラバラの「個」として自己をとらえるようにしているのだとしたら、いったいどうすれば個人として、また社会としてその制限から抜け出し、「愛の輪」を広げることができるのでしょうか？　その答えは、互いに助け合い、相手が心をクリアに見ることができるようにサポートすることにあります。

心をクリアに見ることができれば、各領域の統合が促進されるだけではなく、身体的そして心理的な健康と幸せ、快適な他者との関係が得られるとともに、「人はみなひとりで生きている」という錯覚が間違ったものであると気づくことができます。自分と大切な人をより深く愛せるようになり、さらにはより広い世界に愛情と関心を向けることができるようになります。それによって、わたしたちはこの大きな世界のかけがえのない一部なのだと感じることができます。この世界のなかで、生き物はすべてつながりあって生きているということ、わたしたちがそのうちのなにかに愛を注ぐことによってそのすべてに愛を注ぐことになるということが理解できるようになると、別々の肉体に宿っていることも、その個体の差異もまったく気にならなくなります。「自分は大きな宇宙、生命の一部としてこれまでも存在してきたし、肉体が証明した後も存在していくのだ」と悟ることによって、時間や距離を越えた存在として自己を受け入れられるようになるのです。これがトランスピレーションの感覚です。

統合が達成されれば、わたしたちは自分自身をより大いなるものと一体のものとしてとらえることができます。自分がすべての生命とつながりあっていると思えるようになると、生き方が根本的に変わります。世界的な人間愛のある視野でものを見て、すべてを大切にできるようになるのです。そうなると、この統合によって生み出されるトランスピレーションの感覚は、生きがいや幸福感を生み出すだけではなく、人類の生存において欠かせないものなのだということが理解されるようになるのです。

わたしたちの脳は遺伝的にも身体器官としても過去四万年の間にそれほど進化していませんが、心は進化しました(8)。今日生まれた赤ちゃんは、一万年前に生まれた赤ちゃんとほぼ同じです。しかし、もし現代社会に暮らす大人の脳の神経構造を、四万年前の大人のものと比べることができたとしたら、大きな違いが見つかることでしょう。四万年前とは社会文化が大きく異なります。その環境の違いは経験の違いをもたらし、エネルギーと情報の流れの差異が脳神経のネットワークを大きく変えるはずです。

心は脳を使って自らを成長させています。ひとつの文化のなかで、エネルギーと情報の流れのパターンが人と人とのあいだに世代から世代へと受け継がれます。こうした人間社会の進化のなかで、脳を育てているのが心です。科学がこのことを明らかにしました。このことからわかったのは、意志の力によってこの世界をよりよいものに変えていくことは可能なのだということです。自分とそして相手のマインドサイトを高めることによって、わたしたちは次世代のマインドサイトを高めることができます。そして、それをこの世界の在り方にすることができます。いまを生きるわたしたち自身のために、そして未来を生きる次の世代のために、彼らが人間らしく生きられるように、わたしたちはいま自らの手で心のありようを変えることができるのです。

付　録

マインドサイト、統合、幸せと心の健康（well-being）に対する本書のアプローチをあらわす基本的な概念と用語を十二項目にまとめました。

1. **幸せと心の健康の三角形**は、生きるうえで大切な三点を示しています。**関係性**、**心**、**脳**は三角形の三点であり、相互に影響し合っています。**関係性**は、わたしたちが互いにつながりコミュニケーションをとるときに、エネルギーと情報がどのように共有されるかを示します。**脳**は、このエネルギーと情報が流れる道筋としての身体的なメカニズムを示します。**心**は、エネルギーと情報の流れを調節するプロセスです。この「三角形」は、わたしたちの生を三つの別々な部分に分けるというよりも、むしろエネルギーと情報の流れのシステムの三次元を示しています。

2. **マインドサイト**を使うことによって、「幸せと心の健康の三角形」のなかのエネルギーと情報の流れを観察し、修正できるようになります。ここでの**観察**とは、自らの脳のなかで行われているエネルギーと情報の流れを感じとることです。さらにはコミュニケーションによってエネルギーと情報の流れを共有する「関係性」のなかで、その流れを感じとることです。感じとることが可能になれば、**修正**ができるようになります。心の大切な機能である気づきと意図によって、日々の生のなかでエネルギーと情報が流れる道筋を主体的につくりだし、修正するのです。

3. **システム**とは、個々に独立した複数の部分が相互作用しているものです。人間のシステムでは、**エネルギーと情報の流れ**が相互作用しています。エネルギーは、わたしたちを動かすことのできる物理的な力です。情報とは、あるものの表象です。言葉や考えは、コミュニケーションにおいて使われる情報の単位です。関係性とは、一対一、家族、集団、学校で、地域社会で、社会全体のなかで他者とつくるつながりです。

4. **幸せと心の健康**（well-being）は、システムが統合されたときに発生するものだと定義できます。**統合は、システムのなかの個々に区別された部分が互いに連結されることです**。それぞれの要素が区別されていれば、各部分が個としての機能をもちながら独立性をある程度維持できるようになります。このように独立して存在する個々の要素が互いにつながり、連結してまとまり、機能するのが統合です。つまり、統合を促すこととは、個別の働きを維持しながら連結させることです。マインドサイトを使うことによって、統合を意図的につくりだすことができます。

5. システムが外部の影響を受け入れる開放性をもちながらもカオスとして存在しうるとき、動きのある非線形システムとして、複雑系とよばれます。このようなシステムが統合されると、最も柔軟で適応的なシステムになります。このようなシステムが統合されると、その流れはＦＡＣＥＳ――**柔軟で**（Flexible）、**適応的で**（Adaptive）、**一貫性があり**（Coherent）、**エネルギーが流れ込み**（Energized）、**安定している**（Stable）――の特徴をもちます。

6. **統合の川**とは次のようなシステムの動きを表現したものです。中央にＦＡＣＥＳの特徴をもつ統合された流れがあり、そこには調和が保たれています。川の両側にはカオスの岸辺と硬直状態の岸辺があります。統合されておらず、調和のない不健康な状態のときには、システムはカオスまたは硬直的な特徴を見せます。怒りや恐怖の爆発が何度もくりかえされたり、虚無感にとらわれなにも感じられないようなときは、統合の川の両岸（カオスあるいは硬直状態）に近づいています。

7. 本書では八つの領域に分かれた統合モデルを使います。八つの領域の**統合を促進すること**で、わたしたちは幸せと心の健康に近づくことができます。すなわち、**意識統合**、**水平統合**、**垂直統合**、**記憶の統合**、**ナラティブの統合**、**自己の状態の統合**、**関係性の統合**、**時間的統合**です。心とは、エネルギーと情報の流れを調節するプロセスであり、身体器官すべてとつながりあいをもち、人と人との関係性のなかにあります。意図的にある点に集中することによって、「脳」および「関係性」のなかを流れるエネルギーと情報の方向性を変えることができます。八つの統合が達成されると、九つ目の領域として、**身体境界を超える統合であるトランスピレーション**（transpirational integration）も起こります。この統合が起こると、自分自身よりもはるかに大きく、相互につながりあった全体の一部として自己を感じられます。

8. 関係性の統合は、互いの違いに敬意を払い、尊重しながらも、相手に波長を合わせてつながり合い、「We（わたしたち）」になった状態です。脳――本書では身体全体に張りめぐらされた神経系を指します――の統合が起こると、個々の神経領域が連結され、それぞれの機能が連携されます。意識を集中することによって、エネルギーと情報の流れを、特定の神経回路を通るように方向づけることができます。つまり、**心は脳を使って自らをつくりあげる**のです。注意を向けることによって、特定の神経の道筋が活性化され、発火するニューロン間のつながりが変わります。このプロセスは**可塑性**とよばれます。エネルギーと情報の流れを調節するという心の機能は、実際に脳の構造そのものを変えることができるのです。マインドサイトによって神経細胞の連結が強化され、統合が起こるのです。

9．神経の統合が起こるために必要なのは、**前頭前野中央部**（**middle prefrontal cortex**）とよばれる高度な統合を司る部位の機能です。額の後ろに位置する前頭葉の前にある前頭前野中央部は前頭前野の他の部位（前方帯状回〔anterior cingulate〕、眼窩前頭〔orbitofrontal〕、内側および腹外側前頭帯〔medial and ventrolateral prefrontal zones〕を含みます）とともに、大脳皮質全体、大脳辺縁系、脳幹、身体、社会システムと線維連絡をもち、統合しています。この多次元な神経的統合による**前頭前野中央部の九つの機能**は、以下の通りです――①身体の調節、②相手と波長を合わせるコミュニケーション、③感情のバランスの維持、④恐怖心の調節、⑤反応の柔軟性、⑥洞察、⑦共感、⑧倫理観、⑨直観。これらの機能は、幸せと心の健康に強くかかわると考えられているものです。この九つの機能は、内省スキルを使って心のなかをみつめたときに強くなります。最初の八項目は、愛情に満ちた安定した親子関係によってもたらされるというエビデンスもあります。このリストは、統合がどのようにして幸せと心の健康を促進するのかをよく示しています。

10. マインドサイトはなにもしなくても前頭前野中央部がつくりだしてくれるというわけではありません。**心を開き、観察し、客観的に**――**マインドサイトが強化されると心のレンズはこうなります**――自らの心にしっかりと注意を向けることによって、前頭前野中央部の統合のための神経線維の成長が促されるのです。SNAG――**積極的に促す**（Stimulate）ことによって**神経**（Neuronal）を**活性化**（Activation）して**成長**（Growth）させる――するのです。それによって神経可塑性が起こり、経験――意識を集中することももちろん経験です――が脳の構造を変化させるのです。マインドサイトは、脳を統合に向けてSNAGすることで、八つの領域で統合を促進し、独立性を保ちながら連結させるのです。

11. **耐性の窓**は、わたしたちが耐えられる覚醒レベルの範囲を示します。その範囲内では、統合され、FACESの流れと調和のある生活を送ることができます。「窓」の幅が広がると回復力（レジリエンス）が強くなります。「窓」の幅が狭くなると、エネルギーと情報の流れがすぐに限界を超えて耐え切れないものとなり、カオスの状態または硬直状態になってしまいます。「耐性の窓」の幅内で統合されている状態は、本人にも居心地よく感じられ、「統合の川」でいうと調和のあるFACESの流れのなかで生きることになります。心をSIFTする――内的な世界を支配する**感覚**（Sensation）、**イメージ**（Images）、**気持ち**（Feelings）、**思考**（Thoughts）を感じとる――ことができれば、「耐性の窓」の範囲内にあるエネルギーと情報の流れを瞬間ごとに**観察**することができます。また、統合を失わず、FACESの流れのなかに留まることができるように心の状態を**修正**することができます。観察と修正によって、現在の**状態**が変わるだけではなく、**特性**も変わります。このとき、脳の動的な調節回路に変化が起こり、「耐性の窓」の範囲が広がっているのではないかと考えられます。

12. **気づきの車輪**（**Wheel of Awareness**）は、心を視覚イメージとして表現したものです。「車輪の中心軸」に心の焦点をとどめて、ゆったりと心を開き、車輪の**外輪**で起こっている心の動きを客観的にありのままに感じとることができます。この中心軸がさらにしっかりと強くなると、よりいっそう落ち着いてありのままを客観的に観察し、受け入れられるようになり、「耐性の窓」の範囲が広くなります。それによって、回復力が高まります。マインドサイトは、強化された中心軸がもつ重要な能力——心の動きをはっきりと深く観察し、ありのままを受け入れる力——を利用します。そうすることで、わたしたちは自己の心の世界と対人関係を修正するための力を手に入れ、統合を育み、情熱豊かで健やかな生活を手に入れることができるのです。

訳者あとがき

自分の脳の状態をイメージしながら生活できればどんなに楽なことでしょう。心の嵐や渋滞による混雑を避け、スムーズに目的地に到達できるナビゲーション・システム、それがマインドサイトです。これがあれば、わたしたちは自分を責めることなく、怒りにのみこまれることなく、自分を目的地に向かってうまく導くことができるのです。

本書の翻訳中、わたしは妊娠、出産を経験しました。臨床心理士としてマタニティーブルーについて学んでいたので、「産後は脳の状態が不安定になる。普段の自分ではなくなり、イライラしたり泣いたり落ち込んだりする。育児に自信がもてず、子どもをかわいいと思えなくなることすらある。でもそれはすべて一時的なものであり、本人のせいではない。産後の急激なホルモンバランスの変化によるもの」と知っていました。その知識があったからこそ、イライラしてわぁわぁ泣きながらも、「ああこれはいま、ホルモンの量が急激に変わって脳が混乱しているんだな。わたしがおかしくなったわけでもダメな母親というわけでもなく、自然なことなんだ」と理解し、自分の状態を受け入れることができました。そしてなるべく睡眠と栄養をとり、家族に家事をまかせてリラックスするように心がけました。この知識がなければ、「大変だ！　自分はどうなったのだろう！」とパニックになり、自分の変化にショックを受けて落ち込み、育児ができなくなり、周囲にあたっていたのではないかと思います。マインドサイトがあったことで、自分の状態を理解し、受け入れ、なだめ、対処し、その結果自分にもまわりにも傷を残すことなく、もとの自分にもどることができたのです。

本書の著者は臨床のなかで、このマインドサイトを使って、小さな子どもから高齢者まで、自分の脳の状態を知ってコントロールできるように導いています。クライエントたちはマインドサイトをもつことによって、「いまなぜ自分がこんなにイライラするのか・落ち込んでばかりなのか・不安定なのか・強迫観念をもつのか」ということを理解します。すると、自分を責める気持ちがやわらぎ、心に余裕が生まれます。自分を非難するのをやめて、「自分の親友になる」ことができるのです。これによって症状と自己とのあいだに協力関係が生まれます。この協力関係が治療の鍵となって、マインドフルネスなどを使った心理療法が強い効果を発揮するのです。クライエント自身が、「自分の脳の状態をこう変えるんだ！」と主体的に治療に参加したとき、その治療は劇的な効果を生みます。また、「自分には自分の心と脳の状態を変える力がある」ととらえることも、大きな自信をもたらします。マインドサイトはこのように、「自分の人生という物語の主人公と書き手は自分である」という主体性と自己効力感をとりもどしてくれる偉大なツールでもあるのです。

最後に、わたしの「マインドサイト」を信じて本書の翻訳をまかせてくださった星和書店の石澤雄司社長、メールの向こうからも伝わる素敵な優しい笑顔で原稿の校正に根気よく付き合い、すてきな本に仕上げてくださった桜岡さおりさんに心からの感謝を申し上げます。そして、「これって日本語としてどう？　わかりやすい？」としつこく音読をくりかえすわたしにつきあってくれたやさしい夫とすばらしい妹、おなかのなかにいるときから応援し続けてくれた愛する息子、家族みんなの協力によってこの本の翻訳をしあげることができました。ほんとうにありがとう。

この本を読むすべての人がマインドサイトを手に入れ、自分と親友になり、より生き生きとしたすばらしい人生を手に入れられるように願っています。

二〇一三年八月　くっきりとした青空に映える入道雲のまっ白なまぶしさに目を細めつつ

山藤奈穂子

索引

た

な

は

■著者

ダニエル・J・シーゲル（Daniel J. Siegel, M.D.）

ハーバード大学医学部卒業。現在は、UCLA医科大学精神科の臨床教授であり、UCLAマインドフルアウェアネス研究所の取締役を務める。

著書には、*“Parenting from the Inside Out”* *“The Mindful Brain”* *“The Developing Mind”*などがある。

妻と2人の子どもとともにロサンゼルス在住。

■訳者

山藤奈穂子（やまふじ なおこ）

富山県に生まれる。お茶の水女子大学文教育学部教育学科心理学専攻卒業、文教大学大学院人間科学研究科臨床心理学専攻修士課程修了。臨床心理士。現在、病院と学校、子育てのなかで心理臨床実践中。

小島美夏（こじま みなつ）

カナダ、ブリティッシュ・コロンビア州生まれ。1992年、北海道大学文学部行動科学科卒業。外資系出版社勤務を経て、現在はバイリンガルであることを生かし翻訳活動に専念。

脳をみる心、心をみる脳：
マインドサイトによる新しいサイコセラピー

2013年12月9日　初版第1刷発行

著　者　ダニエル・J・シーゲル
訳　者　山藤奈穂子，小島美夏
発行者　石澤雄司
発行所　株式会社星和書店
〒168-0074　東京都杉並区上高井戸1-2-5
電話　03（3329）0031（営業部）／03（3329）0033（編集部）
FAX　03（5374）7186（営業部）／03（5374）7185（編集部）
http://www.seiwa-pb.co.jp

　Printed in Japan　ISBN978-4-7911-0863-3